AF550863

K. Dräger, P. van den Heede, H. Kleßen

Osteopathie – Architektur der Balance

Dieses Buch widme ich in Liebe und Dankbarkeit meiner Familie: Cordula, Torben und Hella.
Dr. Kilian Dräger

Ich widme diese Arbeit meiner Frau Sibylle und unserem Sohn Elia, meinen anderen Kindern Iene, Jelle und Simon und allen anderen Kindern Gaias, weil sie wirklich die ‚Balance' des definitiven Wandels unserer Lebenswahrnehmung sind.
Patrick van den Heede

Für Elke, Lisanne und Nick.
Henry Kleßen

Kilian Dräger, Patrick van den Heede,
Henry Kleßen

Osteopathie – Architektur der Balance

Theoretische und praktische Zugänge zu therapeutischem Handeln

1. Auflage

Mit Beiträgen von: Dr. med. Kilian Dräger D.O., Hamburg; Patrick van den Heede D.O., Orroir/B; Henry Kleßen D.O., Urbar

Mit einem Geleitwort von: Prof. Renzo Molinari DO, MROF, GOsC (UK), Maidstone/GB

ELSEVIER

Zuschriften und Kritik an:
Elsevier GmbH, Urban & Fischer Verlag, Hackerbrücke 6, 80335 München

Wichtiger Hinweis für den Benutzer
Die Erkenntnisse in der Medizin unterliegen laufendem Wandel durch Forschung und klinische Erfahrungen. Herausgeber und Autoren dieses Werkes haben große Sorgfalt darauf verwendet, dass die in diesem Werk gemachten therapeutischen Angaben (insbesondere hinsichtlich Indikation, Dosierung und unerwünschter Wirkungen) dem derzeitigen Wissensstand entsprechen. Das entbindet den Nutzer dieses Werkes aber nicht von der Verpflichtung, anhand weiterer schriftlicher Informationsquellen zu überprüfen, ob die dort gemachten Angaben von denen in diesem Buch abweichen und seine Verordnung in eigener Verantwortung zu treffen.

Für die Vollständigkeit und Auswahl der aufgeführten Medikamente übernimmt der Verlag keine Gewähr.
Geschützte Warennamen (Warenzeichen) werden in der Regel besonders kenntlich gemacht (®). Aus dem Fehlen eines solchen Hinweises kann jedoch nicht automatisch geschlossen werden, dass es sich um einen freien Warennamen handelt.

Bibliografische Information der Deutschen Nationalbibliothek
Die Deutsche Nationalbibliothek verzeichnet diese Publikation in der Deutschen Nationalbibliografie; detaillierte bibliografische Daten sind im Internet über http://dnb.d-nb.de abrufbar.

01. Auflage 2011

Der Urban & Fischer Verlag ist ein Imprint der Elsevier GmbH.

20 21 22 23 6 5 4 3

Um den Textfluss nicht zu stören, wurde bei Patienten und Berufsbezeichnungen die grammatikalisch maskuline Form gewählt. Selbstverständlich sind in diesen Fällen immer Frauen und Männer gemeint.

Planung: Martina Braun, Christl Kiener, München
Lektorat und Projektmanagement: Martina Braun, Annekathrin Sichling, München
Redaktion: Sigrid Schäfer, Sindelfingen
Herstellung: Christine Kosel, München
Satz: abavo GmbH, Buchloe/Deutschland; TnQ, Chennai/Indien
Druck und Bindung: Rodona Industria Gráfica, S.L., Pamplona, Spanien
Fotos: Karsten Franke, Hamburg/www.nettertrainer.de
Zeichnungen: Henriette Rintelen, Velbert

Umschlaggestaltung: SpieszDesign, Neu-Ulm

ISBN 978-3-437-58780-1

Aktuelle Informationen finden Sie im Internet unter **www.elsevier.de** und **www.elsevier.com**

Geleitwort

I feel very privileged and honoured to have been asked by Dr. Kilian Dräger, Henry Kleßen and Patrick van den Heede to write the foreword for their book as their work tries to really go to the roots of Osteopathy, to explain in an understandable manner complex phenomena behind techniques and finally deliver their view of the application of techniques.

This represents a fascinating work as it goes in depth in the comprehension of what justifies our approach and presents their common analysis of fundamental concepts and techniques.

This book is unusual as it took nine years of working sessions, meetings to analyse each concept, dissect it, fully understand what was behind each word, each concept and finally to write together their comprehension of body and mind relationship and its approach. This book represents the result of three minds coming together to make Osteopathy understandable, it is not a collection of writings from three different authors, it is really in line with the philosophy of Osteopathy as it is representing a unity, a common interpretation and not the collection of different parts or different minds.

This work represents modern Osteopathy not only for its content, but also because of its authors: they represent the synthesis of medical and non-medical collaboration and this is fundamentally important for the future of our profession. Multi-disciplinary collaboration and respect is one of the conditions for survival of our discipline.

The authors have not been afraid to analyze all aspects of our science and they have not chosen as it is often done to stay in very conventional grounds to explain certain aspects of our actions. This is an explanation of the different levels of a human being: biomechanical, biophysical, bioelectrical, biochemical, psycho-emotional, and how these fields interact together. When you understand the integration of these different levels into a whole being, you have the answer to the fundamental question about the aim of treatment and you know how to approach it. Knowing some scientific study results of regenerative processes leads to the significance of these processes in the living body and takes the osteopath to a certain practical approach.

The analysis of memory processes is very comprehensive and interesting. The comprehension of the fascia organisation and midline importance allows going a step further in the application of techniques. I am sure that Andrew Taylor Still himself will have been fascinated by these explanations. He was saying himself: *„The fascia gives one; if not the greatest problem to solve as to the part it takes in life and death. By its action we shrink, or swell and die“* (philosophy of Osteopathy, 1899).

The book addresses the osteopathic community of course, but also other professionals involved with health: doctors, physiotherapists, naturopaths and other therapists.... or students (at an advanced level).They can get a better feel of the multi-dimensional expression of the human being. They will be able to use this extended view for their own work. Osteopaths will have a deeper understanding of osteopathic principles allowing a better multi-disciplinary cooperation.

In conclusion it is possible to say that the aim of this book was ambitious: understanding and explaining Life in Motion, Health, apprehend The Architecture of Balance, but the coming together of these three authors has fulfilled this objective.

Prof. Renzo Molinari
International institute of Advanced Studies in Osteopathy (IASO)

Ich fühle mich sehr geehrt, dass Dr. Kilian Dräger, Henry Kleßen und Patrick van den Heede mich um ein Geleitwort zu ihrem Buch baten. Mit ihrem Werk versuchen sie, der Osteopathie wirklich auf den Grund zu gehen, die komplexen Zusammenhänge hinter den Methoden in verständlicher Weise zu erklären und die Anwendung der Techniken abschließend zu bewerten.

Ein tief gehendes Verständnis für die Berechtigung des osteopathischen Ansatzes und die gemeinsame Untersuchung grundlegender Theorien und Techniken machen ihre Arbeit so faszinierend.

Ungewöhnlich an diesem Buch ist seine Entstehungsgeschichte. Denn es dauerte 9 Jahre, jedes einzelne Konzept auf Arbeitssitzungen und Arbeitstreffen zu analysieren und zu zerlegen, um vollständig zu erfassen, was hinter einem Begriff oder einem Konzept steckt, und schließlich über das gemeinsame Verständnis der Körper-Geist-Beziehung und des osteopathischen Ansatzes zu schreiben. Das Buch stellt keinen Sammelband mit Schriften unterschiedlicher Autoren dar, sondern ist das Ergebnis gemeinsamer Überlegungen von drei Köpfen, die Osteopathie verständlich machen wollen. Als Einheit, als gemeinsame Interpretation und nicht nur Ansammlung unterschiedlicher Teile oder Gedanken, befindet es sich wirklich in Einklang mit der Philosophie der Osteopathie.

Diese Arbeit steht nicht nur wegen ihres Inhalts, sondern auch wegen der Autoren für eine moderne Osteopathie. Sie verkörpern die Synthese medizinischer und nichtmedizinischer Zusammenarbeit, die grundlegende Bedeutung für die Zukunft unseres Berufes hat. Multidisziplinäre Zusammenarbeit und gegenseitiger Respekt gehören zu den notwendigen Bedingungen für den Fortbestand unseres Fachgebiets.

Die Autoren haben sich nicht gescheut, alle Aspekte unserer Wissenschaft zu untersuchen, und sich bewusst dazu entschieden, sich nicht – wie so oft – auf die üblichen Begründungen für bestimmte Aspekte unseres Handelns zu beschränken. Sie erklären, wie sich die unterschiedlichen Ebenen eines Menschen, die biomechanische, biophysikalische, bioelektrische, biochemische und psychisch-emotionale, gegenseitig beeinflussen oder interagieren. Wer die Integration dieser verschiedenen Ebenen in einem ganzheitlichen Wesen versteht, findet die Antwort auf die fundamentale Frage nach dem Behandlungsziel und weiß, wie man es erreichen kann. Die Ergebnisse einiger wissenschaftlicher Studien lassen die Bedeutung regenerativer Prozesse im lebenden Körper erkennen und führen Osteopathen zu einem bestimmten praktischen Ansatz hin. Erinnerungsprozesse werden einer sehr umfassenden und interessanten Analyse unterzogen. Das Verständnis für die Faszienstruktur und die Bedeutung der Mittellinie erlaubt es, in der praktischen Anwendung noch einen Schritt weiter zu gehen. Ich bin mir sicher, selbst Andrew Taylor Still wäre von diesen Erklärungen fasziniert. Wie er selbst (in Philosophy of Osteopathy 1899) sagte: *„The fascia gives one, if not the greatest problem to solve as to the part it takes in life and death. By its action we shrink, or swell and die." [Die Rolle der Faszie, die sie im Leben und Tod spielt, gibt uns ein, wenn nicht gar das größte Rätsel zu lösen auf. Durch ihre Wirkung schrumpfen oder schwellen und sterben wir.]*

Das Buch richtet sich natürlich an Osteopathen, aber auch an andere im Gesundheitsbereich Tätige wie Ärzte, Physiotherapeuten, Naturheilkundler und Therapeuten oder an Studenten (in höheren Semestern). Es kann ihnen ein besseres Gespür für den mehrdimensionalen Ausdruck des menschlichen Wesens vermitteln und sie in die Lage versetzen, diese erweiterte Sichtweise für ihre eigene Arbeit zu nutzen. Ein vertieftes Verständnis osteopathischer Prinzipen wird Osteopathen eine bessere multidisziplinäre Zusammenarbeit ermöglichen.

Zusammenfassend lässt sich sagen, dass „Leben in Bewegung", Gesundheit verstehen und erklären sowie die „Architektur der Balance" begreifen zu wollen, zwar ein ehrgeiziges Ziel war, aber dass der Anspruch durch das Zusammentreffen dieser drei Autoren voll erfüllt wurde.

Prof. Renzo Molinari
International institute of Advanced Studies in Osteopathy (IASO)
Übersetzung: Walburga Rempe-Baldin, München

Vorwort

Denken, fühlen und handeln in der Osteopathie
Dieses Buch soll Neugier wecken und erhalten – für eine jede durchgeführte Behandlung – und Ideen geben, was man jedes Mal entdecken kann. Es geht der Frage nach, wie der menschliche Organismus Gesundheit erinnern und herstellen kann. Wir wollen ein osteopathisches Behandlungskonzept vermitteln, welches eine Synthese der verschiedenen Techniken

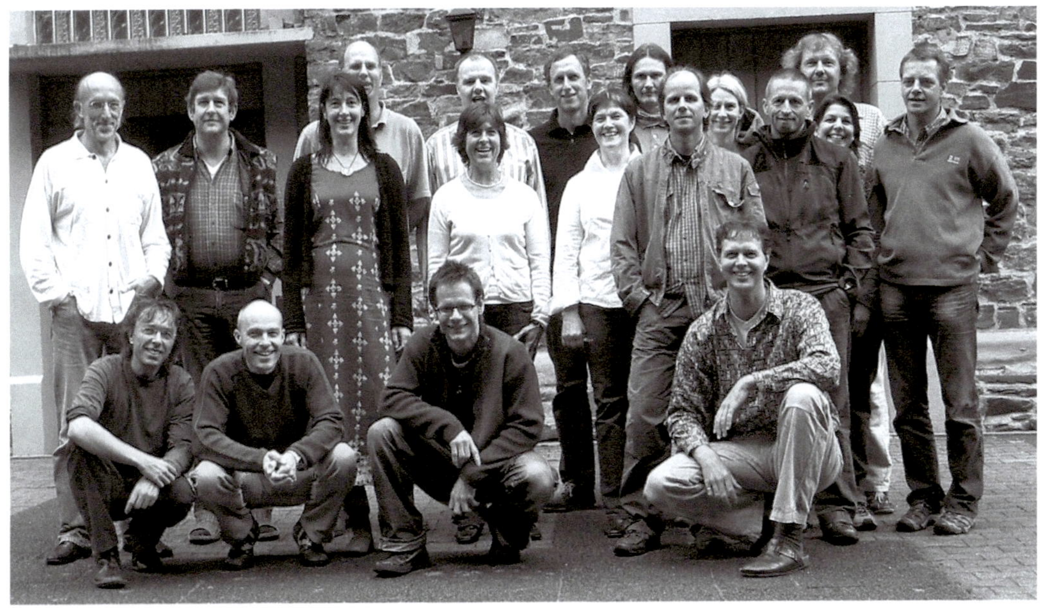

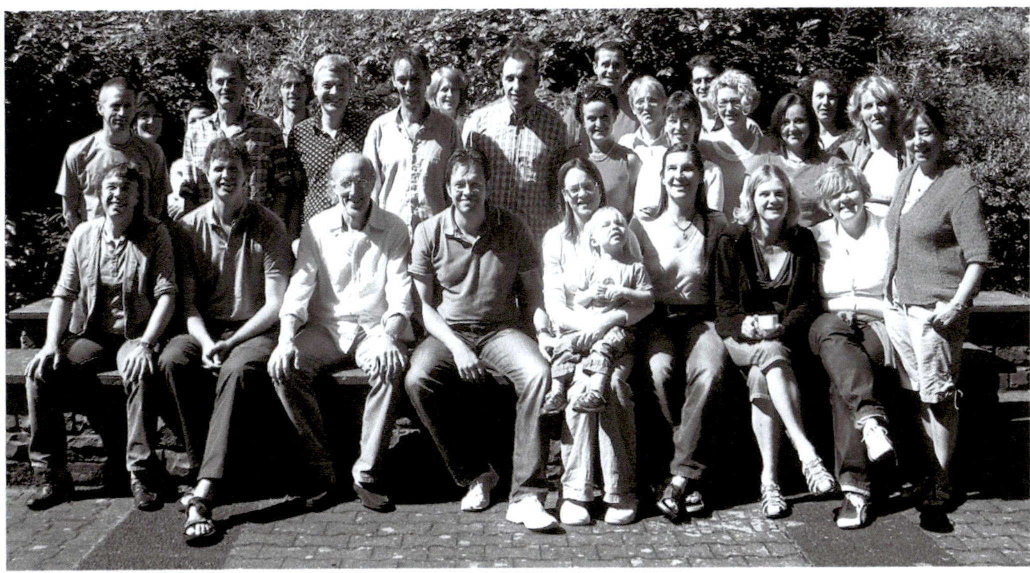

Abb. 0.1 Die Teilnehmer des ersten und zweiten Kurses im Kloster Engelport. [2]

berücksichtigt und neue Zusammenhänge und Erkenntnisse einbezieht. Es soll einen Beitrag zur Osteopathie als einer integrativen Medizin leisten.
Das Buch hat seinen Anstoß durch die Lehrtätigkeit von Patrick van den Heede erhalten. Patrick van den Heede hält seit langem Kurse für Osteopathen und vermittelt auf seine besondere Art eine umfassende Sichtweise und Praxis der Osteopathie. Bei einer Kursreihe mit einer festen Gruppe von Osteopathen, welche selbst zumeist eine Lehrtätigkeit ausüben, entstand die Idee, gemeinsam ein Buch zu schreiben.
Dieses soll integrative Ideen darstellen, welche ein weitergehendes Verständnis der Zusammenhänge geben. Schnell gab es die Idee für einen Titel: *Denken, fühlen und handeln in der Osteopathie.* Da man zuerst Information gedanklich interpretiert, anschließend mit Fühlen/Wahrnehmung an die Realität anpasst und entsprechend handelt ist diese Reihenfolge für uns die einzig sinnvolle, wenn es überhaupt eine Reihenfolge gibt. Aus osteopathischer Sicht sollten Denken, Fühlen und Handeln als Einheit gesehen werden, die im Behandlungsprozess ständig erneuert und aktualisiert werden muss. Dies ist notwendig, damit die Gedanken und Interpretationen bei einer laufenden Behandlung nicht in eine fixe Idee münden. Trotz der Einheit aller drei Begriffe kann man auch Denken und Fühlen als Einheit sehen, sowie Fühlen und Handeln, so dass die Begriffe sich doch in eine Reihe stellen. Wir meinen, dass man nicht aus seinem Denken handeln sollte, ohne dass ein Fühlen dazwischengeschaltet ist. Neue Entdeckungen sind nur über die Wahrnehmung der Realität, der bisher unbemerkten Realität, zu machen.
Ebenso sollte das Handeln immer mit fühlender Wahrnehmung in einem Regelkreis gekoppelt sein. Andernfalls lenkt man ein Auto ohne auf die Straße zu schauen. Wenn man auf die Straße schaut, sollte man wiederum an die Verkehrsregeln denken.

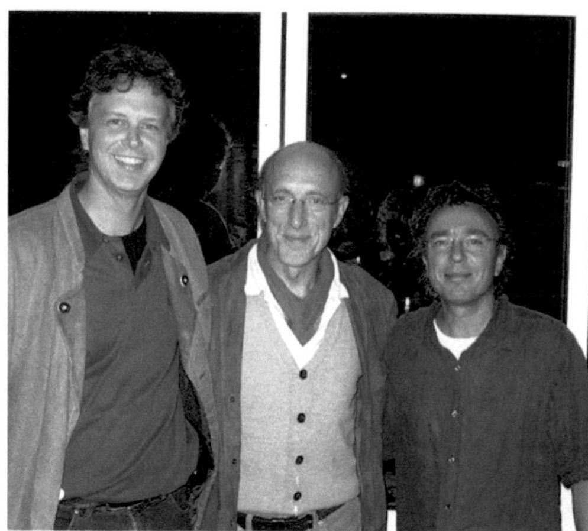

Abb. 0.2 Die Autoren treffen sich über den Zeitraum von 9 Jahren zum Diskurs und Schreiben des Buches. Von links nach rechts: Kilian Dräger, Patrick van Den Heede, Henry Kleßen. [2]

Unsere spezifische osteopathische Sichtweise, die daraus resultierenden Gedanken und Handlungsmöglichkeiten sollen allgemein zugänglich gemacht werden. So haben wir drei Autoren ein gemeinschaftliches Werk in Angriff genommen. Der Unterschied zu anderen Büchern mit mehreren Autoren ist, dass sich über die Jahre der Zusammenarbeit Inhalte geformt haben, die von allen drei Autoren als *einer* Gruppe erstellt wurden.
Wir sind der Meinung, dass dies ein besonderer Wert ist, da der fachliche Diskurs eine alte Tradition ist, ein Thema gleichzeitig tief und breit auszuleuchten. Wir wünschen, dass aus dem vorliegenden Buch weitere Entwicklung folgt.

Hatzenport/Mosel, im September 2010
Kilian Dräger, Patrick van den Heede, Henry Kleßen

Biete das richtige Fulkrum an, am rechten Platz, zur rechten Zeit.
Offer the right fulcrum, at the right place, at the right time.

Anthony Chila

Adressen

Dr. med. Kilian Dräger D.O.
Osteopathikum Hamburg
Beim Andreassbrunnen 7
20249 Hamburg

Patrick van den Heede D.O.
Rue Deflière, 26
7750 Orroir
Belgien

Henry Kleßen D.O.
Am Hellengraben 22
56182 Urbar b Koblenz am Rhein

Abbildungsnachweis

Der Verweis auf die jeweilige Abbildungsquelle befindet sich bei allen Abbildungen im Buch am Ende des Legendentextes in eckigen Klammern. Alle nicht besonders gekennzeichneten Grafiken und Abbildungen © Elsevier GmbH, München.

[1] Harms, J. M., Max-Planck-Arbeitsgruppen für strukturelle Molekularbiologie, Hamburg.
[2] Dräger, K., Hamburg
[3] Himmelhan, R.
[4] Jane-Smith, S.
[5] Keller, H., Freiburg
[6] Kubik, S., Zürich
[7] Földi, M. u. E., Kubik, S., Lehrbuch der Lymphologie, 4. Auflage, Urban & Fischer Verlag, München 1999
[8] Golenhofen, K., Basislehrbuch Physiologie, 4. Auflage, Elsevier GmbH Urban & Fischer Verlag, München 2006
[9] Grays Anatomy, 39th edition, Elsevier Churchill Livingstone, Edinburgh 2005
[10] Moore, K., Embryologie, 5. Auflage, Elsevier GmbH Urban & Fischer Verlag, München 2007
[11] Myers, T., Anatomy Trains, 2. Auflage, Elsevier GmbH Urban & Fischer Verlag, München 2008
[12] Oschmann, J. L., Energiemedizin, 2. Auflage, Elsevier GmbH Urban & Fischer Verlag, München 2009
[13] Putz, R., Pabst, R., Sobotta, Atlas der Anatomie des Menschen, Der komplette Atlas in einem Band, 22. Auflage, Elsevier GmbH Urban & Fischer Verlag, München 2006
[14] Rintelen, H., Velbert
[15] Welsch, U., Lehrbuch Histologie, 2./3. Auflage, Elsevier GmbH Urban & Fischer Verlag, München 2006/2010

Inhaltsverzeichnis

KAPITEL

1 Die Säulen der Osteopathie

Wir begreifen die Osteopathie als eine medizinische Fachrichtung, die sowohl wissenschaftliche Erkenntnisse und Studien (Theorie) als auch Fühlen und Handeln (Praxis) als Säulen des therapeutischen Vorgehens integriert und nutzt.

Definition der Osteopathie

Die Osteopathie ist eine von Andrew Taylor Still 1874 erstmals universitär vorgestellte medizinische Fachrichtung aus den USA. Sie gründet sich auf Anatomie, Physiologie, Embryologie und andere medizinische Wissenschaften. In der Osteopathie nutzt man den Körper als umfassend vernetztes Steuer- und Regelsystem. Ziel der osteopathischen Behandlung ist es, Funktions- und Bewegungseinschränkungen zu finden und zu beseitigen. Der Osteopath erkennt in allen Funktionsabläufen des Organismus einen Bewegungsausdruck. Zur Normalisierung induziert der Osteopath, mit einem durch die Hand vermittelten Kontakt, den autoregulativen Regenerationsprozess. Die osteopathische Behandlung zielt auf alle Aspekte der Gesundheit und gesunden Entwicklung ab.

1.1 Denken, Wissenschaft, Erkenntnis

Wissenschaftliche Konzepte und Erkenntnisse bilden einen wesentlichen Pfeiler der Osteopathie. Dazu gehören die Erkenntnisse medizinischer, naturwissenschaftlicher wie auch philosophischer Disziplinen. Wir unterstützen die Anstrengungen einer wissenschaftlichen Erklärung und Überprüfung osteopathischen Handelns.

Über das Verständnis und den Gebrauch des Begriffs der *Wissenschaft* gibt es unterschiedliche Ansichten. Wir folgen den Erläuterungen von bemerkenswerten Physikern wie Stephen W. Hawking, wonach eine wissenschaftliche Theorie aus zweierlei besteht: Aus einem Modell des Universums oder eines seiner Teile sowie aus einer Reihe von Regeln. Dann werden die Größen innerhalb des Modells in Beziehung zu unseren Beobachtungen gesetzt. „*Eine Theorie existiert nur in unserer Vorstellung und besitzt keine andere Wirklichkeit (was immer das bedeuten mag). Gut ist eine Theorie, wenn sie zwei Voraussetzungen erfüllt: Sie muss eine große Klasse von Beobachtungen auf der Grundlage eines Modells beschreiben, dass nur einige wenige beliebige Elemente enthält, und sie muss bestimmte Voraussagen über die Ergebnisse künftiger Beobachtungen ermöglichen. – […] – Jede physikalische Theorie ist insofern vorläufig, als sie nur eine Hypothese darstellt: Man kann sie nie beweisen. Wie häufig auch immer die Ergebnisse von Experimenten mit einer Theorie übereinstimmen, man kann nie sicher sein, dass das Ergebnis nicht beim nächsten Mal der Theorie widersprechen wird. Dagegen ist eine Theorie widerlegt, wenn man nur eine einzige Beobachtung findet, die nicht mit den aus ihr abgeleiteten Voraussagen übereinstimmt.*“ (Stephen W. Hawking, 1993). Die Erkenntnis, dass man Ergebnisse nie wirklich beweisen kann, konterkariert die heutigen Bemühungen im Gesundheitswesen. Es erklärt auch, warum wissenschaftliche Erkenntnisse von gestern heute zum Teil nicht mehr richtig sind. Gerade die Medizin ist voller Beispiele, wie „gesicherte“ Therapien unter neuen, d.h. anderen Gesichtspunkten sich als „falsch“ herausgestellt haben (z.B. Contergan, Helicobacter pylori etc.). Warum sollte das in Zukunft anders sein?

Problematisch kann es werden, wenn die herrschende Lehrmeinung an veralteten Konzepten festhält und der Wandel der Erkenntnis nicht anerkannt wird (wie schon Galileo Galilei schmerzhaft erkennen musste). Auch in der osteopathischen Praxis stehen wir täglich vor der Frage, ob das, was wir meinen zu bewirken, auch tatsächlich passiert. Wer kann genau bestimmen, was eine Gelenkmanipulation, Thrust mit „Knacken“ ist? Wir stehen in der Pflicht, uns ständig zu überprüfen.

Die Wissenschaft versucht objektive Maßstäbe zu setzen, während wir immer nur subjektiv handeln können. Die Quantenphysik lehrt uns, dass man die Objektivität nie erreichen kann, da der Beobachter immer den ablaufenden Prozess verändert. Was ist also das eigentliche Ziel von Wissenschaft? Wir meinen, dass man eine Intersubjektivität erreichen sollte, d.h. dass auch andere bei gleichartiger Ausübung gewisser Tätigkeiten die gleichen Ergebnisse erzielen können. Somit beschreibt Intersubjektivität einen für alle nachvollziehbaren Vorgang.

In der Ausübung der medizinischen Praxis stößt man auf Schwierigkeiten mit der empirisch wissenschaftlichen Methodik, da sich menschliches Leben so überaus komplex organisiert. In den Kreisen der medizinischen Forschung wird die klinische Forschung hinterfragt, weil die Studien zwar valide und zuverlässig sein können, aber die Patientengruppe möglicherweise über Auswahlkriterien der Studie so selektiert wurde, dass sie nicht mit den Patienten der Praxis übereinstimmt. Man hat immer eine Vielzahl von unbekannten Variablen und bei deren Reduktion auf einige Wenige ist zu fragen, ob man der Komplexität des menschlichen Lebens gerecht wird. Diese Reduktion ermöglicht jedoch verblindete und randomisierte Studien, die sich zu einem ganz großen Teil mit der Erforschung von Medikamentenwirkungen beschäftigen. Den immensen Nutzen aus dieser Arbeit kann man bei Infektionserkrankungen, Diabetes mellitus und vielen anderen Beispielen sehen. Streng genommen kann man jedoch selbst bei Gabe eines einfachen Medikamentes an ein *Individuum* nur Voraussagen zu der *wahrscheinlichen* Wirkung machen, da es immer auch eine Gruppe von Non-Respondern gibt. Die Gruppe der Studie kann heterogen zusammengesetzt sein und unterschiedliche und unbekannte Ursachen für das fehlende Ansprechverhalten haben. Die erfolgte Reduktion auf nur wenige Variabeln ist unbefriedigend, wenn man die Sicht des Individuums (des Patienten) einnimmt. In der Medizin überlegt man deshalb, die Forschung ergebnisorientiert zu gestalten – wenn man diese und jene Bedingungen vorgibt, kommen in der *alltäglichen Praxis* jene Ergebnisse zustande.

Es ist aus osteopathischer Sicht auch immer wieder erstaunlich, dass die Erkenntnisse in der Genforschung immer nur auf die Petrischale bezogen werden und nicht auf die ständig ablaufende genetische Aktivität im Organismus. Als Osteopath sieht man auf das Potenzial des Körpers, mit der Modulation genetischer Expression Heilung anzustoßen (➤ Kap. 4.2.2). Als Beispiel sei die Regeneration von Herzmuskelgewebe aus adulten Stammzellen aufgeführt, wo die gentechnischen Überlegungen dahin gehen, Stammzellen zur Zucht von Herzmuskelzellen zu entnehmen, um sie nachher wieder zu implantieren. Osteopathische Gedanken gehen der Frage nach, ob es nicht ein physiologischer alltäglicher Prozess ist, dass entstandene Gewebeschäden über Stammzellregeneration repariert werden. Man fragt sich, was die steuernden Faktoren im Alltag sind und ob man diese therapeutisch nutzen kann. Verblüffend sind dann Studienergebnisse, die Sport, also Bewegung als Einflussgröße ausfindig machen. Diese Erkenntnis scheint eine Binsenweisheit zu sein, und wird doch nicht in der Konsequenz weitergedacht, dass eben feinere und präzisere Bewegungen, gezielt auf bestimmte Gewebebereiche ausgerichtet diesen heilenden Effekt auslösen könnten. Wie sieht Sport für einen Fibrozyten aus?

Umso wichtiger sind schlüssige, wissenschaftliche Konzepte, die uns helfen, die Masse an detaillierten fachlichen Informationen zueinander in Beziehung zu setzen und damit ein Verständnis des menschlichen Körpers und Lebens zu erlangen. Dies kann unserer Meinung die Osteopathie leisten, auch wenn einige ihrer Thesen noch nicht *bewiesen* wurden, sondern nur als Erfahrung mitgeteilt und dann international übergreifend nachvollzogen wurden.

1.2 Fühlen, Handeln, Praxis

Für den zweiten Bereich, die Praxis, ist das Fühlen eine ständige Verfeinerung von Wahrnehmung, die eine persönliche Erfahrung darstellt. Für den therapeutischen Erfolg ist es entscheidend, ob ein manueller Kontakt entsprechend den Anforderungen des Gewebes hergestellt werden kann. Dies gilt vom so genannten „Einrenken" bis hin zu der Arbeit mit der feinen unwillkürlichen Bewegung des Gewebes oder sonstigen Lebensprozessen. Hierzu gehört auch die *fasziale Arbeit*. In diesem therapeutischen Prozess spielt kein „objektiver" Apparat mehr eine Rolle, sondern ist die persönliche körperliche und innere Haltung von entscheidender Bedeutung. Diese „Subjektivierung" erfordert ein Kennenlernen der eigenen Wahrnehmungsprozesse, um ein reproduzierbares Referenzsystem zu erhalten. Dies zielt auf einen intersubjektiven Prozess ab. Kann der Therapeut die körperlichen Notwendigkeiten des Patienten erkennen und sich präzise (!) und umfassend auf sie einstellen? Inwieweit entsprechen die körperlichen Notwendigkeiten auch inneren, z.B. psychischen Notwendigkeiten? Je mehr Erfahrung man gewinnen kann und je besser man sich den Gegebenheiten des Patienten anpassen kann, umso höher sind die Aussichten auf Erfolg. Die unterschiedlichen osteopathischen Ebenen kennen zu lernen bedarf einerseits qualifizierter praktischer Anleitung und andererseits großer Ausdauer im übenden Prozess, oder anders ausgedrückt, eine lange Übungszeit. Dies ist ein entscheidender Faktor für die Qualität der osteopathischen Praxis.

1.3 Analyse und Synthese

Daten und Fakten sollten mit dem Sinn des osteopathischen Konzeptes so zusammenfügt werden, dass ein tiefes und differenziertes Verständnis der therapeutischen Handlung entsteht und man diese präzise, d.h. subtil nuanciert auf eine Struktur richten kann. Dabei bedarf es des ständigen Wechsels, des Verwebens von Analyse und Synthese. Mit den Fakten scheint man auf sicherem Boden zu stehen, nur lässt sich die Funktion des menschlichen Organismus nicht nur nach einzelnen und eindeutigen Fakten bestimmen. Der Organismus beinhaltet immer eine gewisse Unschärfe in seiner Funktionsweise[1]. So wie es nicht nur einen Faktor, sondern mehrere bestimmende unscharfe Faktoren gibt, welche eine Vorhersagbarkeit erschweren, so lassen sich bei mehreren unbekannten Variablen auch mathematische Gleichungen nicht lösen. Man kann körperliche und psychische Aktionen nicht mit voller Sicherheit voraussagen und verschiedene Ebenen der Gewebedynamik lassen sich nicht *vollständig* bestimmen. Doch zeigt die Behandlung dieser Ebenen in der Praxis erfahrungsgemäß ein gutes Ergebnis. Somit werden die Ebenen hier als Ausblick auf ein therapeutisches Potential behandelt, welches einem nach längerer Beobachtung evident erscheint.

Osteopathisch ist eben nicht nur die Analyse in Einzelbereiche und Fachgebiete wesentlich, sondern auch der Zusammenfluss des gesamten Spektrums des menschlichen Daseins. Da man auf die physiologische Regulation der verschränkten Systeme abzielt, kann man keine Ebene, kein System ausklammern. Dass dies keine ungewöhnliche Haltung ist, kann man an der medizinischen Fachrichtung der Psychosomatik ersehen.

Zu den wesentlichen Referenzsystemen zählt die osteopathische Arbeit im Bereich der Primäratmung oder, wie William Garner Sutherland es nannte: „Osteopathie im kranialen Bereich". Hierbei muss man feststellen, dass es erhebliche Verständnisschwierigkeiten gibt und qualitative Unterschiede in der Ausübung. Das System der Primäratmung ist keineswegs auf ein mechanisches Modell beschränkt, welches dem kraniosakralen System oft zugeschrieben wird. Der Versuch, die Mechanik nachzuweisen, ist mehrfach gescheitert. Vielmehr sollte man das Konzept der Primäratmung auf den gesamten Körper ausdehnen und dort Verdichtungen von Struktur sowie fluidale und bioelektrische Felder beobachten, um ein Verständnis des Bewegungseindrucks zu erlangen, welches der kundige Osteopath wahrnehmen kann.

Ich suche nicht, ich finde

Suchen – das ist Ausgehen von alten Beständen
von bereits Bekanntem im Neuen.

Finden – das ist das völlig Neue! Das Neue auch in der Bewegung.
Alle Wege sind offen und was gefunden wird ist unbekannt.
Es ist ein Wagnis, ein heiliges Abenteuer!

[1] Siehe Herzfrequenzvariabilität: Ein gesundes Herz hat einen sehr regelmäßigen Rhythmus. Dieser zeichnet sich jedoch durch minimale Abweichungen aus. Der Schlag eine Nuance vor oder nach dem absoluten Gleichmaß ist geradezu ein Zeichen von Gesundheit. Fällt diese Herzfrequenzvariabilität weg, ist dies ein pathologisches Zeichen, welches eine ungünstige Prognose nach Herzinfarkt stellt. Dies erinnert an den Unterschied zwischen „lebendiger" Percussions-Musik und Techno-Rhythmen, die durch eine absolute Gleichförmigkeit des Synthesizers einen „toten" Eindruck erwecken.

Die Ungewissheit solcher Wagnisse können eigentlich nur jene auf sich nehmen,
die im Ungeborgenen sich geborgen wissen,
die sich im Dunkeln einem unsichtbaren Stern überlassen,
die sich vom Ziel ziehen lassen
und nicht – menschlich beschränkt und eingeengt – das Ziel bestimmen.
Dies Offensein für eine neue Erkenntnis,
für ein Erleben im Außen und Innen:
Das ist das Wesenhafte des modernen Menschen,
der in aller Angst des Loslassens doch die Gnade des Gehaltenseins
im Offenwerden neuer Möglichkeiten erfährt.

Pablo Picasso

KAPITEL

2 Der therapeutische Prozess als Ziel

Ziel der Behandlung ist die Anerkennung der Symptomatik und deren Verbesserung. Direkt damit verbunden ist die tiefere Öffnung zu unerkannten ursächlichen Bereichen und die Bereitschaft, diese zu integrieren. Letztendlich führt dies zu Entwicklung, Wachstum und Aufrichtung des Patienten. Eine Aufrichtigkeit des Menschen ist in diesem Sinne nicht allein von seiner Körperhaltung abhängig. Entwicklung, Wachstum und Aufrichtung sind beim Säugling nicht voneinander zu trennen.

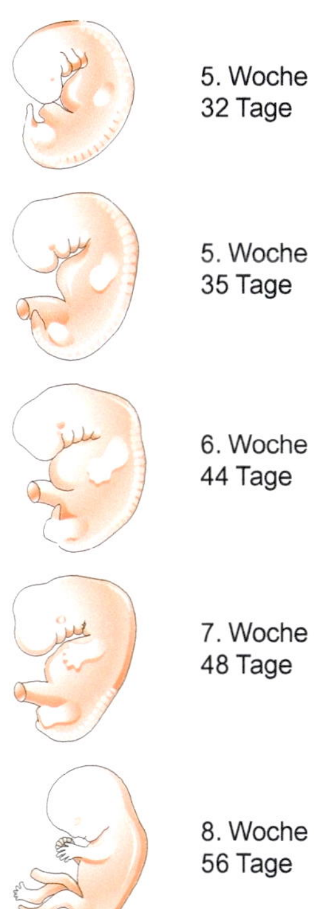

Abb. 2.1 Embryonale Aufrichtung als Entwicklungs- und Wachstumsprozess. [10]

2.1 Der therapeutische Prozess

Das Wesentliche einer osteopathischen Behandlung ist das Wahrnehmen, Empfangen, Verstehen und Anerkennen des therapeutischen Prozesses (➤ Glossar). Der Therapeut unterstützt und faszilitiert den Prozess als aktiver Beobachter. Statt passiv den ständig fluktuierenden Veränderungen zu folgen, bezieht er sich auf das angebotene Fulkrum (➤ Glossar). Das passive Folgen wäre wie das Treiben im Ozean, während das Fulkrum Stabilität und Ausrichtung bietet wie der Kiel eines Segelbootes. Das Fulkrum ermöglicht das Aufsuchen der Balance, wobei die Balance der Fokus einer osteopathischen Behandlung wird.

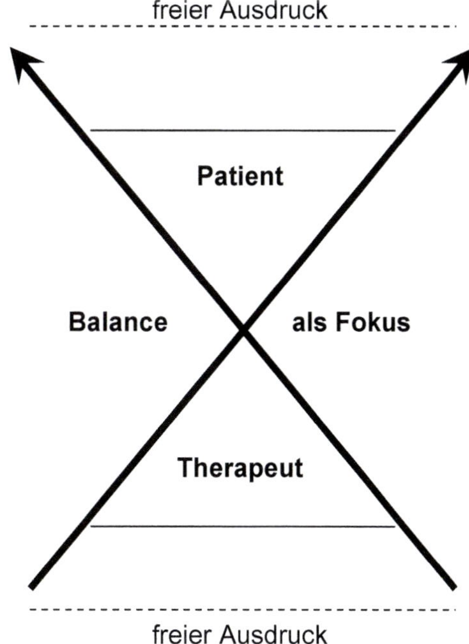

Abb. 2.2 Der Osteopath bietet dem Patienten die notwendigen Faktoren an, mit denen er seine Balance wieder herstellen kann. [2]

Der Osteopath bietet dem Patienten die notwendigen Faktoren an, mit denen er seine Balance wiederherstellen kann (➤ Abb. 2.2). Balance bedeutet für den Körper, dass er sein thermodynamisches Ungleichgewicht (!) aufrechterhalten kann. Balanciert kann er mit seinem Energiehaushalt (Wärme, potentielle, elektrische, chemische und kinetische Energie) die Integrität des Körpers stützen und wieder aufbauen. Diese Integrität beinhaltet verschieden Ausrucksebenen des lebenden Organismus, wie wir an anderer Stelle erklären (➤ Kap. 3).

Der Osteopath benötigt einen Zugang zum Organismus, um dann eine Verbindung herzustellen. Die Balance, die der Körper dann einstellt, ist der Auslöser biologischer Vorgänge womit der Körper eine veränderte Funktion ausdrückt. Die Balance gibt dem Körper die Möglichkeit, verschiedene Ereignisse, die auf das Gewebe gewirkt haben, zueinander in Beziehung zu setzen. Diese Ereignisse werden durch externe und interne Einflüsse verschiedener Zeitpunkte auf den gegenwärtigen Moment konzentriert.

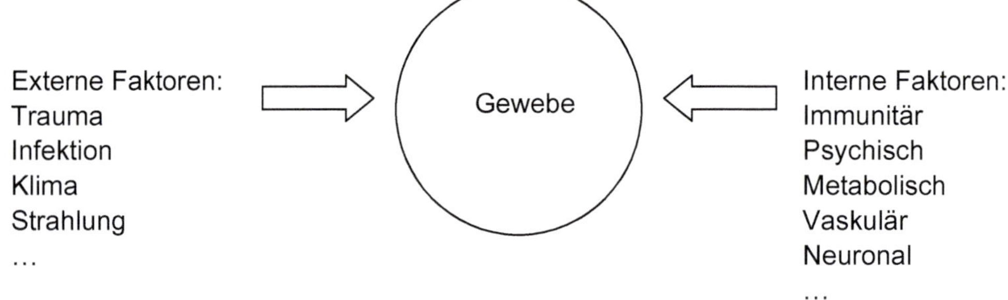

Abb. 2.3 Interne und externe Ereignisse/Faktoren wirken auf das Gewebe ein und verdichten sich dort. [2]

Diese Ereignisse/Faktoren (➤ Abb. 2.3) können alle physiologischen und psychoemotionalen Bereiche betreffen. Die eingestellte Balance zum momentanen Zeitpunkt gibt dem Gewebe die Möglichkeit die notwendige Kraft freizusetzen, welche bis dahin im Gewebe gebunden war. Der Zusammenhang der verschiedenen betroffenen Ebenen und Systeme wird später weitergehend erläutert. Die Transmutation ist letztendlich eine Folge der Umgestaltung aller Ebenen während eines therapeutischen Prozesses. Das Resultat ist eine momentane harmonische Funktion der Struktur. Diese Harmonie entspricht einer Tendenz zur Homöostase.

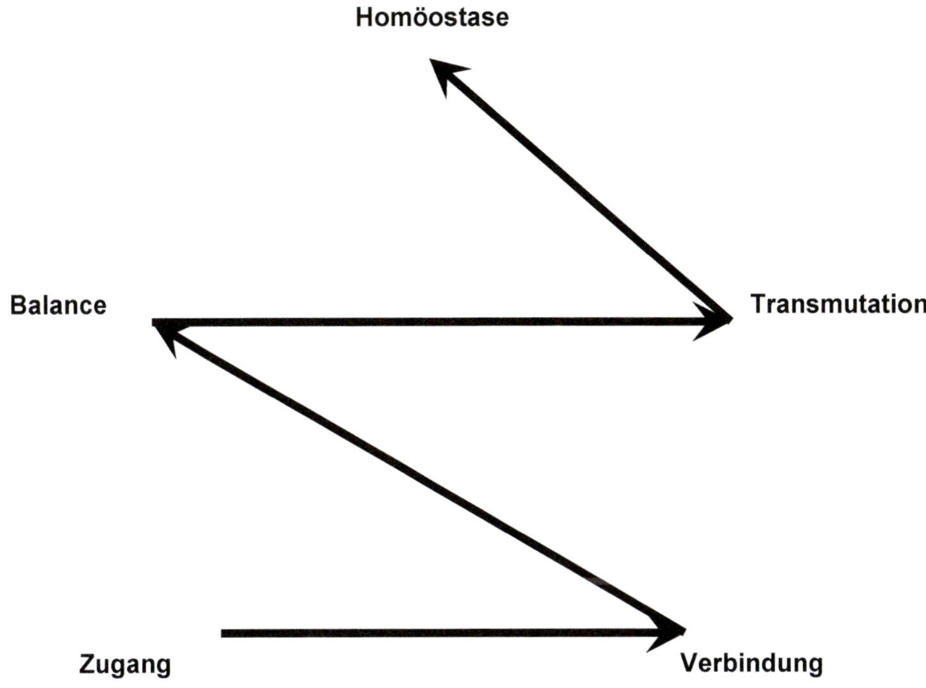

Abb. 2.4 Stadien des therapeutischen Prozesses. [2]

Der **Zugang** entsteht durch die Berührung des Körpers an einer Stelle, zu der der Osteopath sich in diesem Moment entscheidet. Durch das gemeinsame Kohärenzfeld (➤ Glossar) zwischen Patient und Osteopath entsteht eine **Verbindung** bzw. eine Resonanz zwischen Osteopath und Patient. Dieses gemeinsame Kohärenzfeld ist eine Schnittmenge der einzelnen Kohärenzfelder von Patient und Osteopath und wird durch den Zugang induziert. Diese Verbindung ermöglicht das gesamte Spektrum der Vernetzung aller Systeme und Ebenen untereinander wahrzunehmen. Es unterstützt den Organismus, einen **Balance**punkt zu erstellen. Dieser Balancepunkt ist nicht allein räumlich bestimmt, sondern hat auch einen zeitlichen Bezugspunkt. Es entsteht z. B. ein Bild eines vergangenen Distorsionstraumas am oberen Sprunggelenk. Der Körper kann bei einer Behandlung mit Sensationen wie Dysästhesien, Schmerz, Entspannung oder Wohlempfinden unterschiedlich reagieren. Entspannung ist kein Maßstab für das Gelingen des therapeutischen Prozesses. Vielmehr ist sie ein Effekt im Verlauf des Umgestaltungsprozesses hin zu vermehrter Dynamik. Entspannung kann dagegen für den Patienten (!) eine wertvolle Fähigkeit sein, die eigene inhärente Dynamik so wenig wie möglich zu behindern. Der therapeutische Prozess induziert eine **Balance**, welche das bestehende Kohärenzfeld in eine neue Potenz **transmutiert**. Als Ergebnis werden Funktionsverbesserungen deutlich, welche die **Homöostase** stützen (➤ Abb. 2.4).

Da der therapeutische Prozess ständig neu entsteht, gibt es unzählige Beziehungsformationen der unterschiedlichen Stadien. Sie stehen miteinander in ständiger Wechselwirkung. Dies wird durch die Erweiterung der Pfeilmuster im Diagramm dargestellt (➤ Abb. 2.5).

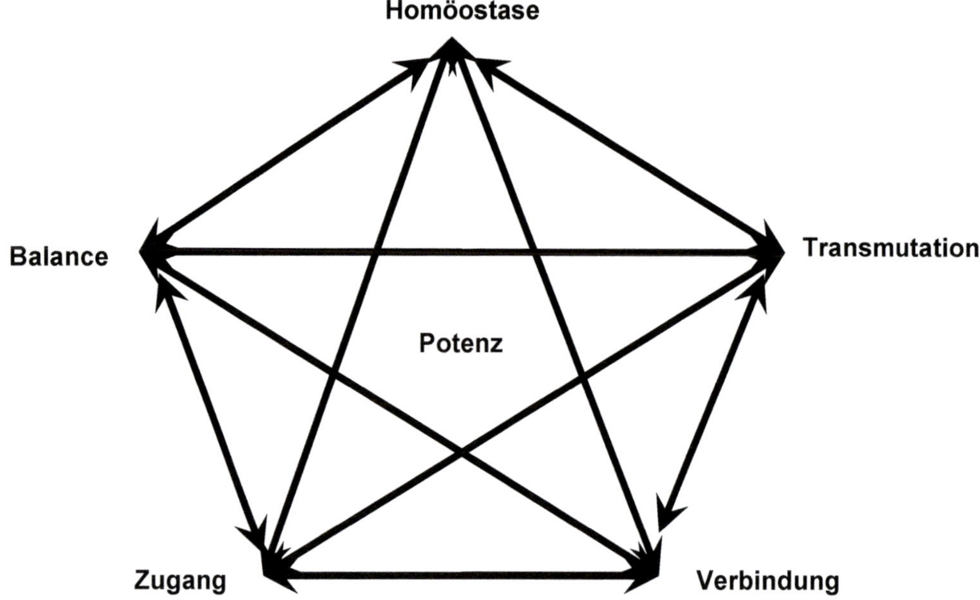

Abb. 2.5 Beziehungsmuster der therapeutischen Stadien. [2]

Das Ziel einer harmonischen Funktion entspricht einer freien und differenzierten Bewegungsfähigkeit der verschiedenen Funktionsebenen und ihrer Strukturen. Dies ist die Möglichkeit des freien Austausches zwischen den Strukturen. Diese Harmonie fühlt sich während der Behandlung wie eine Anwesenheit von *Kraft (Potenz, Potency)* an, welche einen durchdringenden und verteilenden Charakter hat und gleichzeitig Ruhe sowie Aktivität zulässt. Das kann sich äußern in einer Anmut, die sich ausdrückt wie eine Elastizität und Stabilität in Bewegung, in einem verbesserten Metabolismus oder einer verbesserten Funktion in jeglichem System.

„Das grundlegende Prinzip der Medizin aber ist die Liebe."

Paracelsus (1493–1541) Opus Chirurgicum

2.2 Was bedeutet Homöostase?

Homöostase ist ein Begriff aus dem Griechischen (gr. *homos:* gleich; *homoios:* ähnlich; *Stasis:* Stand). Sie meint eine Konstanz/Aufrechterhaltung des „inneren Milieus" des Körpers mit Hilfe von Regelsystemen.

Die Homöostase bezeichnet die weitgehende Konstanz der Konzentration der gelösten Stoffe, des pH-Wertes und der Temperatur. Die konstante Aufrechterhaltung des inneren Milieus ist wichtig, da biochemisch enzymatische Reaktionen und bioelektrische Potentiale nur unter relativ engen Rahmenbedingungen einwandfrei funktionieren. Von ihr hängt das Überleben der Zellen und damit des Organismus ab. Die gleich bleibenden Werte sind ein Ergebnis eines Fließgleichgewichtes, einer sensiblen Balance von permanent ablaufenden Prozessen. Der Körper nutzt dazu steuernde Regelsysteme:

- Das Herz-Kreislauf System
- Den Wärmehaushalt
- Die Atmung
- Den Wasser- und Elektrolythaushalt
- Das metabolische System
- Das endokrine System
- Das Immunsystem
- Das Nervensystem und andere Systeme.

Der entwicklungsgeschichtlich vom Einzeller zum Säuger und Menschen evoluierte Organismus antizipiert mit seinem Nervensystem Änderungen des umgebenden Milieus und handelt entsprechend vorausplanend. Dies gelingt dem Menschen im sozialen Verband leichter und somit dienen alle Komponenten des komplexen Organismus der Stabilität des Fließgleichgewichtes. Dies drückt sich unter anderem auch in der Fachrichtung der Psychoneuroimmunologie aus und zeigt, dass alle Einzelsysteme untereinander vernetzt agieren.

Störungen der Homöostase werden als **Allostase**[1] bezeichnet. Innerhalb der Allostase unterscheidet man zwischen unterschiedlichen Zeitspannen. Eine kurzzeitige Allostase kann als ein Versuch des Körpers zur Kompensation angesehen werden, um die Homöostase letztendlich doch zu unterstützen. Die länger dauernde Allostase ist ein Ausdruck von gestörter Funktion und damit ein Ansatz zu Krankheit, da Kompensationsmöglichkeiten reduziert und eingeengt werden. Man versucht, den Körper wieder in den Zustand der Homöostase zu führen.

Der osteopathische Blick auf die Homöostase ist um den Blick auf den Bewegungsaspekt aller physiologischen Prozesse erweitert (➤ Kap. 3). Dazu gehört ein freies Bewegungsausmaß wie eine hochwertige Bewegungsqualität. Einer der Bewegungsbereiche ist die biomechanische Bewegung, die in einem eutonen Spannungsgleichgewicht von osteo-myofascialen Strukturen stattfindet, welche man gut, sehr einfach und erstaunlich tiefgehend beurteilen kann.

Im Zustand der Homöostase wird ein chronisch destruierender Druck bzw. Zug an Zellen und ein dysfunktioneller Druck bzw. Zug an Nerven und Gefäßen vermieden. Es findet eine harmonische neuronale Versorgung und vaskuläre Durchströmung statt, welche die Zellen vital erhält. Nervenimpulse, Herz und Lungen funktionieren rhythmisch und sorgen so für das versorgende Gleichmaß. Einschränkungen der Fähigkeit zu rhythmischem Bewegungsausdruck stehen der Homöostase entgegen. Als Beispiel betrachten wir eine Behinderung der Atembewegung bei einer Rippendysfunktion. Auch wenn der Vorgang vom Organismus kompensiert wird, also ein Entgleisen des Stoffwechsels zunächst vermieden wird, muss er doch einen Mehraufwand dafür treiben. Damit steht dem Gewebe und letztendlich den Zellen weniger Energie zur Verfügung, die Vitalität ist gemindert und die Homöostase (in unterschiedlichem Ausmaß) beeinträchtigt. Dabei sieht der Osteopath, dass auch Nuancen sich in Summe und Zeit zu etwas Größerem auswachsen können. In unserem Beispiel scheint die minimale Behinderung eines freien Atemzuges unbedeutend, bedenken wir aber, dass wir zweiundzwanzigtausend Mal pro Tag atmen, so kann es in der Zeit doch etwas Wesentliches bedeuten.

Die Osteopathie beachtet hinter dem Gleichmaß, der Homöostase immer auch den dahinter stehenden *Prozess*. Sie versteht Zustände nicht statisch, sondern als fließendes Gleichgewicht, wobei der Osteopath im „Fließen" Bewegung erkennen kann.

Die Homöostase ist somit ein Behandlungsziel: Man will nicht einfach so Gewebe behandeln, sondern Gewebe so befreien, dass ein freier Austausch von Flüssigkeiten eine Prävention von Krankheit erreichen kann.

---

[1] Ein zeitbedingter Übergang von Homöostase zur Anpassung an externe oder interne Veränderungen der Physiologie. Können sich die physiologischen Vorgänge anpassen, stellt sich wieder Homöostase ein. Können die Anpassungsvorgänge nicht etabliert werden, führt Allostase mit der Zeit zu Pathologie.

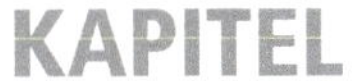

3 Interaktionsfelder in der Osteopathie

Osteopathie beschäftigt sich mit allen biologischen Vorgängen und den Gesetzmäßigkeiten der Natur, die auf den Organismus einwirken. Die Grundlage, diese Einwirkungen wahrnehmen zu können, scheint Bewegung (eine Zustandsänderung) zu sein. Der Osteopath soll sich der Ursprünge der Bewegung bewusst werden, da es verschiedene Ausdrücke von Bewegung gibt: mechanische Bewegung, Spannung (eingefrorene/potenzielle Bewegung), Wärme (Brown'sche Molekularbewegung), Verlagerung von Wärmefeldern, Flüssigkeitsströmung, elektrische Frequenzen/Signalübermittlung etc. Die unterschiedlichen Dimensionen (➤ Abb. 3.1) können als **Interaktionsfelder** verstanden werden, die immer simultan arbeiten. Der Körper steht dabei in ständigem Austausch, wobei er die unterschiedlichen Dimensionen zugleich nutzt und ineinander überführt. So sind alle Dimensionen miteinander

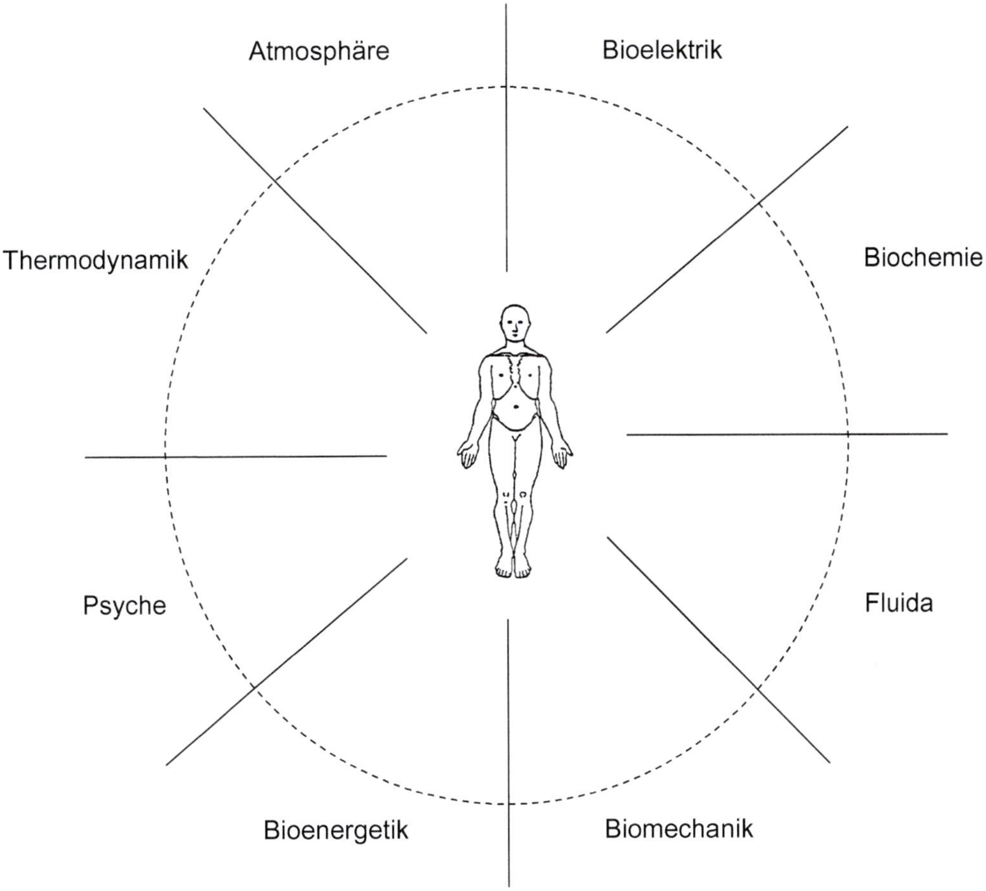

Abb. 3.1 Einzelne Komponenten des menschlichen Daseins. [2]

verschränkt, wie man es aus der elektro-mechanischen und elektro-chemischen Koppelung kennt. Weiterhin gibt es Wechselwirkungen der verschiedenen internen Funktionen untereinander, die sich aus diesen Koppelungen ergeben, sowie eine reziproke Beziehung zu seinem externen Milieu. Der Organismus ist damit das Feld zwischen den wechselseitig einwirkenden Kräften.

Wir schlagen zur Differenzierung ein Model mit der in ➤ Abb. 3.1 gezeigten Einteilung vor.

Einzelne Komponenten des menschlichen Daseins sind oftmals nicht leicht zu differenzieren. Sie werden einem manchmal erst bewusst, wenn sie abwesend sind. So hat die Schwächung bei Pneumonie oder einer Fraktur eine andere Qualität als die bei Hepatitis. Bei einer Schwächung kann man die spezifische Qualität einer Struktur ahnen und in der Folge therapeutisch differenzieren. Was ist ein Leben ohne Cranium?

Bei jedem Patienten äußert sich ein Symptom in allen Dimensionen, wobei die Gewichtung individuell unterschiedlich ist. So kann eine Dyspnoe bei einem Patienten verschiedene Ausprägungen in den einzelnen Dimensionen zeigen, welche von internen und externen Faktoren abhängen (➤ Abb. 3.2). Dies kann als Modell für den individuellen Krankheitsverlauf einer Pathologie benutzt werden.

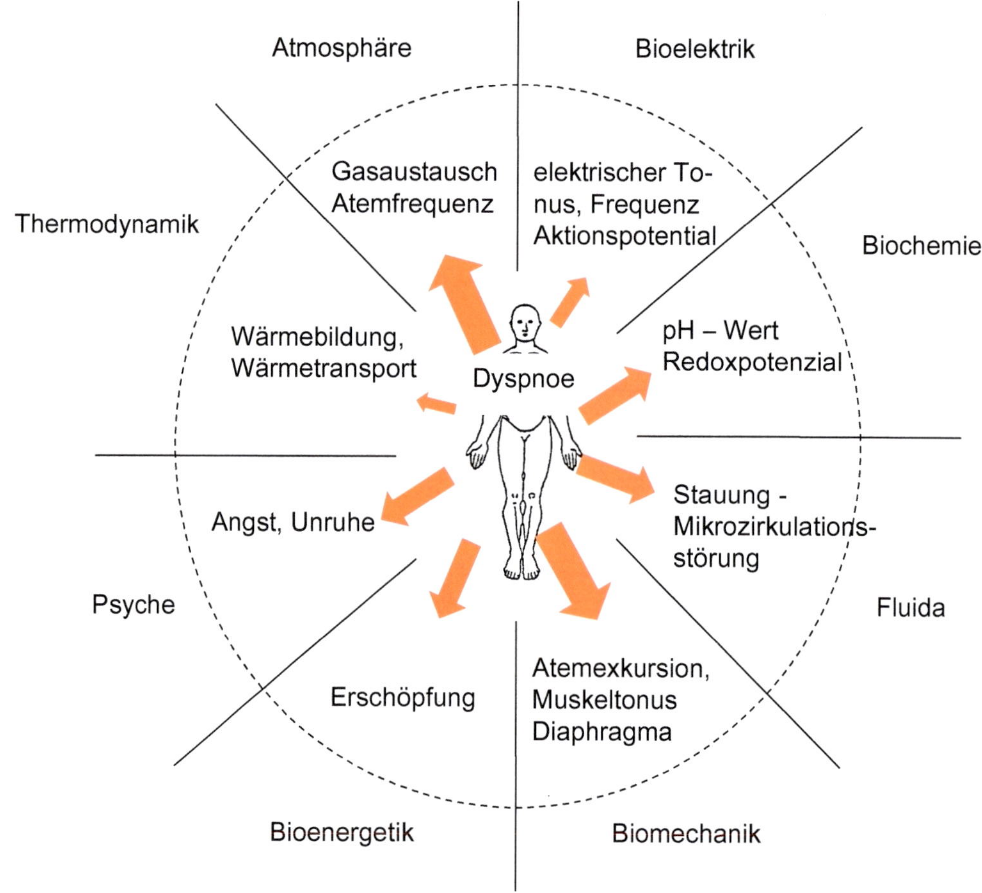

Abb. 3.2 Beziehung von Pathologie und individueller Ausprägung der einzelnen Dimensionen. [2]

Ein Interaktionsfeld bezieht sich auf in Verbindung stehende Organisationsformen, zwischen denen Austausch stattfindet (➢ Abb. 3.3). Als Beispiel sei die extrazelluläre Matrix genannt, die mit ihren Endstrombahnen eine dynamische Funktion für den metabolischen Austausch (Stoffwechsel) übernimmt.

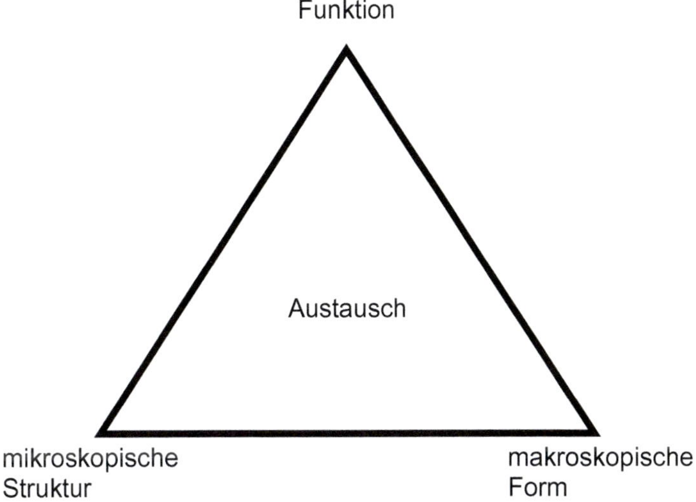

Abb. 3.3 Felder der Interaktion. [2]

In unserem Beispiel ist die Basis des Austauschs durch eine Beziehung von Gefäßen/Bindegewebe/Faszien, biochemischen Konzentrationen und Flüssigkeitsströmungen gegeben (➢ Abb. 3.4).

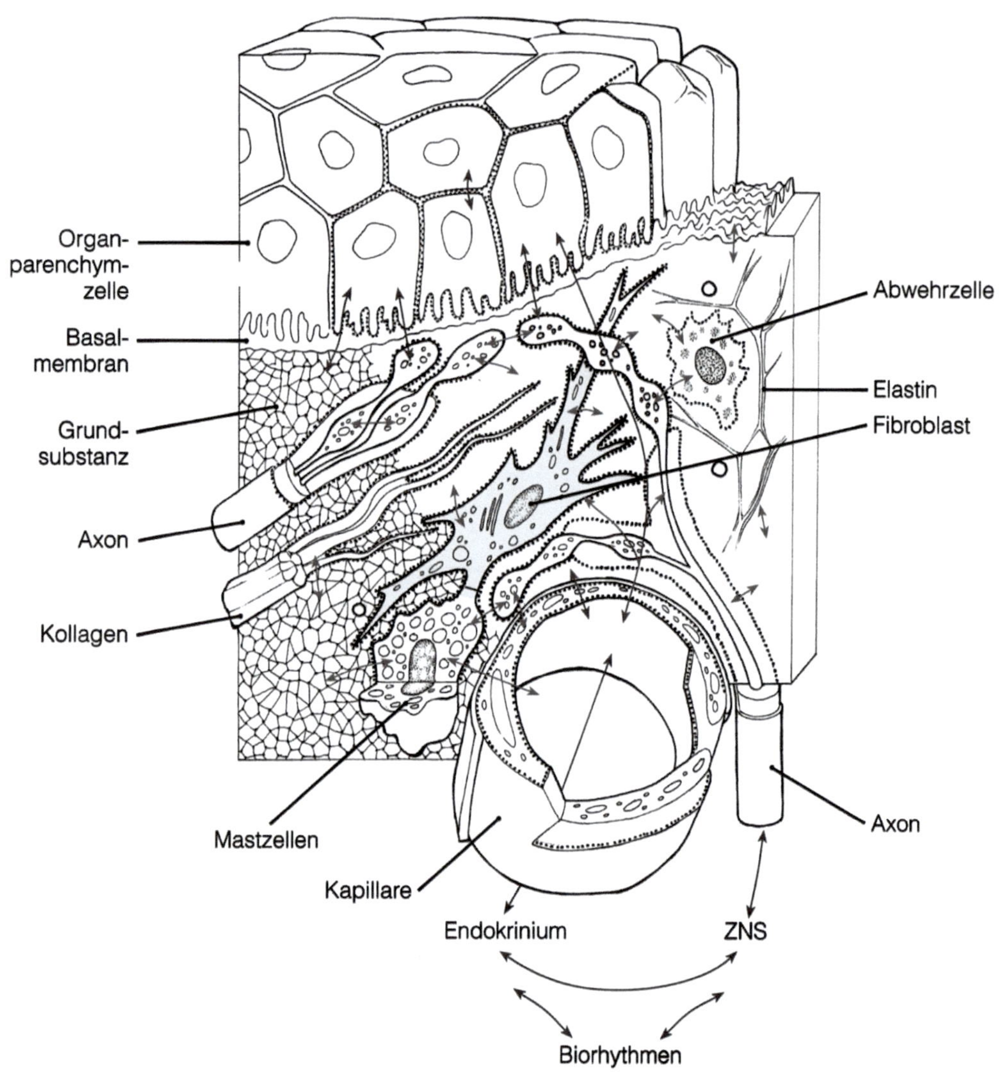

Abb. 3.4 Beispielhafte schematische Darstellung von Interaktionsfeldern:
Wechselseitige Beziehungen (Pfeile) zwischen Endstrombahn (Kapillaren, Lymphgefäßen), Grundsubstanz (Matrix; Anm. der Autoren), terminalen vegetativen Axonen, Bindegewebszellen (Mastzellen, Abwehrzellen, Fibroblasten usw.) und Organparenchymzellen. Epitheliale und endotheliale Zellverbände sind von einer Grundsubstanz vermittelnden Basalmembran unterlagert. Jede Zelloberfläche trägt einen mit der Grundsubstanz verbundenen Glykoprotein- und -lipidfilm (gepunktete Linie), wozu auch die Histokompatibilitätskomplexe (MHC) gehören. Die Grundsubstanz ist über die Endstombahn an das Endokrinium, über die Axone an das ZNS angeschlossen. Der Fibroblast ist das stoffwechselaktive Zentrum (nach Heine 1997). [12]

3.1 Biologisch-physikalische Ebenen

Die biologisch-physikalischen Prinzipien beinhalten alle Ebenen des Ausdrucks von Biologie (aller Lebewesen). Zwei Pole der Ganzheit sind Biomechanik und Biodynamik, welche grundlegend unterschiedliche Funktionsprinzipien darstellen. Entsprechend dieser Polarität bezieht sich die Biomechanik auf Newtonsche Gesetze, während die Biodynamik eher Analogien zur Quantentheorie aufweist.

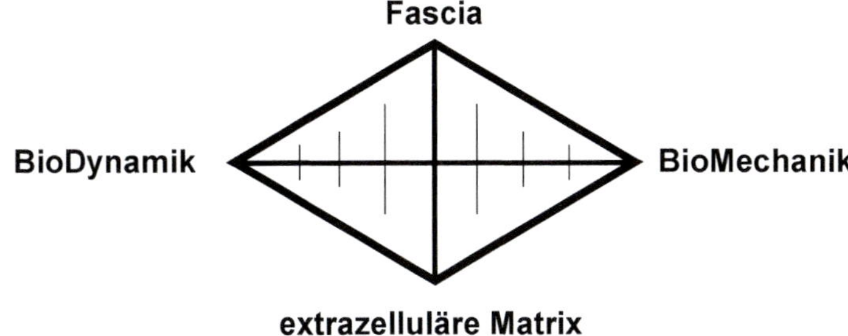

Abb. 3.5 Zwei Pole der Ganzheit sind BioMechanik und BioDynamik, welche grundlegend unterschiedliche Funktionsprinzipien darstellen. Die ungewöhnliche Schreibweise BioDynamik und BioMechanik soll zum Neu-Überdenken der Begriffe anregen. Sie soll verdeutlichen, dass immer Bio (Leben) innewohnt und man seiner Dynamik und Mechanik nicht mit vorgefertigten, zu klein geratenen Ansichten gerecht werden kann. [2]

3.1.1 Integration von Biodynamik und Biomechanik als Pole

Biodynamik ist ein Ausdruck, der die Kraft des Lebens beschreibt und der von verschiedenen Richtungen, Gruppierungen sowie Epochen genutzt wurde und wird. Der Begriff wurde unter anderem von dem Embryologen Erich Blechschmidt, in der Psychotherapie nach Wilhelm Reich und den Anthroposophen nach Rudolf Steiner gebraucht.

Wir beziehen uns auf die **Biodynamik** als *Dynamik des Lebens* (Bio = Leben, Dynamo = Kraft), wie schon Erich Blechschmidt, Alfred Pischinger, Otto Bergsmann und Hartmut Heine, Rollin Becker und James Jealous den Begriff vor uns genutzt haben.

Wir verstehen als Osteopathen unter Biodynamik die Auseinandersetzung mit den verschiedenen Lebensprozessen und den Bezügen ihrer verschiedenen Ausdrucksebenen zur Basis des Lebens. Worin ist die Basis begründet? Woher beziehen die Prozesse ihre Energie und Steuerung?

In der Vergangenheit wurden schon verschiedentlich Antworten dafür gefunden, welche dann nach einiger Zeit modifiziert oder zurückgenommen werden mussten. So wurden zuletzt in der Medizin die Gene als Ausgangspunkt und Ursprung für das Leben angesehen. In neuerer Zeit wird dieser absolute Standpunkt jedoch kritisch hinterfragt. Man erkennt, dass die Gene durch externe Faktoren an- und abgeschaltet werden (Langevin 2005, Hüther 2002, Krens 2005). Dazu gibt es innerhalb der Gene verschiedene Bereiche, die Prozesse starten und stoppen. Bei genauerer Betrachtung erscheint es nicht logisch, dass die Gene der alleinige Ursprung sein sollten, da sie ihre Aktivität permanent entsprechend dem Milieu anpassen müssen. So werden dauernd unzählige Proteine mittels genetischen Codes gebildet, um die Homöostase bei Veränderung der Umweltbedingung aufrechtzuerhalten. Ein Beispiel hierfür ist das Insulin. Nicht die Struktur der Gene, aber deren Aktivität wird so durch äußere Faktoren bestimmt. Sie sind selbst ein Teil des Regelsystems. Sie erscheinen nicht proaktiv, sondern reaktiv (Sills 1997). Wo will man also die Basis des Lebensprozesses finden?

Erich Blechschmidt hat dynamische Prozesse bei der embryonalen Entwicklung beschrieben. Er beobachtete Kräfte, welche auf die Strukturen einwirken und als Reaktion eine spezifische Strukturbildung hervorrufen. So spricht er von Kondensationsfeldern, in denen Knochen entstehen und von Traktionsfeldern, in denen Faszien gebildet werden. Er beschreibt, wie äußere Umstände (z. B. Druck oder Zug) ein Gewebe spezifisch entwickeln lassen. Auch wenn es kontroverse Diskussionen gibt, ob wirklich diese äußeren Umstände ursächlich für die Entwicklung sind, so kann man sie doch wohl als Bestandteil der Entwicklung nicht ausschließen. Es wäre nicht einleuchtend, wenn ausgerechnet mechanisch einwirkende Kräfte bei der embryonalen Entwicklung keine Rolle spielen, wo sie doch spätere Entwicklungen und physiologische Prozesse beeinflussen (u. a. Langevin 2005, Beloussov 1998).

Alfred Pischinger, Hartmut Heine und Otto Bergsmann verstehen Biodynamik als „Wechselwirkung zwischen biologischen Objekten". Hier haben wir biologische Interaktionen auf den verschiedenen physiologischen Ebenen, die das Leben aufrechterhalten. Diese Prozesse sind kybernetisch vernetzt, als Regelkreise(-systeme) angelegt und selbstregulierend sowie schwingungsfähig. Weiter beschreiben sie den Begriff „Bioenergetik" als „Qualitätstransformationen zwischen Energie und Masse". Damit kann man biologische Masse als eine Form potenzieller Energie ansehen und die Funktion von Biomechanik, Bioelektrik und Wärmeabgabe als eine Form kinetischer Energie. Diese natürliche Überleitung von verschiedenen Energiezuständen ineinander unterstreicht, dass man die biomechanische Ebene von allen anderen Ebenen nicht trennen kann. So kann man bei einer Flexion im Ellenbogen die konfluierenden Ebenen der Aktivität nicht voneinander trennen; beteiligt sind die:

- Artikuläre Funktion mit einer biomechanischen Kraftübertragung durch den Muskel-Band-Apparat
- Bioelektrische Funktion der Nerven- und Muskelzellen als neuromotorische, neurosensuelle und neurokognitive Aktivität
- Biochemische, metabolische Funktion – ein ablaufender oxydativer Prozess, Calcium-Stoffwechsel und vieles mehr
- Bioenergetische Funktion als ATP Stoffwechsel und Wärmefreisetzung
- Fluidale vaskuläre Funktion als Durchströmung mit Blut und Lymphe.

Da immer alle Ebenen an einer lokalen Aktion teilnehmen, ist es unmöglich eine Funktionsebene nur solitär zu betrachten. Weiter ist die Lokalität immer unterstützt durch die Globalität. Für einen veränderten vaskulären Tonus im kontrahierenden M. biceps muss der Blutdruck des gesamten Herz-Kreislaufsystems und damit auch das respiratorische System sich anpassen. Ebenso erfordert die Aktion auf der biomechanischen Ebene eine gesamtkörperliche Anpassung der Statik durch eine Schwerpunktverlagerung. Auch wenn die Verschiebungen teilweise nur klein sind und damit unbedeutend erscheinen, sollte man doch beachten, dass die Balance innerhalb der Homöostase mit nur minimalen Änderungen erhalten wird. Am Beispiel eines Seiltänzers kann man sehen, dass die kleinen Bewegungsausschläge effektiv die Balance unterstützen, während die großen Bewegungsausschläge eine vergrößerte Dysbalance ausdrücken. So ist zu verstehen, wie die Lokalität immer durch die Globalität unterstützt wird. Die lokalen Systeme funktionieren innerhalb eines Balancekorridors (z. B. die Schwankungsbreite des Normbereiches der verschiedenen Blutwerte) differenziert im Körper, also mit unterschiedlichen Bewegungen oder Aktionen, so dass der Körper letztendlich als Einheit, jedoch nicht einförmig funktioniert. Daraus ist zu erkennen, dass eine somatische Dysfunktion Ausdruck einer globalen Veränderung ist und eine isolierte Betrachtung der Dysfunktion eine unvollständige Analyse darstellt. Alle heute bestehenden Teilgebiete der Osteopathie sollten sich in gleicher Weise auf das hier beschriebene Prinzip beziehen. Die Schlussfolgerung ist, dass man nicht so sehr einzelne Systeme behandelt, sondern vielmehr die Balance induziert, womit alle einzelnen Systeme in die Lage versetzt werden, ihre physiologische Funktion wieder herzustellen.

Diese Beschreibung der kybernetischen Interaktion kann man grundsätzlich auf ein einfaches Beziehungsmodell von Energie, Masse und Struktur – Funktion – Form zurückführen, wobei alle drei Punkte eine Spielart des Gleichen sind und miteinander interagieren (➤ Abb. 3.6).

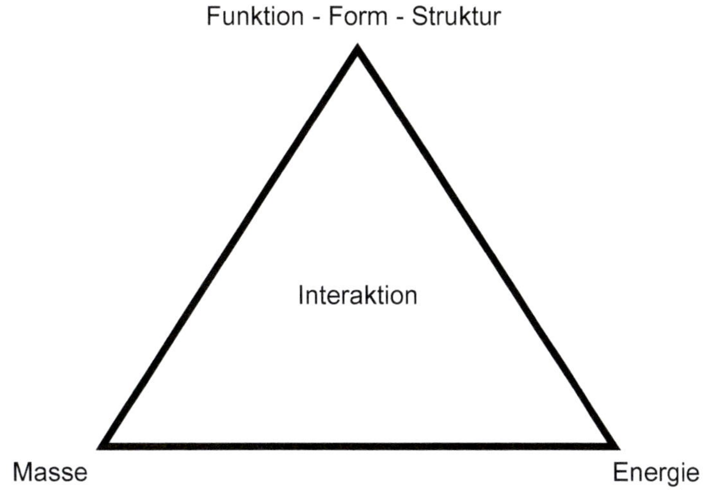

Abb. 3.6 Interaktion von Energie, Masse und Funktion – Form – Struktur. [2]

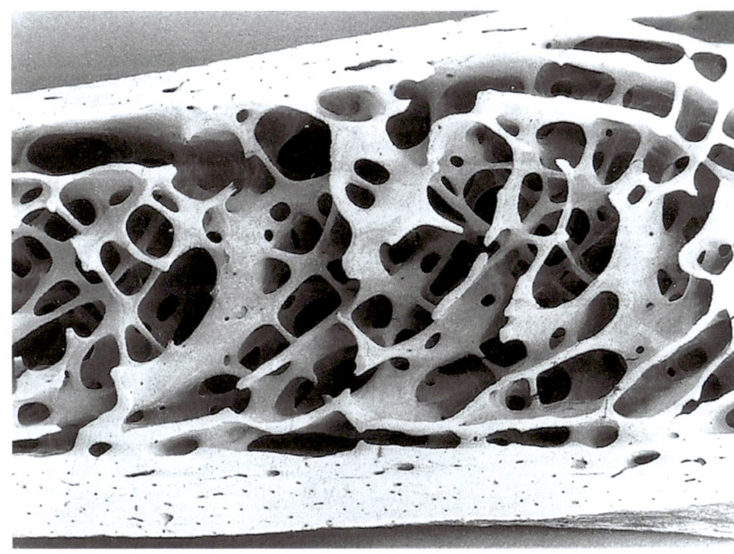

Abb. 3.7 Knochen, Crista iliaca Frontalschnitt 2 cm inferior der anterosuperioren Leiste, (42 J.): Struktur – Funktion – Form: Trabekel, Compakta
Masse: Osteozyten und Knochenmasse als Compakta und Spongiosa sowie Fluida und hämatogene Zellen
Energie: Spannungslinien, Kraftlinien, Piezzoelektrik, Hydrostatik. [9]

Diese Differenzierung und Kenntnis von unterschiedlichen Prozessen ist notwendig, um sie zu bemerken und ihnen angemessen begegnen zu können. Desgleichen stellt sich weiterhin die Frage, wie man dabei den tief liegenden Kern, die gemeinsame Basis berührt, um einen heilenden Prozess anzustoßen.

Wie William Ganer Sutherland und Rollin Becker arbeitet James Jealous an einem neutralen Punkt (d. h. einem Punkt mit einem Gleichgewicht an Kräften), welcher die Interaktionen des Organismus in ein Gleichgewicht bringt und über einen entstehenden Punkt der Stille eine Verbindung zum „Ganzen" herstellt. In dieser Verbindung kreiert sich ein heilendes Potenzial. Die Tiefe, Größe oder auch Qualität der Balance hängen von der Erfahrung, Präzision und Angemessenheit der Annäherung des Osteopathen zur Potenz des Patienten ab. Dabei besteht die eigentliche Schwierigkeit darin, die Erfahrung der Stille nicht zu stören oder durch eigenes fehlerhaftes Hinzufügen von Widerstand in der Weite einzuengen. In der Erfahrung dieser durchdringenden Stille und Weite ist unseres Erachtens am ehesten die Antwort auf Frage nach der Basis der Lebensprozesse zu finden.

Die Biodynamik steht mit allen anderen Ebenen in Beziehung; das gleiche gilt für die Biomechanik. In der osteopathischen Behandlung steht man in der Pflicht eine ständige Verbindung zu allen Ebenen aufrechtzuerhalten.

Da sei nur Liebe und Pflicht und kein Widerstand.
Helmut Rüdinger

3.2 Die verschiedenen biologisch-physikalischen Dimensionen

Wie oben beschrieben, finden im Leben ständig Interaktionen zwischen „biologischen Objekten" statt. Diese Interaktionen finden auf einem ganzen Spektrum von verschiedenen Ebenen statt und werden im Folgenden ausführlicher beschrieben.

Auch wenn wir die Einheit der verschiedenen Ebenen anerkennen, analysiert man doch einzelne Ebenen, um Vorgänge besser verstehen zu können.

3.2.1 Bioregulation der Fluida

Rheologische und hydrostatische Kräfte der Fluida gehören zu den treibenden Kräften der Strukturbildung. Rheologische Gesetze bilden wiederkehrende Muster in einer Flüssigkeit, die eine organische Formbildung induziert, unterstützt und abbildet (➤ Abb. 3.8).

Das heißt die fluidale Ebene stellt eine wichtige Kraft für den letztendlichen Ausbau von Struktur, Form und Kraftrichtung dar. Dadurch wird ein Organ oder eine Körperregion organisiert, so dass die Struktur ihre Funktion bekommt und ausüben kann. Für einen therapeutischen Prozess ist es also wichtig zu einem fluidalen Stillpunkt zu kommen, der sowohl Struktur wie Funktion stützt. Dieser therapeutische Prozess findet auch im permanenten alltäglichen Regenerationsprozess des Körpers statt.

Die fluidale Ebene besteht nicht allein im arteriellen, venösen, lymphatischen System, sondern drückt sich mehr oder weniger strukturiert in allen Systemen des Körpers aus (➤ Abb. 3.9 und ➤ Abb. 3.10). Ohne Wasserbindung ist ein gewebliches Leben unmöglich. Flüssigkeiten betrachten wir kontinuierlich von intrazellulär, interzellulär und in organisierten körperlichen Systemen (➤ Abb. 3.11–3.19).

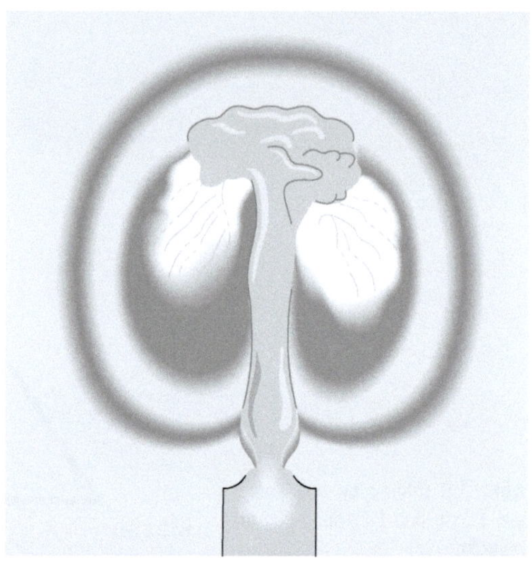

Abb. 3.8 Injektion einer Flüssigkeit in eine anders gefärbte Flüssigkeit. Turbulente Formbildung, die einen an das ZNS mit Dura erinnert. [14]

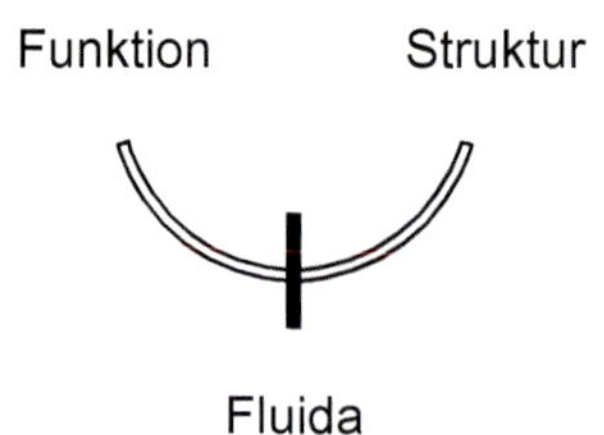

Abb. 3.9 Die fluidale Ebene existiert mehr oder weniger strukturiert, frei oder gebunden in allen Systemen des Körpers. [2]

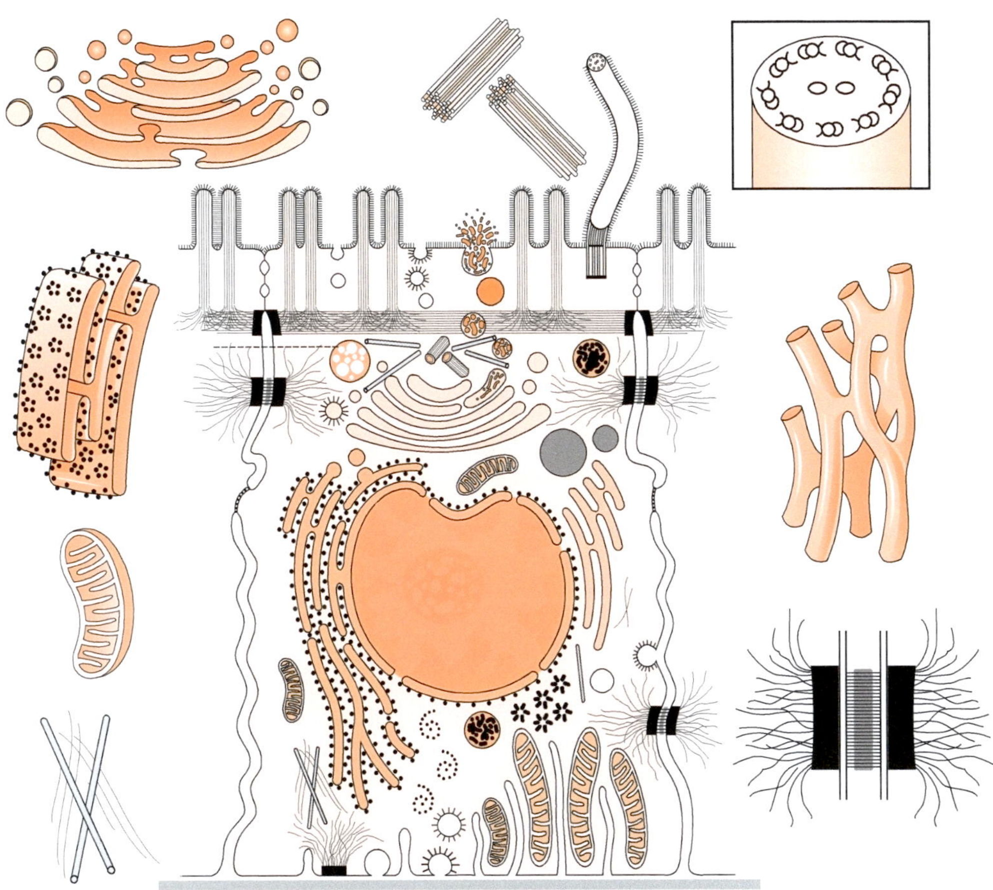

Abb. 3.10 Intrazelluläre Einheiten „schwimmen", vom Zytoskelett strukturiert, im Zytoplasma. [15]

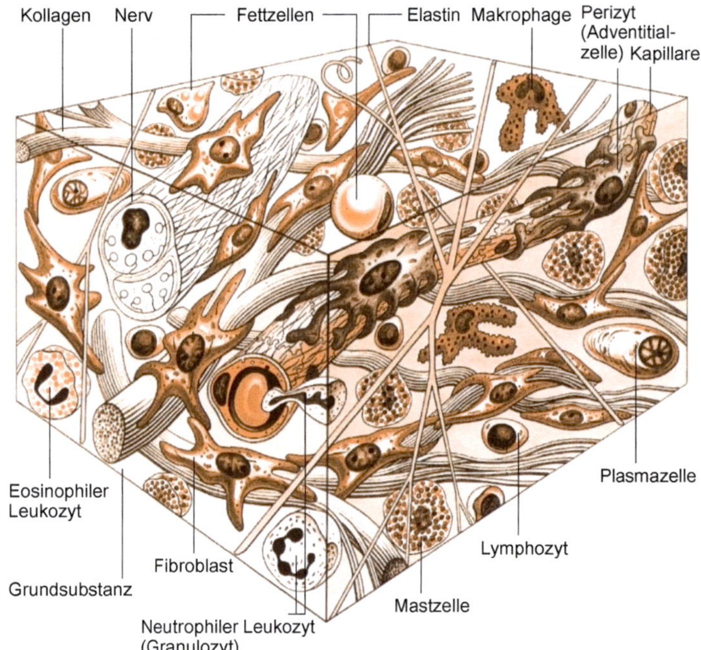

Abb. 3.11 Bindegewebe, bestehend aus zellulären Bestandteilen, fibrillären Strukturen (kollagene, retikuläre und elastische Fasern durchziehen und vernetzen alles), interfibrillärer Matrix (Grundsubstanz: Glykoproteine, Proteoglykane) sowie interstitieller Flüssigkeit, Lymphgefäßen, Kapillaren und freien Nervenendigungen. [11]

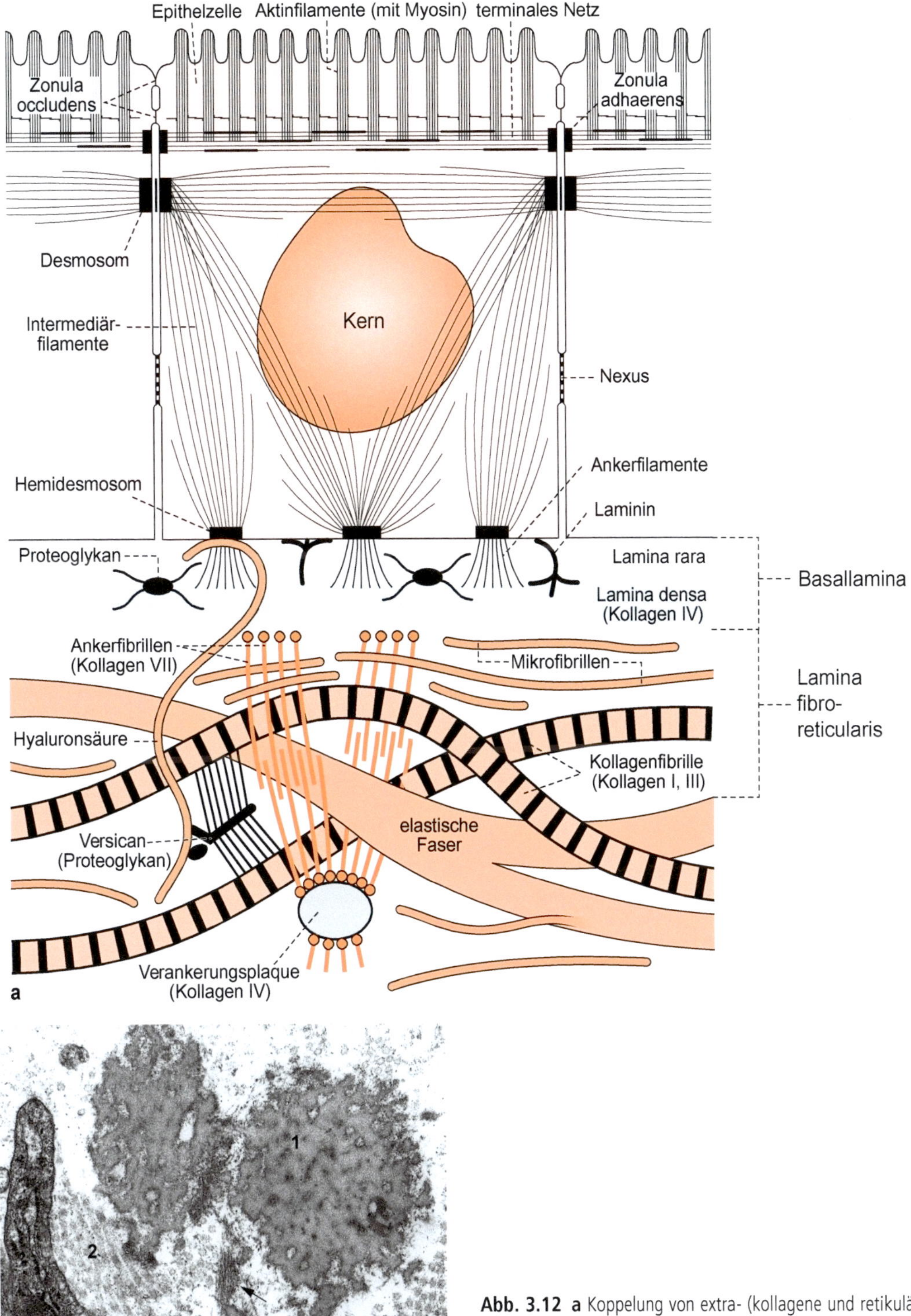

Abb. 3.12 **a** Koppelung von extra- (kollagene und retikuläre Fasern) und intrazellulären (intermediäre Filamente) Fibrillen. Diese Kontinuität erreicht auch den Zellkern. **b** 1 Elastin, 2 Kollagenfibrillen, 3 Fibroblast. [15]

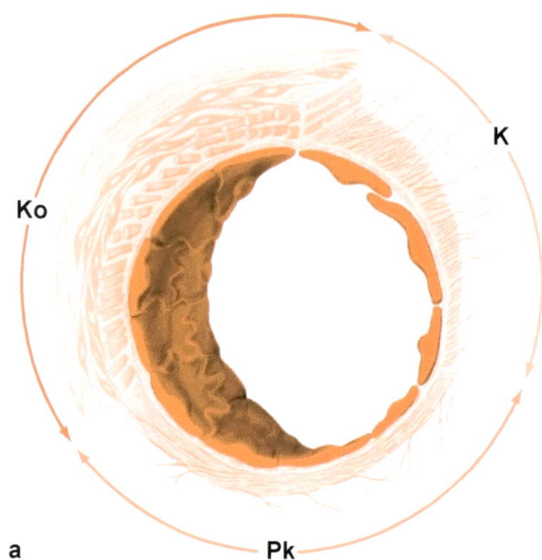

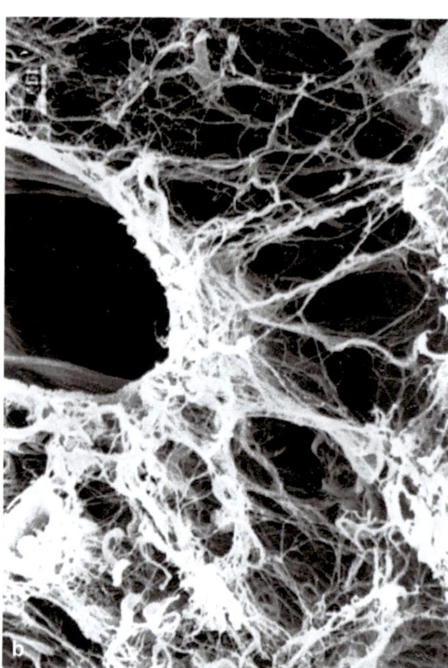

Abb. 3.13 a Ankerfilamente verbinden Endothelzellen mit Matrixfasern. Diese übertragen Zugkräfte des Bindegewebes/der Faszien auf die Endothelzellen, sodass zwischen den Endothelzellen kleine Poren entstehen und interstitielle Flüssigkeit in die Lymphkapillare gedrängt werden kann. **b** Lymphkapillarnetz mit Ankerfilamenten. Initiales Lymphgefäß der Rattenzunge mit umgebendem radiären Faserwerk. [7]

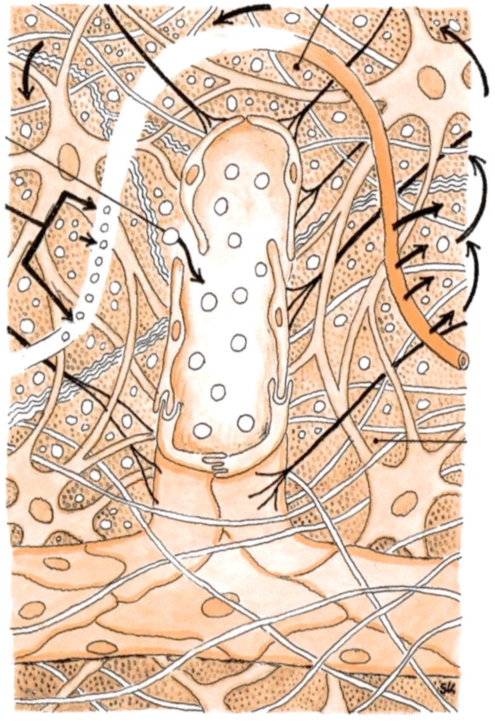

Abb. 3.14 Lymphgefäßanfang mit Ankerfilamenten (schwarz), welche das Gewebe mit den Endothelzellen verbinden und somit Zugkräfte übertragen, sodass interendotheliale Spalten zur Drainage entstehen. [7]

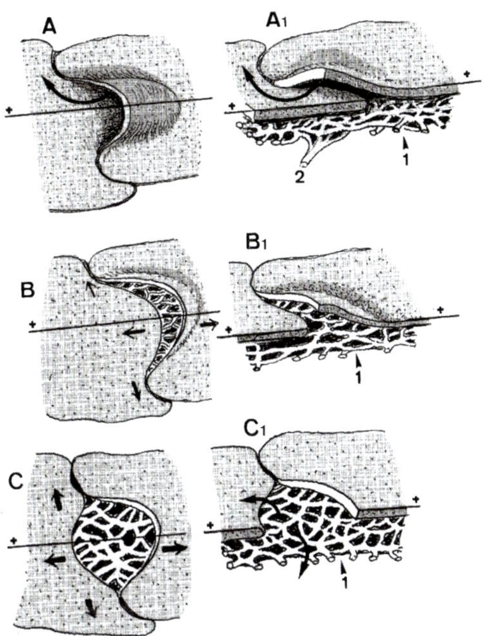

Abb. 3.15 Luminale Sicht auf das Endothel einer Lymphkapillare (1 subendothelialer Faserfilz, 2 Ankerfilament). Unter Zug entsteht aus dem Kanälchen (A) eine Pore (B, noch mehr Zug = C). [7]

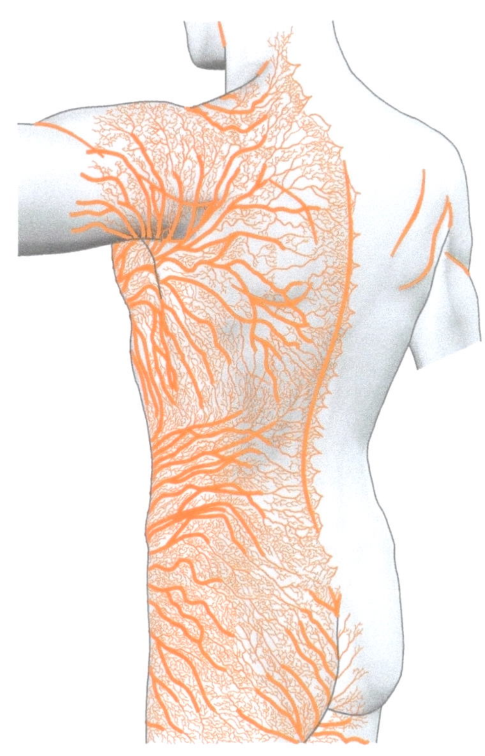

Abb. 3.16 Lymphsystem. Netzartig durchziehen Lymphgefäße das Gewebe (hier: oberflächlich, Haut). [9]

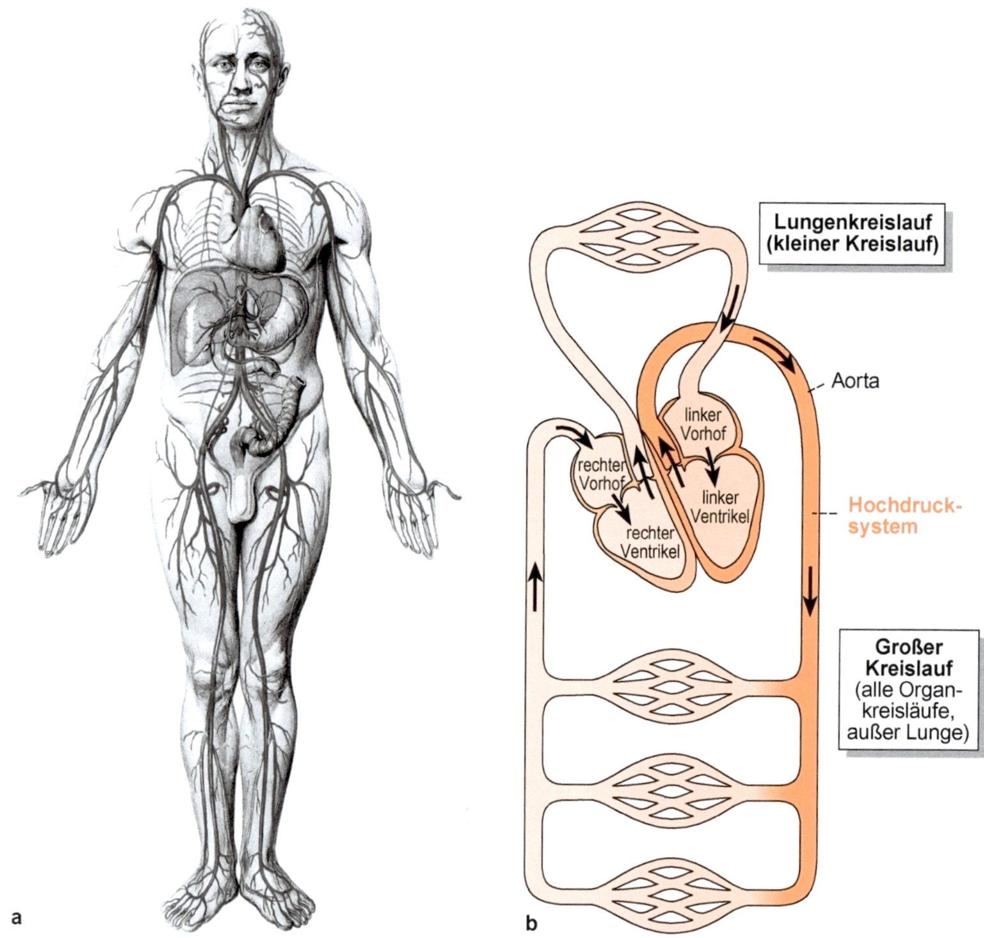

Abb. 3.17 Herzkreislaufsystem **a** im Überblick und **b** schematisch dargestellt. Der Gefäßbaum beherbergt 5–6 l Blut beim Erwachsenen. Sind alle Gefäße erweitert/dilatiert, so fasst das System noch mehr Flüssigkeit und die 5–6 l Blut erreichen nicht mehr die obenliegenden Abschnitte. Deswegen ist eine ständige bedarfsgerechte Regulation von Kontraktion und Dilatation nötig. Auch Strömung und Austausch von Flüssigkeit stehen in wechselseitiger Abhängigkeit. [13]

Strömung und Austausch stehen in wechselseitiger Abhängigkeit, z. B. durch osmotischen Druck. Ist der Flüssigkeitsanteil im Gewebe reduziert, so ist die Formstabilität und Gleitfähigkeit des Gewebes beeinträchtigt. Die molekulare Einbindung von Wasser ist für die Stabilität der elektrischen Polaritäten der Moleküle wichtig, wie es im Kapitel über die Matrix eingehender beschrieben wird (➤ Kap. 4.2.1). Der spürbare Eindruck von Flüssigkeitsmangel könnte eine reduzierte Elastizität beziehungsweise ein verengtes körperliches Gefühl sein, in dem der hydrostatische Druck weniger wirkt. Schon A.T. Still hat diesen Zustand als „vertrocknete Felder" (withering fields) beschrieben. Es gibt dabei unterschiedliche Schweregrade die eine jeweilige sensorische Qualität haben, die den pathologischen Prozess quantitativ bestimmen. Die verschiedenen Stufen der Reduktion von fluidaler Potenz und deren Bedeutung wollen wir mit den folgenden Bildern (➤ Abb. 3.18–3.20) beschreiben.

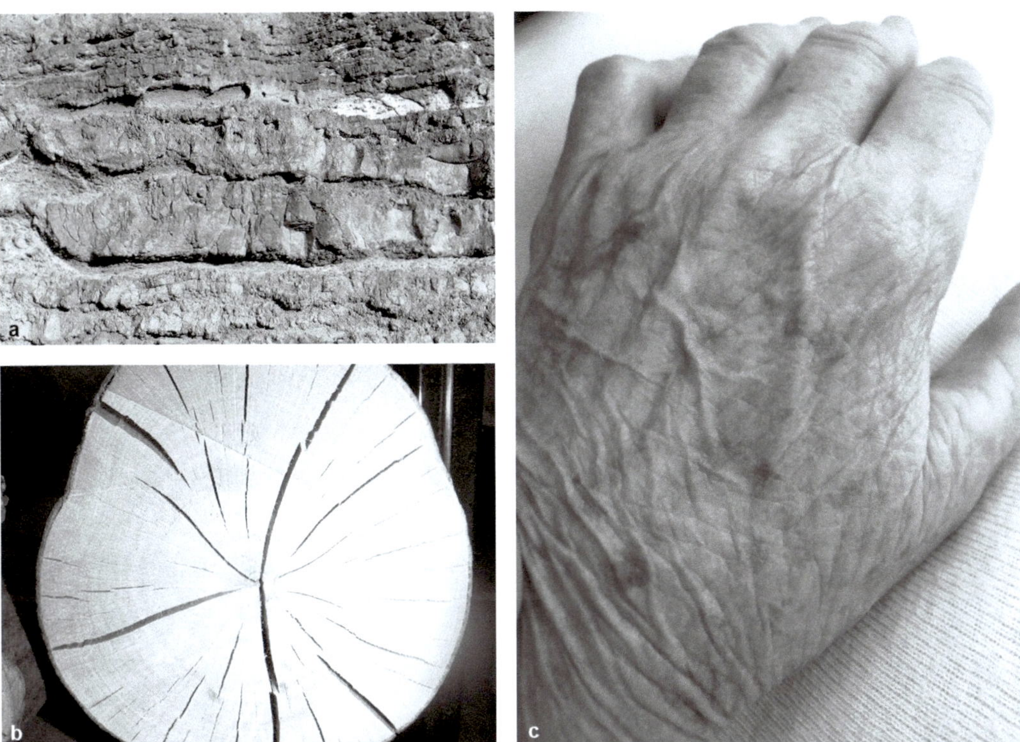

Abb. 3.18 Durch Wassermangel sind Strukturen von **a** Erde und **b** Holz aufgerissen, **c** die Haut wirft Falten auf. Intermolekulare Wasserbindung nimmt ab. Adhäsion und Elastizität gehen verloren. [2]

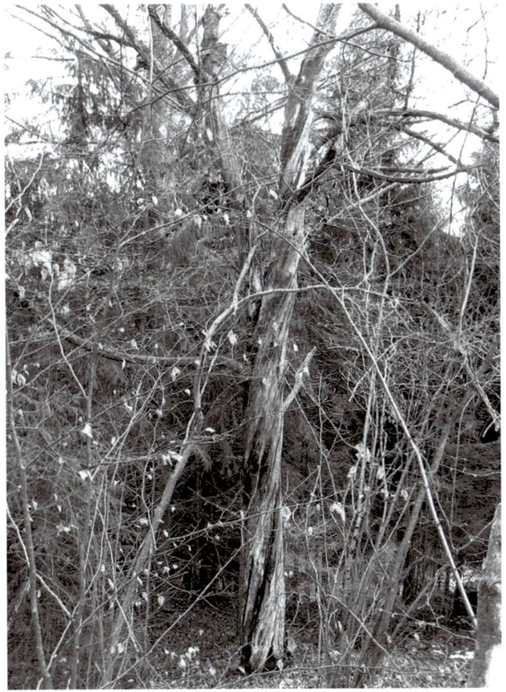

Abb. 3.19 Wassermangel als Lebensende. [2]

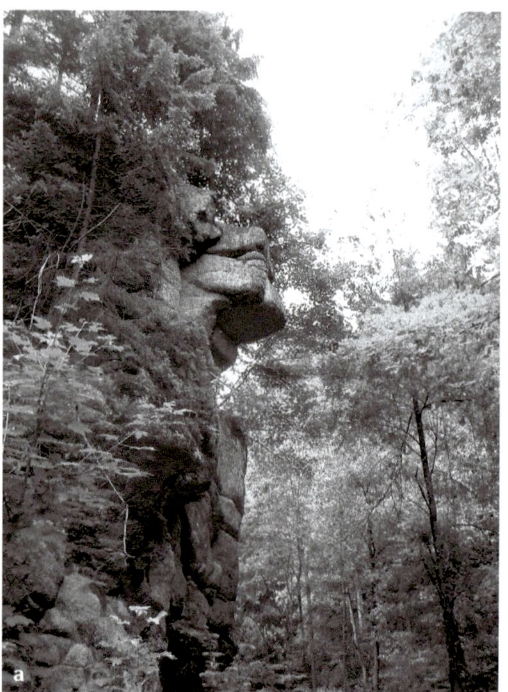

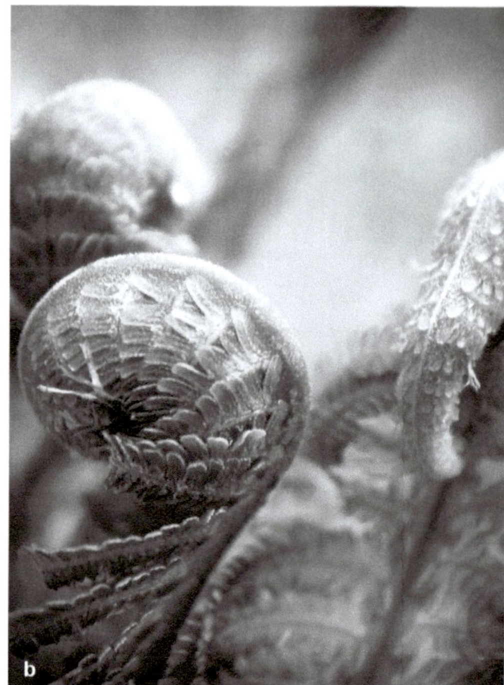

Abb. 3.20 **a** und **b** Wasser in saftigem Grün zeigt Leben und Wachstum. [2]

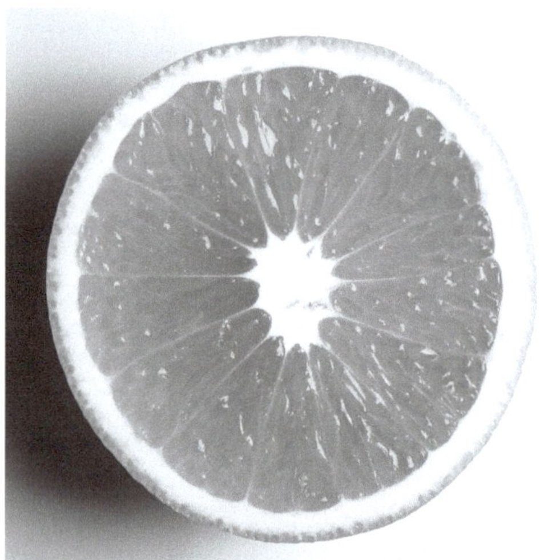

Abb. 3.21 Der Flüssigkeitsanteil im Gewebe generiert Formstabilität und Gleitfähigkeit verschiedener Abschnitte zueinander.

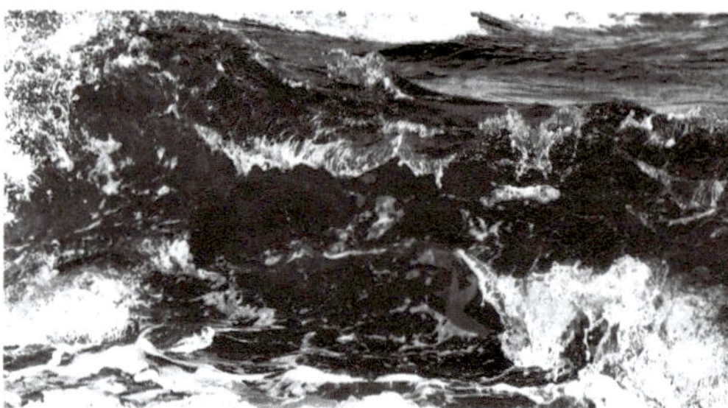

Abb. 3.22 Wasser als inspirierende und unbändige Kraft. [2]

Der normale sensorische Eindruck lässt sich in verschiedenen Wahrnehmungsqualitäten erfahren. Manchmal hat man das Gefühl, als ob die Hand auf dem Wasser liegt, wie ein Boot, das von den Wellen bewegt wird. Manchmal ist es wie Seegras, das in der Dünung mitschwingt, und manchmal erscheint es, als ob die Hand selbst Bestandteil des Wassers ist.

Andererseits dynamisiert und potenzialisiert die Kinetik des Bewegungssystems die fluidale Ebene. Beispiele hierfür sind die verbesserte Dynamik des venösen Rückstroms bzw. die Potenzialisierung der Fluida mit Stoffwechselprodukten wie z. B. Sauerstoff.

Die Faszien bilden ein Interaktionsfeld zwischen fluidalen und mechanischen Einflüssen (> Abb. 3.23). Zum Beispiel kann durch eine Behandlung des Diaphragmas die myofasziale Dynamik erhöht werden, was eine erweiterte Atemexkursion zur Folge hat. Diese Erweiterung hat unter anderem einen dynamisierenden Effekt auf den venösen Rückstrom. Somit nutzt man in osteopathischen Behandlungen oftmals mechanische Techniken mit dem Ziel der Unterstützung der Physiologie auf fluidaler Ebene. Selbst wenn ein Therapeut nur mechanisch arbeiten will, reagiert der Körper dennoch auf fluidaler Ebene, auch wenn dies dem Therapeuten nicht bewusst ist. Man kann die lebenswichtigen fluidalen Vorgänge im Körper nicht ignorieren.

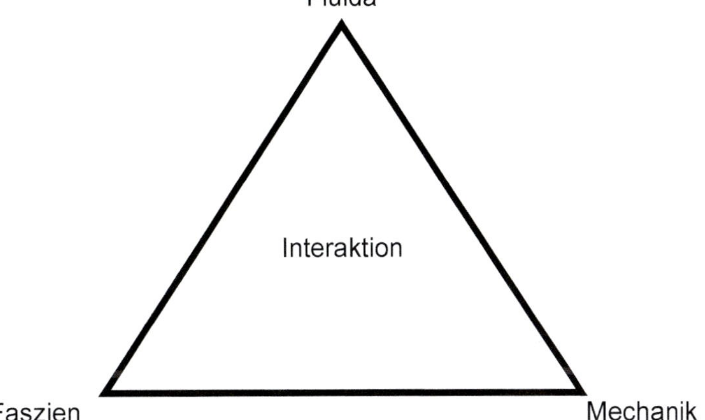

Abb. 3.23 Die Faszien bilden ein Interaktionsfeld mit fluidalen und mechanischen Einflüssen. [23]

3.2.2 Biomechanik

Das muskuloskelettale System wurde häufig als ein System von Strängen und Stangen – Seilzüge (Muskeln) mit Hebeln (Knochen) und Umlenkrollen (Gelenke) – betrachtet. Dieses einseitig mechanostatische Verständnis ist wohl zu reduktionistisch, da es alle anderen biologischen Wechselwirkungen außer Acht lässt. Während früher, und teilweise auch heute noch, meist zweidimensionale Vorstellungen die Theorien geprägt haben, gewinnen mehr und mehr dreidimensionale Vorstellungen an Gewicht. Dieses Konzept beinhaltet dann spiralige, torquierte und verzweigte Kraftlinien, Strains (Verziehung, Verbiegung, Verzerrung), Kompressionen/Attraktionen und Haltverlust.

Weiterführende mechanische Betrachtungen beschreiben die Organisation als kettenartige funktionelle Anordnungen mit einer Kontinuität des Systems in allen Richtungen (longitudinal, transversal, sagittal, etc.). Diese funktionellen Ketten werden teils mechanisch, teils auch neurologisch gegliedert.

In der mechanischen Herangehensweise ist außer Bewegung auch Spannung und Verdichtung als Ausdruck von Kräften zu beachten.

Aus unserer Erfahrung heraus sollte man diese Sicht noch erweitern. Man kann das muskuloskelettale System als wabenartige Struktur ansehen, das wie ein hydraulisches System funktioniert. Mit dem hydraulischen Druck verändert sich das myofasziale Volumen (Kompartiment/Muskelloge) und damit das Hebelverhältnis für die Muskelarbeit. Sog und Druck stützen die Ernährung des Knorpels mit Synovialflüssigkeit zusätzlich zum Prinzip der Diffusion. Ebenso wird durch den Druck Wasser umverteilt und dadurch das Gleiten von Gelenken, Muskeln und Faszien gegeneinander gefördert.

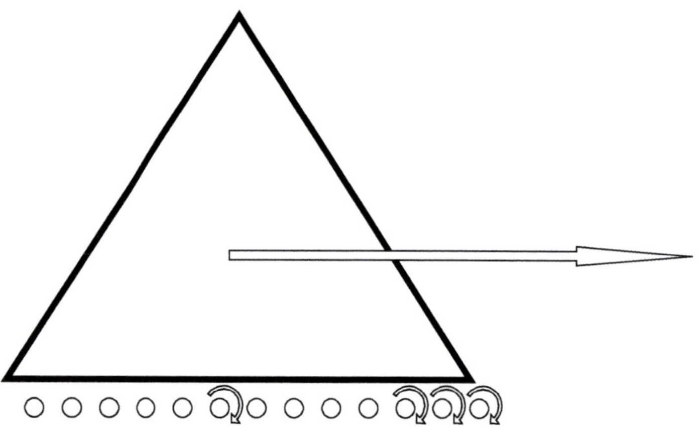

Abb. 3.24 Gleiten auf Wassermolekülen wie beim Steintransport mit Rundhölzern zum Pyramidenbau. [2]

Umgekehrt wirkt die fluidale Versorgung und der Abtransport von Blut und Lymphe sowie die Speicherung von gebundenem Wasser in Makromolekülen auf den hydraulischen Druck der myofaszialen Organisation und Effektivität der Kraftentwicklung ein. So steht dem muskuloskelettalen System beispielsweise nach einer Mahlzeit ein geringeres Blutvolumen zur Verfügung. Dadurch ist einerseits die biochemische Bereitstellung von Energie reduziert, aber eben auch der periphere hydraulische Druck vermindert, während der abdominale Druck die Statik unterstützt.

Eine Besonderheit der biologischen Hydraulik ist die Anordnung in Spindeln anstatt in Zylindern. Dies bringt dem Organismus einen Packungsvorteil durch das Fehlen plötzlicher Kaliberschwankungen. Weiter gleiten die einzelnen Komponenten so besser gegeneinander und bleiben faltenfrei. Die spindelförmige Anordnung gewährt außerdem den Vorteil der Rotationsstabilität und ermöglicht eine spiralige Organisation von Fasern, was die Stabilität wiederum erhöht. Durch die Änderung der Form vom Zylinder zur Spindel wird die Ursprungs- und Ansatzfläche so verkleinert, dass die Bewegungsdynamik ebenso optimiert wird. Das Beispiel der Spindel zeigt die Optimierung von Stabilität und Dynamik. Es gibt einem auch die Zielregion für die praktische Arbeit mit Druck und Bewegung vor. Druck wird am meisten am Spindelbauch wirksam, während mechanische Kraft am meisten auf den Spindelansatz fokussiert wird. Der Ort des Zugangs bestimmt damit auch den reaktiven Prozess des Organismus.

Auch wenn der Zugang zum Patienten nur innerhalb des biomechanischen Systems bleibt, sollte man Bewegungen nicht nur als mechanische (monosegmentale) Einzelbewegung untersuchen, sondern die Physiologie von komplexen Bewegungen einbeziehen. Dabei ist die Beobachtung der **Initiationszentren** wichtig. Dies sind die Körperregionen, welche die Startimpulse für eine Bewegung geben bzw. diese anführen. Letztlich kann jeder Körperteil der Initiator einer Bewegung sein, jedoch sind die hauptsächlichen Initiationszentren Becken, Brustkorb/Schultergürtel und Kopf. Bei verschiedenen Bewegungsaufträgen und Tests sollte man auf die harmonische Abstimmung der Bewegungsausführung achten. Öfters sind manche Initiationszentren wie abgeschaltet und übernehmen nicht den gefragten Bewegungsanteil. Stattdessen machen Patienten dann eine Kompensationsbewegung mit einem anderen Initiationszentrum. Dies ist beispielsweise bei Störungen im Beckenbereich häufig der Fall. Der neuronale Auftrag der Beckenkippung wird nicht erfüllt und stattdessen bemüht sich der Patient, den Bewegungsauftrag über eine Thoraxbewegung zu erfüllen. Die sensomotorische Besetzung des Bereiches im Cortex ist nicht adäquat faszilitiert oder – mit anderen Worten – das Körperbild ist unvollständig. Schnittstellen von psychischer Dynamik und Biomechanik werden sichtbar, wie sie auch in der tiefenpsychologisch orientierten Tanztherapie genutzt werden. Aus osteopathischer Sicht kann man häufig eine herabgesetzte Dynamik der Region feststellen. Eine Dynamisierung der Primäratmung, des viszeralen Bereiches der Atmung, führt zu einer biomechanischen Bewegungsverbesserung, die eine Integration der Region in den Gesamtzusammenhang fördert und harmonisiert.

Tensegrität

Man kann das muskuloskelettale System auch als Tensegritätssystem verstehen, was die bereits beschriebenen Sichtweisen weiter vervollständigt. **Tensegrität** setzt sich zusammen aus den Worten *Tension*, was Zug bzw. Spannung bedeutet, und *Integrität* was soviel wie Gesamtheit oder Ganzheit heißt. Es handelt sich um räumliche Gebilde, bestehend aus starren Druckelementen, meist Stäben, aber auch dreidimensionalen Körpern, sowie gespannten Zugelementen bzw. Seilen. Die Druckelemente sind völlig voneinander gelöst und nur durch die Zugelemente miteinander verbunden (➤ Abb. 3.25).

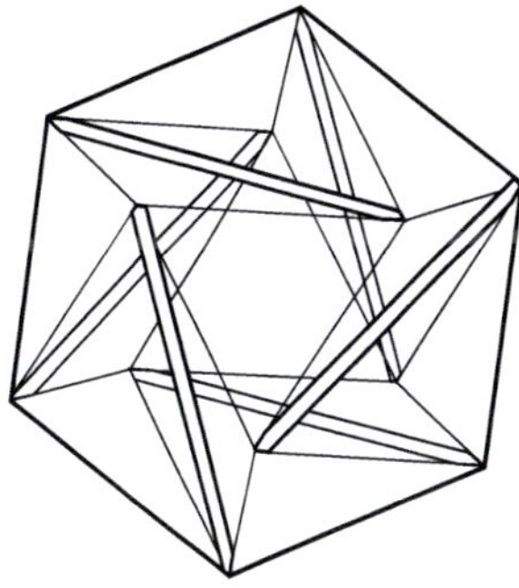

Abb. 3.25 Tensegritätsmodell. [12]

Hauptmerkmal der Tensegritätsstrukturen ist, dass sie ihre feste räumliche Struktur erst durch Vorspannung der Zugelemente einnehmen und dadurch gegen äußere Kräfte stabil werden. Diese Vernetzung verleiht dem Gebilde allerdings nicht nur Stabilität sondern auch Bewegungsmöglichkeit. Bewegt man eines der Teile, so bewegen sich alle anderen Teile reaktiv mit.

Das Tensegritätsmodell ergänzt unsere therapeutischen Möglichkeiten, weil es die Biomechanik nicht nur auf makroskopischer Ebene, sondern auch auf mikroskopischer zellulärer Ebene in ihrer Funktion erläutert. Nach D. E. Ingber et al. (1994) werden die Zugelemente durch intermediäre und Actinfilamente und die Druckelemente durch Mikrotubuli repräsentiert. Nach diesem Modell wird bei bestimmter Spannung ein relativ loses polygonales Netzwerk in ein eher festes Bündel transformiert. Nach diesen Autoren ist dies das wesentliche Werkzeug für eine Zellantwort auf mechanische Kräfte und Energieumsätze. Zum Beispiel heilt eine Fraktur eines *mechanischen* Pfeilers (Knochen) mittels *zellulärer* Aktivität der Osteoblasten. Die osteopathische Unterstützung ist oft relativ einfach möglich. In unserem Beispiel ist angepasste longitudinale Kompression der Läsion anregend für die Aktivität der Osteoblasten. Dabei spielt auch das elektrische Feld der Umgebung eine wichtige Rolle für die Knochenheilung (Jaffe 1981, Moss 1989, Beloussov 1998). In elektrisch negativen Feldern bauen Osteoblasten Knochen auf und in elektrisch positiven Feldern bauen Osteoklasten Knochen ab. Der sich wie ein piezoelektrisches Kristall verhaltende Knochen baut bei Druck ein negatives elektrisches Feld auf und bei Zug ein elektrisch positives Feld (Moss 1989). Selbstverständlich gilt auch hier, dass man durch Einbeziehen aller physiologischen Regulationsvorgänge durch eine systemübergreifende Behandlung den körpereigenen Regenerationsprozess besser und effektiver anstoßen kann, als wenn man nur auf einer Ebene einen therapeutischen Anstoß gibt. Das Entzerren von fazialen Mustern rund um eine Fraktur kann die hämodynamische Versorgungslage entscheidend verbessern.

Daraus folgt, dass Biomechanik als eine Ebene betrachtet werden sollte, die ebenso mit allen anderen Ebenen und Potenzen des Gewebes verbunden ist und sich dadurch reziproke Beeinflussungen ergeben. Für diese osteopathische Annäherung ist weniger das Bewegungsausmaß als vielmehr die Bewegungsqualität und das Fulkrum maßgeblich. Besondere Präzision wird zum wichtigsten Faktor, um die Vielfältigkeiten der Beziehungen wahrzunehmen. Mangelnde Präzision reduziert oder verhindert den Behandlungseffekt.

3.2.3 Thermodynamische Vorgänge

Hierunter fällt die Regelung der Körpertemperatur. Die Wärmebildung ist abhängig vom Stoffwechsel, von metabolischen Prozessen wie auch zellulären

Arbeitsprozessen, z. B. der muskulären Aktivität. Die erzeugte Wärme muss die Temperatur in einem konstanten Rahmen halten, so dass konstante biochemische Reaktionsabläufe gewährleistet sind. Doch auch hier ist der körperliche Vorgang kein statischer, sondern ein Schwingungsvorgang mit einer *zirkadianen Rhythmik* mit einem abendlichen Temperaturmaximum und einem morgendlichen Temperaturminimum. Eine lokale Temperaturregelung findet über eine Regelung der Durchblutung statt. Obwohl der Organismus zu 68 % aus Wasser besteht, finden Flüssigkeitsbindung und -verschiebungen doch sehr gezielt und kontrolliert statt. Es gibt allgemeine und situationsabhängige Prioritäten bei der Versorgung mit Nährstoffen und Wärmetransport für verschiedene körperliche Regionen. Temperaturdifferenzen verschiedener Bereiche, Unterkühlung, Überwärmung und Gewebeödeme können hier Dysfunktionen anzeigen. Schon A.T. Still hat exogene Einflüsse von Kälte und Hitze als wegbereitend für Läsionen beschrieben. Oberflächlich liegende Gefäße, venös oder lymphatisch, bringen einen Kühlungseffekt für den Organismus. Es ist gut vorstellbar, dass durch den kurzen Weg von der Oberfläche zum Herzen am Hals ein Durchmischungseffekt mit der wärmeren zentralen Strömung im konfluierenden Bereich entsteht (z. B. Axilla, Sinus venosus, rechtes Atrium). Dieser Kältereiz kann den Tonus der Gefäßwand in Richtung Vasokonstriktion beeinflussen. Es kann zwar verschiedene Gründe für eine Strömungsstörung geben, für eine Regeneration des dysfunktionellen Bereiches ist indes eine funktionierende Strömung essentiell. Deswegen sollte man immer großen Wert auf die Beseitigung von Strömungshindernissen legen, die z. B. in einem neurovegetativen oder faszialen Hypertonus begründet sein können.

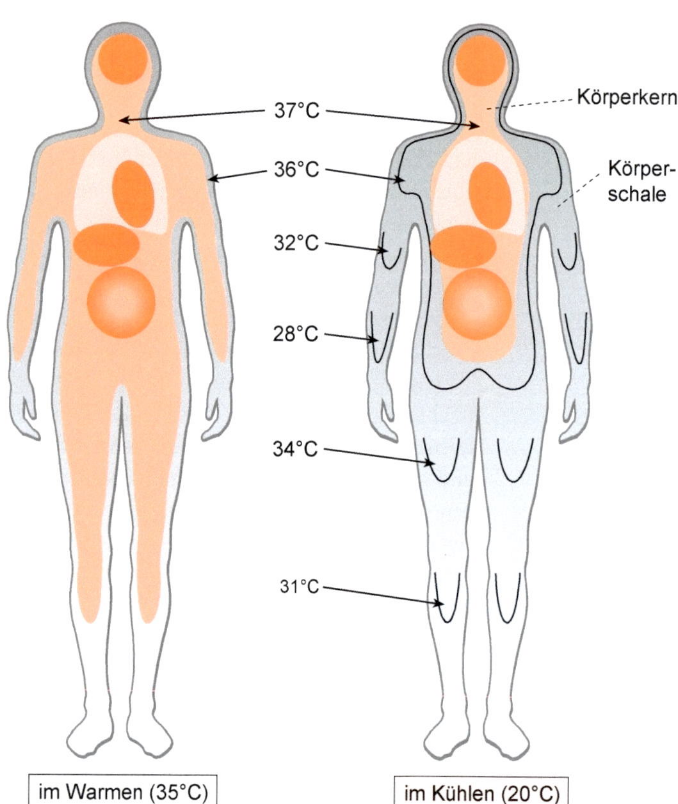

Abb. 3.26 Thermische Zonen mit verschiedenen Zentren der Wärmeproduktion. [14]

Auch in der osteopathischen Behandlung gibt es Situationen von regional entstehender Wärme. Dies kann eine Befreiung der Region anzeigen. Einerseits besteht die Möglichkeit einer metabolischen Freisetzung von gespeicherter Energie als Wärme, die ein Ergebnis einer Energietransformation durch eine exotherme biochemische Reaktion ist. Dies scheint eher eine Reaktion bei energetischen Dysfunktionen zu sein. Andererseits wird Wärme über neurovegetative Steuerung der Blutbahnen und somit durch die Blutströmung im Körper verteilt, was eher die Dysfunktion eines gesamten Systems anzuzeigen scheint. Damit wird ein Unterschied gemacht zwischen Wärmefreisetzung bei einer Gewebe-Reharmonisierung (energetische Zyste) und Wärmereaktion über neurovaskuläre Anpassung.

Wärmedifferenzen in Läsionsregionen können über das Alter der Läsion Aufschluss geben. So scheint es bei alten Läsionen eine Minderung der lokalen Temperatur und bei kürzlich entstandenen Läsionen eher eine Erhöhung der lokalen Temperatur zu geben. Dies könnte man bei alten Läsionen mit narbigem Umbau und Minderperfusion sowie herabgesetzter Metabolik, bei jüngeren Läsionen mit immunitären Prozessen (entzündlich) beim Heilungsprozess erklären.

Auch sei hier die Koppelung von Wärme und Elektrizität, dem pyroelektrischen und elektrothermischen Effekt erwähnt, die bei piezoelektrischen Kristallen vorkommt. Diese elektromechanische und elektrothermische Koppelung im körperlichen Mikromilieu sind interessante Effekte für die Signaltransduktion bei Informationsübermittlungen (➤ Kap. 4.2.4).

Man wird in einer osteopathischen Behandlung dem Organismus keine Wärme entziehen, die er für seine Homöostase braucht. Es kann aber trotzdem vorkommen, dass der Patient nach einer osteopathischen Behandlung für einige Stunden eine Kälte empfindet. Wenn ausgeschlossen ist, dass der Behandlungsraum zu kalt war oder der Therapeut Wärme entzogen hat und im Folgenden die Kälte selbst durch Wärmezufuhr (z. B. ein heißes Getränk) nicht zu beheben ist, bleibt nur eine endogene Erklärung. Dies könnte eine endotherme Reaktionslage des Patienten sein. Biochemisch gibt es sowohl exotherme Stoffwechselvorgänge, welche bei der Reaktion Wärmeenergie freisetzen, als auch endotherme Reaktionen, welche Wärmeenergie zugeführt bekommen müssen um überhaupt abzulaufen. Es mögen biochemische Verbindungen angesammelt worden sein, die nur durch eine Wärmezugabe wieder chemisch „entspeichert“ werden konnten (➤ Kap. 4.2.4, Informationsübermittlung des Körpers). Der Körper nutzt die Gelegenheit und verbraucht dabei Wärme, die er alleine evtl. nicht hätte aufbringen können, um in einen Zustand der Beschwerdefreiheit überzugehen bzw. sich in Richtung Homöostase zu entwickeln.

3.2.4 Bioelektrik

Bioelektrische Felder sind nicht alleine in den Aktionspotenzialsequenzen des Nervensystems zu finden, sondern bei jeder Zelle. Zur Aufrechterhaltung der zellulären Funktionen wird der Unterhalt des Membranpotenzials und eines elektrostatischen Grundtonus benötigt. Die **Bioelektrik** ist eine zelluläre Funktionsgrundlage und eine Möglichkeit, Regelungsprozesse des Organismus lokal und an weiter entfernten Orten zu steuern.

Die Ladung der Moleküle und ihre elektrischen Felder sind biochemisch von wesentlicher Bedeutung. Sie spielt nicht nur bei der Zusammenstellung der Makromoleküle wie Proteinen eine Rolle, sondern auch für ihre räumliche Formgebung. Das heißt, dass zuerst die Anordnung der Moleküle (Primärstruktur) und am Ende die letztendliche Auffaltung zu einer komplexen typischen Struktur (Tertiärstruktur) durch elektrische Ladung bestimmt wird. Die gebildeten Proteine stellen unter anderem sowohl Rezeptoren wie auch Botenstoffe für den Organismus dar. Für das Auslösen eines Reizes durch den Rezeptor muss ein Botenstoff nach dem Schlüssel-Schloss-Prinzip an den Rezeptor anbinden. Der Botenstoff muss zum Rezeptor passen. Der Vorgang des Andockens wird insbesondere durch elektrische Abstoßung und Anziehung geführt. Dieses Anstoßen und Anziehen ist nicht nur von zwei Polen bestimmt, sondern ein dreidimensional organisiertes Geschehen. Proteine haben dreidimensional angeordnete Ladungsschwerpunkte, die spezifisch nach ihrer biochemischen Primär- bis Tertiärstruktur angeordnet sind. Das Geschehen ist eine molekulare Bewegung, die bioelektrisch gesteuert ist.

Somit steuern bioelektrische Felder sowohl zelluläre Abläufe als auch Funktionen von Zellverbänden, z. B. eine Muskelkontraktion.

Auch Gefäße sind elektrisch geladen und polar strukturiert, so dass ein optimaler Durchfluss, auch von zellulären Bestandteilen, gewährleistet ist. Manche Gefäßanordnungen sind so verzweigt, dass sie mit ihren polaren Eigenschaften an Sende- und Antennenanlagen erinnern.

Auch die elektrische Herzaktivität kann man durch Extremitäten-Ableitungen beim EKG bestimmen, also weit entfernt vom Ort des Geschehens. Sogar bis zu einer Entfernung von zwei Metern ist das elektrische Feld noch nachweisbar. Dieses Basiswissen ist solch ein alltäglicher Vorgang, dass man sich die sekündliche Bedeutung, die es für den Körper physiologisch haben kann, nicht bewusst macht. Man kann sich die elektrischen Impulse des Herzens gar nicht fehlend vorstellen, da sie zeitlebens immer anwesend sind. Um die Bedeutung zu erfassen, suchen wir uns eine Mangelsituation aus, eine Situation, in der diese elektrischen Impulse weitgehend wegfallen, z. B. eine Herz Operation mit Ersatz des Herzschlages durch eine Herz-Lungenmaschine. Die Operationszeit ist zeitlich auf wenige Stunden begrenzt, es drohen sonst Entgleisungen der Gerinnung, Blutungen und letztendlich Organversagen. Die fehlende Puls-Druckwelle, aber auch der fehlende elektrische Impuls könnte dabei eine Rolle spielen.

Die globalen elektrischen Felder werden in hohem Maße durch zentrale Strukturen wie Herz und Gehirn bestimmt. Diese zentralen Strukturen stehen in Resonanz mit peripheren Strukturen, dem peripheren Nervensystem und dem vasculären System. Die Perizyten erzeugen in der Gefäßwand ein elektrisches Synzytium, über welches auch Mikrostromkreise unterhalten werden (*Vascular interstitial electrical currents,* kurz *VICC*). Die Gefäßwände sind weiterhin durch ein Nervengeflecht autonomer Fasern umsponnen. Hieraus lassen sich zwei Kommunikationswege für den therapeutischen Prozess nutzen: Die Behandlung von zentral nach peripher und von peripher nach zentral (➤ Kap. 6, insbes. ➤ Kap. 6.2).

Calciumionen scheinen bei den elektrischen zellulären Prozessen einer der primären Vermittler für Geweberhythmik zu sein (➤ Abb. 3.27). Schon in der frühen embryonalen Phase (3. Woche) konnte ein Zusammenhang von Calciumströmungen und elektrischen Potenzialschwankungen nachgewiesen werden. Durch membranöse Refraktärzeiten entsteht eine Rhythmik, sowohl elektrisch als auch beim Calciumstrom, die als Initiator für Gewebedynamik angesehen werden kann (Lakatta 1992).

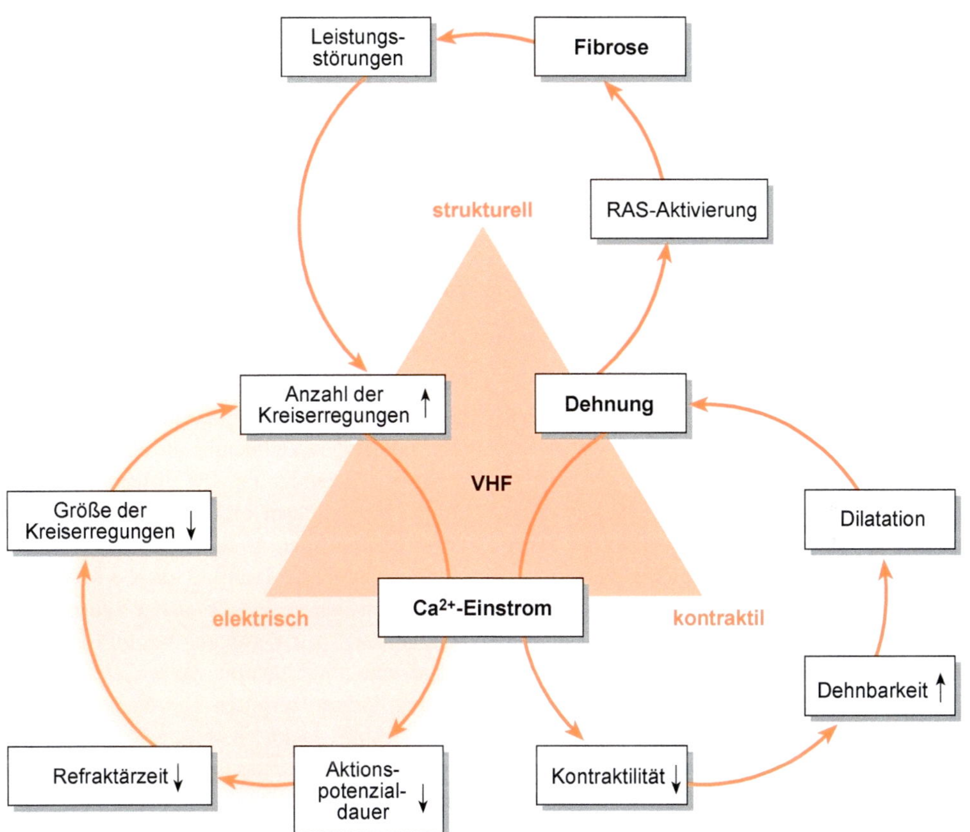

Abb. 3.27 Pathophysiologie des Vorhofflimmerns. Mechanoelektrische Koppelung mit Oszillation, die sich strukturell/funktionell niederschlägt und durch seine defizitäre Veränderung zum Geschehen beiträgt. Auch hier nehmen die Calciumionen einen wichtigen Stellenwert ein. [14]

Weil der Körper und seine Teile polar aufgebaut sind, ist es verständlich, dass durch Verschiebungen im Ganzen oder in seinen Teilen Störungen in der Polarität auftreten können. Wenn sich die verschiedenen Ladungsschwerpunkte dysfunktionell organisieren, empfindet man den Zustand der reziprok organisierten Gewebebezirke manchmal wie eine Dichte und eine Leere. Diese polaren Punkte oder Felder kann man durch einfachen Kontakt miteinander verbinden und über eine oszillierende Resonanz reorganisieren lassen.

3.2.5 Biochemische Ebene

Ebenso wie die anderen Ebenen durchgreifen auch biochemische Vorgänge den ganzen Körper und stellen eine Basis dar. Auch wenn der Osteopath nicht unmittelbar mit Medikamenten biochemisch in die konzertanten Abläufe des Körpers eingreift, so hat er doch mittelbaren Einfluss darauf. Dazu sollte man wissen, dass die organische Chemie in ihren Reaktionsgeschwindigkeiten viel zu langsam ablaufen würde, wenn die Prozesse nicht durch Proteine enzymatisch katalysiert würden. Mit der Bildung von Enzymen steht dem Körper ein Reaktionssystem zur Verfügung, mit dem er angemessen auf Milieuänderungen reagieren und die Konzentration der gelösten Stoffe weitgehend konstant halten kann. Die Aufrechterhaltung der Homöostase ist lebenswichtig.

Auch für die Bewegung einzelner Zellen im Gewebe spielt die Biochemie eine zentrale Rolle. Ohne Chemotaxis wäre die Arbeit des Immunsystems wie auch die (embryologische) Entwicklung nicht denkbar.

Biochemische Vorgänge sind mit einer Reharmonisierung des Gewebes direkt verknüpft. Dadurch besteht die Möglichkeit der mittelbaren Einflussnahme über andere biologisch-physikalische Ebenen auf biochemische Vorgänge.

3.2.6 Psyche

So sehr der Mensch ein körperliches Wesen ist, so essenziell sind für ihn doch geistige Prozesse sowie soziale Kontakte und Bindungen. Körperlicher Ausdruck und psychische Empfindung sind nicht voneinander zu trennen. Sehr eindrücklich wird dies in der Gestimmtheit von Bewegung deutlich, wobei Gestik und Motorik psychische Zustände erkennen lassen.

Eine psychische Interaktion kann sowohl zwischen zwei Menschen als auch in einer Person stattfinden. Widerstreitende Emotionen können in einem Menschen Reibung verursachen, die bei gewisser Intensität und Dauer den freien Ausdruck einschränken kann. Dies gilt einerseits für die psychische Ebene als auch für alle anderen Ebenen, welche mit der Psyche in Verbindung stehen und Interaktion betreiben. Über das Nervensystem, insbesondere das limbische und vegetative Nervensystem, wie auch das endokrine System stehen alle menschlichen Systeme in Verbindung und werden vom aktuellen Zustand informiert. Wir sehen bei einem depressiven Menschen eine veränderte Körperhaltung, eine global auf allen Systemen veränderte Grundeinstellung. Wichtig ist dabei zu bemerken, dass die Interaktion nicht nur einseitig verläuft, sondern dass sie eine Wechselwirkung von Körper und Psyche darstellt.

Diese Wechselwirkung zwischen Bewusstem, Unbewusstem und Körper lässt eine so genannte **psychische Gestalt** entstehen. Jeder Mensch entwickelt im Laufe seines Lebens eine individuelle psychische Gestalt, die von seinen Erfahrungen und von seinem Verarbeitungsprozess abhängen. Die psychische Gestalt ist ein Ergebnis der Balance zwischen bewussten gedanklichen Vorgängen und unbewussten Abläufen. Diese Gestalt kann man wie einen weiteren Körper behandeln, der einem Menschen zur Verfügung steht. Ist dieser psychische Körper nicht ganz präsent bzw. verzerrt, weil man z. B. gerade an ein früheres negatives Ereignis denkt, so hat dies psychische wie auch körperlich-physiologische Auswirkungen.

In der systemisch arbeitenden Psychotherapie werden einzelne Fragmente in ihrer Interaktion betrachtet. Daraus hat sich ein Ansatz entwickelt, der heute als *Familienstellen* bekannt ist. Dabei stellt man z. B. andere Teilnehmer als Platzhalter für Angehörige zueinander auf. Die Platzhalter vollziehen dabei Empfindungen und Handlungen, die denen der entsprechenden Angehörigen in erstaunlichem Maße entsprechen. Dabei ist die Position/Stellung und Haltung der Person die einzige Information, die der Platzhalter zur Verfügung hat, und doch ausreichend, um mit Empathie ganze Geschichten und Hintergründe aufzuspüren. Die Wichtigkeit der Positionen und damit entsprechenden Beziehungsmustern als Informationsträger kann nicht genug betont werden.

In der Psychologie wird der Mensch mit seinen Beziehungsmustern untersucht und in seiner Relation zur Umwelt gesehen und behandelt. Dabei werden innere Wesensanteile als Persönlichkeitsaspekte zueinander in Beziehung gesetzt, kommuniziert und behandelt. Eine Einheit, ein Ganzes wird analysiert und in einzelne Aspekte zergliedert. Die entdeckten Beziehungsmuster werden bearbeitet und anerkannt, so dass eine Integration zu einer neuen harmonischen Einheit ermöglicht wird.

Ebenso können Osteopathen mit dem Organismus und seiner psychischen Gestalt umgehen. Psyche und körperlicher Ausdruck sind nicht voneinander zu trennen. So ist eine Haltung und Geste immer eine Botschaft und damit eine körperliche Position und Funktion, eine psychische Information. Es gilt dabei differenzierte Wahrnehmungsprozesse zu entwickeln, die diese Botschaften entschlüsseln können. Um diesen Prozess auszubauen, kann der Osteopath das sogenannte **Spiegeln** üben. Das Spiegeln bezeichnet einen Vorgang, in dem der eine Partner dem anderen in einer Weise gegenübertritt, als würde dieser in einen Spiegel schauen und sich selbst wahrnehmen. Dies unterstützt den Erkenntnisprozess des Patienten und gibt weiterhin unbewusst ablaufende Entwicklungsimpulse für den Patienten. Weiterhin gilt es, durch die präzise Abbildung der inneren wie äußeren Haltung und der Gestik, den Ausdruck und die Gestimmtheit des Patienten zu treffen und in sich selbst als Resonanz zu erfahren. Durch die unmittelbare kortikale und subkortikale Verknüpfung von Sensomotorik und emotionalem Gehalt kann man den unbewussten Gehalt eines Prozesses beim Spiegeln in sich selbst erschließen. Das morphologische Korrelat hierfür sind die Nervenzellnetzwerke des Gehirns. Die durch Assoziationsfasern verknüpften Areale verursachen stets die Erstellung eines Gesamtbildes aus verschiedenen Sinneseindrücken mit emotionaler Färbung. Das Gehirn nutzt bei seiner Arbeitet stets assoziative Prozesse. Daran sind Nervenzellnetzwerke, sogenannte *Spiegelzellen*beteiligt, welche keiner linear kausalen Logik folgen. Wir ziehen daraus die Schlussfolgerung, dass man wissenschaftlich gesehen den realen komplexen Prozessen besser gerecht wird, wenn man assoziativ und in Beziehungen denkt, als wenn man einer linearen Monokausalität folgt.

Der Osteopath kann in die Behandlung außerdem die Beziehung von (Bezugs-)Personen zum Patienten effektiv einbauen. Dies muss nicht immer verbal geäußert werden, da der größte Teil der alltäglichen Kommunikation sowieso nonverbal stattfindet. Auch ist es manchmal leichter, das Muster sich ohne störende ideologische Gedanken entwickeln zu lassen. In jedem Fall sollte respektvoll und mit Anteilnahme vorgegangen werden. Die nötige Distanz *und* Nähe muss eingehalten werden. Schuldzuweisende oder aburteilende Gedanken des Therapeuten stiften mehr Unheil, als wenn man nichts getan hätte.

Manchmal wird eine kraniosakrale Behandlungsweise mit Trance-Erfahrungen beschrieben und erklärt. Man sollte dann die Trance als einen alltäglichen und stets anwesenden Zustand begreifen, so wie es schon Milton Ericson beschrieben hat. Trance ist eine Form, mentale Prozesse so integriert zu haben, dass Funktionen ohne bewusste Anstrengung zur Verfügung stehen. Einfachere zentralnervöse Funktionsmuster werden mit komplexeren Mustern überschrieben und stehen dem unbewussten Handeln zur Verfügung, z. B. das Setzen eines Beines vor das andere, nämlich das Gehen. Dieser hochkomplizierte Vorgang ist so automatisiert, dass wir wie in Trance gehen und dabei ganz andere Funktionen während des Gehens ausführen können, z. B. ein Gespräch führen. Diese Trance, Automatisierung, oder die Funktion des Unbewussten ist ein alltäglicher Prozess, der einen unschätzbaren Vorteil bietet. Wir wären unfähig zum Gehen, wenn wir einen einzelnen Schritt nur bewusst bewältigen könnten, oder zumindest auf die Entwicklungsstufe eines einjährigen Kindes zurückgeworfen. Man kann über diese einfachen, alltäglichen und doch komplexen Prozesse oft staunen. Staunt man nicht, dann scheint es eher dazu zu kommen, das man adäquate Lösungsstrategien des Organismus als unfassbar abtut und deren enorme Komplexität ignoriert. Gewissermaßen sind manche Prozesse besser zu erfassen, wenn man sie nicht in Details zerlegt, sondern das Gesamte in einer spiegelnden Resonanz in sich erlebt. So kann man unbewusste Prozesse, wie evtl. die Feldschwankungen des Mikrokristallinen Feldes, den Ausdruck des primärrespiratorischen Mechanismus, besser erfassen und behandeln. Dann kann man an einen Punkt kommen, an dem man dem Leben mit Ehrfurcht begegnet.

Taucht man in mentale Prozesse hinein, eröffnen sich neue Regionen des menschlichen Daseins. Dies geschieht in einer Eindrücklichkeit, als ob es sich um unentdeckte Kontinente handelt. Aber auch Kolumbus hat nicht ausschließlich darüber gestritten ob es neue Wege nach Indien gibt oder nicht, sondern er hat es geglaubt und dann nachgeschaut und einen neuen Kontinent gefunden. Wer nicht hinfahren möchte, um nicht Neues anerkennen zu müssen, hat zunehmend Schwierigkeiten, die Existenz des Entdeckten zu leugnen.

Angst ist das motivierende Grundgefühl eines Individuums, das viele seiner antreibenden Bewegungen, z. B. Fluchtbewegungen, auslöst. Angst und Furcht wird zum Ausgleichspunkt zwischen innerer und äußerer Welt und zur treibenden Kraft der meisten Verhaltensmuster. Sogar das Gefühl der Liebe kann aus der Angst, die geliebte Person zu verlieren, entstehen.

Das einzige, was ein Mensch über seine Umwelt und sich selbst erfahren kann, ist die eigene Subjek-

3

tivität. Die Beobachtung entscheidet über das Aussehen des Betrachteten. Erstaunlicherweise ist dieser moderne erkenntnistheoretische Aspekt, den uns sowohl Quantenphysiker wie auch Soziologen beweisen können, immer noch nicht in der allgemeinen Weltanschauung angekommen. Medizinische Forschung versucht weiterhin ohne das Subjekt voranzukommen. Auch die Auswahl der Parameter eines apparativen objektiven Messverfahrens ist subjektiv. Die Auswahl kann gute Gründe haben, sie ist aber nicht objektiv, sondern in der Medizin ein Erfahrungswert eines Kollektivs aus der Vergangenheit. Die Bemühung „mehr Objektivität" durch eine „Entsubjektivierung" zu erreichen, wirkt vor diesem Hintergrund rückständig. Objektivität scheint vielmehr eine subjektive Erfahrung zu sein, die von anderen geteilt werden kann. Eine Subjektivität, die in einer Umwelt mit anderen Subjekten eine integrierte Einheit bildet. Ist man an diesem Punkt angekommen, erlangt der eigene subjektive Eindruck eine neue und zentrale Wichtigkeit.

Placebo – Procebo – Nocebo

Placebo wird oft als Begriff genutzt, um einen auftretenden Behandlungseffekt als Einbildung abzuqualifizieren. Viele sehen den Placeboeffekt als ein unerwünschtes „Störgeräusch", welches man eliminieren sollte, um die „eigentlichen" Wirkungen bestimmen zu können. Nachgewiesen wurde aber, dass selbst der Placeboeffekt auf echte Wirkungen zurückzuführen ist (Kleinman et al 2000). Die Möglichkeit der Inhibition eines Placeboeffektes mit Naloxon verweist auf die biochemische Wirkebene hin, d. h. auf eine psychophysiologische Wirkebene des Placebos. Die Placebowirkung ist zudem nicht einem einzelnen Effekt zuzuordnen, sondern ist ein Summeneffekt verschiedener **Faktoren** und **Mechanismen** (Kleinman et al 2000):

- **Faktoren:**
  - Sprache
    was und wie wird etwas gesagt, nonverbale Kommunikation, Haltung
  - Prozedur/Ablauf
    was wird getan und wie wird es erklärt (Medikament, Spritze, Operation)
  - Professionalität
    wie kompetent vollzieht der Anwender seine Abläufe
  - Therapeutische Beziehung
    Wechselspiel von Patient, Therapeut und Behandlungsablauf
  - Setting
    Praxis, Ambulanz, Klinik
  - Integration, Überbau
    wie geht man mit Informationen und Sichtweisen um und integriert sie in die persönliche Biographie sowie die sozialen und kulturellen Zusammenhänge
- **Psychosoziale Mechanismen:**
  - Persönlichkeit (Geschlecht, Reife, Impulsivität, Angst etc.)
  - Kognition
    (Bedeutung, Hoffnung, eine positive wie negative Erwartungshaltung des Patienten und des Arztes, z. B. Selbsterfüllende Prophezeiung, Feedback durch internes Körpergefühl)
  - Sozialisierung (Glaubenssysteme, Werbung, Bildung, Religiosität etc.)
  - klassische Konditionierung (z. B. des Immunsystems)
  - Modulation der Konditionierung (durch einen konditionierten unspezifischen Reiz kann ein spezifischer Reiz in seinem physiologischen Effekt sowohl verstärkt wie abgeschwächt werden. Das System kompensiert antizipierend den erwarteten „Störeinfluss" oder verstärkt den Effekt durch eine Art Sensibilisierung – abhängig von der psychophysiologischen Ausgangsposition, Gesundheit)
- **Psychophysiologische Mechanismen:**
  - Psychoneuroendokrine Immunologie
    - Ausschüttung anti-entzündlicher Glucokortikoide durch Nebennieren und Steuerung durch Hypothalamus-Hypophyse-Nebenniere-Achse
    - Regulation von Immunorganen wie Milz und Thymus durch Äste des autonomen Nervensystems
    - Stimulation von Immunzellen durch Neuropeptide aus peripheren Nerven
    - Feinsteuerung einer Immunantwort durch wechselseitige Kommunikation von Neuronen, endokrinen und immunologischen Zel-

len mittels Neurotransmitter, Neuropeptide, Neurohormonen und Immunzytokinen
- Schmerzkontrolle im Nervensystem mit Opioiden und Non-Opioiden
  - Absteigende schmerzmodulatorische Bahnen des zentralen Nervensystems, welche Endorphine (endogene Opioide) als Neurotransmitter nutzen und dafür neuronale Rezeptoren haben, die auch auf exogene Morphine reagieren. Dabei werden kortikale wie subcortikale Zentren beeinflusst. Weiter gibt es schmerzmodulatorische Bahnen, die nonopioide Neurotransmitter wie z. B. Serotonin nutzen
  - Konditionierte Placebo Analgesie mit Morphin konnte mit Naloxon aufgehoben werden, mit Ketorolac (= Non-opioid) konditionierte Placebo Analgesie konnte nicht mit Naloxon aufgehoben werden.

Psychosoziale Mechanismen aktivieren psychophysiologische Mechanismen (Kleinman et al 2000), wobei die Reaktionsweisen über die oben beschriebenen Wege ablaufen oder aber wohl vielmehr auf allen Interaktionsfeldern/Dimensionen (➤ Abb. 3.1)

Wir warnen vor einem undifferenziert abwertend benutzten Placebobegriff, weil dies einen produktiven Umgang mit den Fakten eher stört. Diese Auseinandersetzung sollte aber geführt werden, da die aufgeführte Ansammlung von Effekten ein notwendiger Bestandteil *jeder* medizinischen Methode ist und für den Patienten gewinnbringend eingesetzt werden kann und sollte. Viele Methoden werden mit dem Hinweis auf den Placeboeffekt abgelehnt, dabei kommt nur eine undifferenzierte Sicht des Placeboeffektes zum Ausdruck. Man sollte vielmehr die einzelnen Effekte gezielt in jede Behandlung einbauen, so dass Resonanz zwischen Therapeut und dem Patienten auf unterschiedlichen Ebenen (➤ Abb. 3.2) genau passend entsteht. Wird diese Resonanz bewusst und präzise eingestellt, können kognitive (bewusste und unbewusste) Anteile des Patienten optimal den Heilungsprozess des Patienten unterstützen. Mentale, psychische und körperlich-gewebliche Anteile des therapeutischen Prozesses können optimal synchronisiert werden.

Eine Summation von unterschiedlichen Effekten betrifft nicht nur den Placeboeffekt, sondern findet in jedem physiologischen Prozess statt und eine Analyse der unterschiedlichen Vorgänge sollte immer so präzise wie möglich zu Grunde gelegt werden. Tut man dies, ergeben sich weitere Möglichkeiten der therapeutischen Nutzung. Ein Osteopath sollte aus einer Balance heraus die automatisch auftauchenden Aspekte aufgreifen und interpretieren können. Es entspricht dem Prinzip eines sich automatisch verschiebenden Balancepunktes, wobei jeder Balancepunkt ein fraktaler Ausdruck des Ganzen ist. Die Kunst des Osteopathen ist es, die Balancepunkte erkennen und interpretieren zu können. Dazu gehört eine neutrale Einstellung, so dass der Osteopath den Prozess in sich selbst wahrnehmen kann, bei gleichzeitiger Zuwendung zum Patienten.

Am Beispiel der „Erwartungshaltung“ kann man deutlich machen, dass vorgetäuschte Aussagen dem Patienten nicht nützlich sind. Erwartet ein Patient übermäßig viel von einer Behandlung, kann es leicht passieren, dass dies nicht erfüllt werden kann und der Patient enttäuscht wird. Schnell kehrt sich dann die positive Erwartung in sein negatives Gegenteil um. Bei einer osteopathischen Behandlung liegt einer positiven Erwartungshaltung deswegen nicht positive Übertreibung zugrunde, sondern eine realistische Einschätzung der Heilungschancen. Diese therapeutische Haltung ist generell als günstige Grundlage zu fordern.

Die übliche Nutzung des Placebo-Begriffs erscheint als das Ergebnis einer reduktionistischen Weltsicht in der Medizin. Dies wird durch den großen Erfolg der pharmakologischen Therapie gefördert. Der pharmakologische Fokus in der Medizin leitet ganz überwiegend die medizinische Forschung. Dies geht so weit, dass man sich nicht vorstellen kann, wie eine Wirkung ohne die pharmakologische Wirksubstanz eintreten kann. Pharmakologische Studien werden doppelblind randomisiert durchgeführt und schließen damit die Arzt-Patienten-Beziehung als Wirkfaktor aus, in der Annahme, dass man diesen nicht modulieren kann, er also ein feste Größe darstellen würde. Von diesem Standpunkt aus gesehen, ist es dann tatsächlich seltsam, wie der Effekt eines wirkungslosen Stoffes (z. B. Wasser) und einer Wirksubstanz (Morphin) sich genau gleichen kann. Ein wissenschaftlich basierter Arzt oder Osteopath sollte aber solche Beobachtungen anerkennen und analysieren, um sich eine neue

Weltsicht und Theorie des Placebo-Procebo Effektes zu erarbeiten.

Wir halten daher den Begriff **Procebo** für diese kognitiv-psychisch-körperlichen Prozesse für geeigneter. Es wirken dabei psychoneuronale Prozesse, die man wie die oben beschriebene psychische Gestalt beeinflussen sollte.

Der Begriff **Nocebo** bezeichnet die umgekehrte Möglichkeit des Procebos, wobei dem Patienten Schaden entsteht. Die Mitteilung einer ungesicherten negativen Prognose kann die Ausrichtung des ganzen Patienten negativ beeinflussen. Extremes Beispiel hierfür ist das „erwartungsgemäße" Versterben, obwohl der körperliche Zustand keine Todesursache erklären kann. Es erscheint also besonders wichtig, für alle oben erwähnten Faktoren seine Handlungen und Äußerungen von solchen negativen Ausrichtungen zu befreien und sie in eine heilende Richtung zu lenken.

Wörter sind nicht ohne Wirkung („words are not inert"), wie folgendes Beispiel zeigt:

Zwei Sportgruppen wurde eine Verbesserung der sportlichen Kapazität nach 10 Wochen angekündigt. Der zweiten Gruppe wurde zusätzlich eine Verbesserung des psychischen Befindens angekündigt. Nur in der zweiten Gruppe konnte eine verbesserte psychische Befindlichkeit festgestellt werden, während sich sportlich beide Gruppen verbesserten.

Eine Veränderung der Erwartungshaltung und Hoffnung der Probanden scheint evident, aber zur Erklärung nicht ausreichend. Auch die Wahrnehmung wird verändert, erweitert und mit dem sensomotorischen Regelkreis unter Berücksichtigung des psychischen Befindens in Wechselwirkung treten. Durch die Veränderung dieses Beobachtungsrahmens wird auch Einfluss auf das Verhalten genommen, so dass es sich positiv für alle einbezogenen Parameter auswirken wird.

Manchmal kann schon ein Wort den Patienten darin bestärken, seinen Krankheitsprozess wesenhaft zu verstehen. Dadurch wird die Möglichkeit geschaffen, die Krankheit in den ganzen Lebensprozess zu reintegrieren. Dabei wird Krankheit nicht abgelehnt, sondern als Teil der Potenz angesehen, die zur Balance der Lebensvorgänge dient. Es ist so, als ob neunzig Prozent einer Erkrankung dem Heilungsprozess dienen und nur zehn Prozent zum Tod führen.

3.2.7 Bioenergetik

Um einen energetischen Ausdruck im menschlichen Körper zu verstehen, betrachten wir verschiedene Energieformen kurz physikalisch.

So ist *kinetische Energie* eine Energieform, die durch Bewegung Ausdruck findet. Je schneller sich ein Körper bewegt und je mehr Masse er hat, umso größer ist seine kinetische Energie. *Potenzielle Energie* ist eine Lageenergie, die ein Körper auf Grund seiner Lage zu den Körpern seiner Umgebung bzw. in einem Kraftfeld besitzt und damit dessen Fähigkeit, infolge seiner Lageänderung Arbeit zu verrichten.

Bei einem schwingenden Pendel ist die kinetische Energie am niedrigsten Punkt am größten, wenn die Kugel sich am schnellsten bewegt. Die kinetische Energie geht dann in potenzielle Energie über und wieder umgekehrt (➤ Abb. 3.28). Am Umkehrpunkt der Bewegung, am höchsten Punkt des Pendelns, wenn das Pendel einen kurzen Moment still steht, ist die potenzielle Energie am größten. Sie ist nicht gerichtet und beinhaltet die Möglichkeit, sich in gerichtete, kinetische Energie zu wandeln. Diesen Vorgang nennt man **Energietransformation**. Grundsätzlich können alle Energieformen ineinander überführt werden. Im therapeutischen Prozess kann der Eindruck entstehen, dass der Energieausdruck eines Bereiches auf einmal verschwindet. Jedoch kann man dies als Prozess der Energietransformation verstehen, d. h. die Energie hat sich in eine andere Form umgewandelt. Dies reguliert der Körper nach seinem aktuellen Bedarf. Andererseits kann die Energie auch einfach in eine andere Region übergeleitet worden sein. Dies sollte den Osteopathen einladen, seine Wahrnehmung zu öffnen und Information zu *empfangen*.

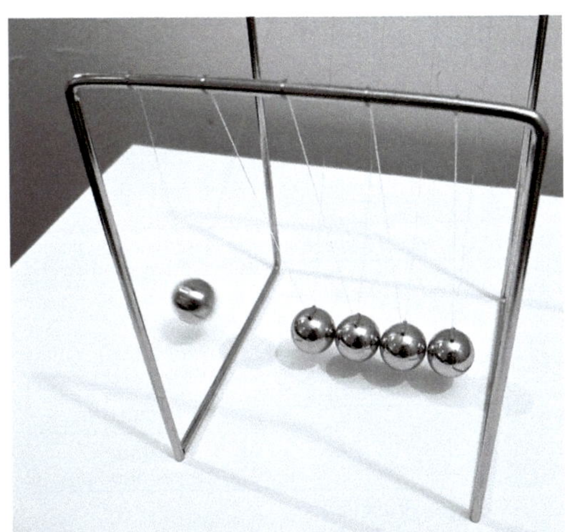

Abb. 3.28 Kugelpendel. Hier wird nicht nur kinetische Energie in potenzielle Energie hin und her verwandelt, sondern auch durch still hängende Kugeln durchgeleitet. [2]

Bei einer osteopathischen Behandlung kann man eine hierzu sehr ähnliche Erfahrung machen. Man beginnt mit dem Folgen von Bewegung und Kraftrichtungen des Körpers und bringt diese zu einer Balance. Oftmals stellt sich dann nach einer Zeit ein Stillpunkt (Stillpoint) ein. Dieser stille Moment kann von kurzer Dauer sein, jedoch auch länger anhalten z. B. viele Minuten. Die Bewegungen, einschließlich der subtilen Gewebebewegungen, kommen zur Ruhe die einem einen besonderen Eindruck von potenzieller Energie vermitteln. Dabei können unterschiedliche Wahrnehmungseindrücke zur Ruhe kommen, still werden und sich in Bezug zur Umgebung darstellen.

Das Einbeziehen der Umgebung in die therapeutische Aufmerksamkeit kann das Gefühl einer großen Kraft (Potenz, Potency) wahrnehmbar machen. Es scheint, als ob die Potenz größer wird, je weniger man die Stille durch eigene Unruhe stört. Dazu muss man bereit sein, still zu werden und Stille zu erfahren. Die Erfahrung von Stille erreicht man nicht allein durch Abwesenheit von störender Bewegung, sondern auch durch Abwesenheit von störendem Unterbinden von Bewegung.

Dieser Zustand der Stille entsteht autonom, indem der Körper seine willkürlichen und unwillkürlichen Bewegungen zur Ruhe bringt. Im Moment dieser Stille drückt der Körper seine verschiedenen Rhythmen aus und versucht zu reharmonisieren.

Nach einer gewissen Zeit erscheint wieder ein Bewegungsausdruck, der oftmals verändert abläuft. Das Bewegungsmuster kann neu geordnet und befreiter erscheinen, oder auch in einem langsamen und tiefer reichenden PRM (slow tide, ➤ Glossar). Es scheint, als ob in der Phase der Stille die Potenz eine therapeutische Änderung durchführt. Der Osteopath nutzt diesen Prozess für die Behandlung.

Für Osteopathen sollte es essentiell sein, sich über die Verschiedenheit der Bewegungsformen bewusst zu sein. Diese können als lokale oder globale Schwingung bzw. Vibration, Schwebungen, Atmungsbewegung, Gewebedichte und Temperaturänderung erfahren werden. Der größte Teil dieses Austauschs zwischen Osteopath und Patient läuft auf unbewusster Ebene. Die Aufmerksamkeit des Osteopathen trägt dazu bei, dass bestimmte Qualitäten der oben genannten Eigenschaften auch dem Patienten bewusster werden.

3.2.8 Atmosphäre, Gasdruck

Mit dem Zeitpunkt der Geburt entsteht über die Atmung der erste Kontakt zur Luft. Über den Erstkontakt zur Luft bekommt das Neugeborene eine neue Physiologie. Das neue Angebot beinhaltet Druckänderungen, Änderungen der elektrostatischen Ladung und elektromagnetischen Strahlung aus der Atmosphäre (wie z. B. Licht). Die sekundäre Atmung stellt die erste Stufe des subtilen Austauschprozesses zwischen Atmosphäre und Zelle dar. Die Atemwege und Lunge agieren wie ein Wahrnehmungsorgan und integrieren die externen physikalischen Faktoren zur Unterstützung der körpereigenen Homöostase (➤ Abb. 3.29).

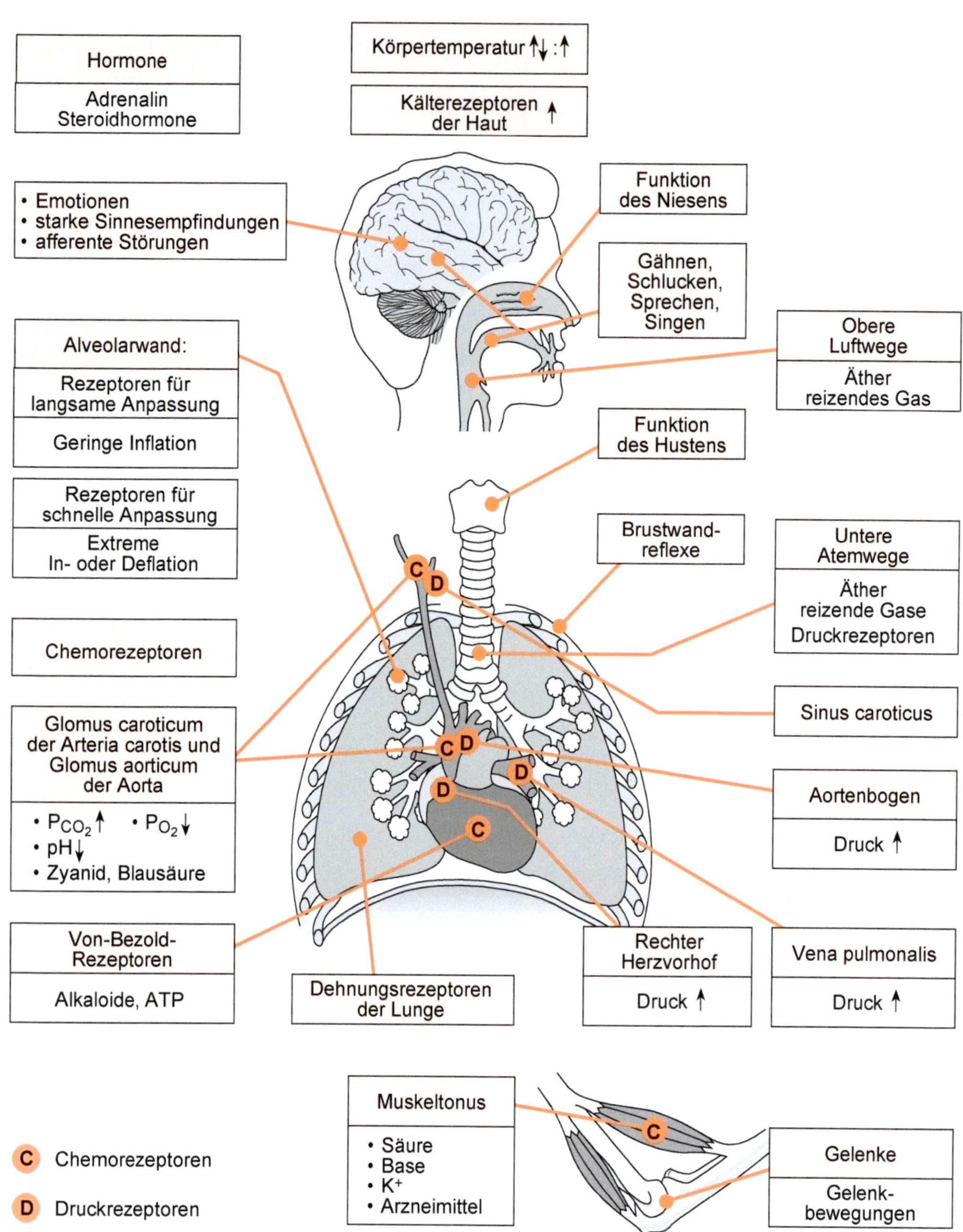

Abb. 3.29 Lunge und sensorische Rezeptoren, welche die Atmungsrate und -tiefe bestimmen. [14]

Sekundäre Atmung beinhaltet Heben und Senken des Diaphragmas, Bauches und Brustkorbes. Dieser phasische Vorgang geht in einen kontinuierlichen alveolären Austausch-, Diffusionsprozess über. Atmosphärische Information „schlägt" in den fluidalen Bereich ein. Über diesen Weg erreicht die Atmosphäre den Kontakt zu allen Zellen des Körpers. Sauerstoff wird durch die Atemwege aufgenommen, auf das Hämoglobin im Blut übertragen, an den Ort des Verbrauchs geleitet, dort findet ein oxidativer, exothermer Prozess, eine Verbrennung statt. Es ist, als ob die Moleküle in das Gewebe einschlagen, ähnlich einer Zündung beim Verbrennungsprozess. Weiterhin bezeichnet Atmosphäre einen Komplex aus Düften und Schwebstoffen der Luft und einen klimatischen Effekt, der aus Druck, Ionenverschiebung und elektrostatischen Verschiebungen besteht. Diese Parameter vermitteln verschiedene Informationen, die bewusst, unbewusst und molekular verarbeitet werden. Die zelluläre Respiration (CRM) stellt eine basale Dynamik des Gewebes dar und weist auf eine Verbindung zur PA (PRM; ➤ Glossar) hin.

Im therapeutischen Prozess kann oft beobachtet werden, dass die PA die Dysfunktion auflöst und reintegriert. Dabei kommt es oft zur Änderung des sekundären Atmungsmusters wie vertiefte Atmung, Apnoe oder einem seufzendem Atemzug.

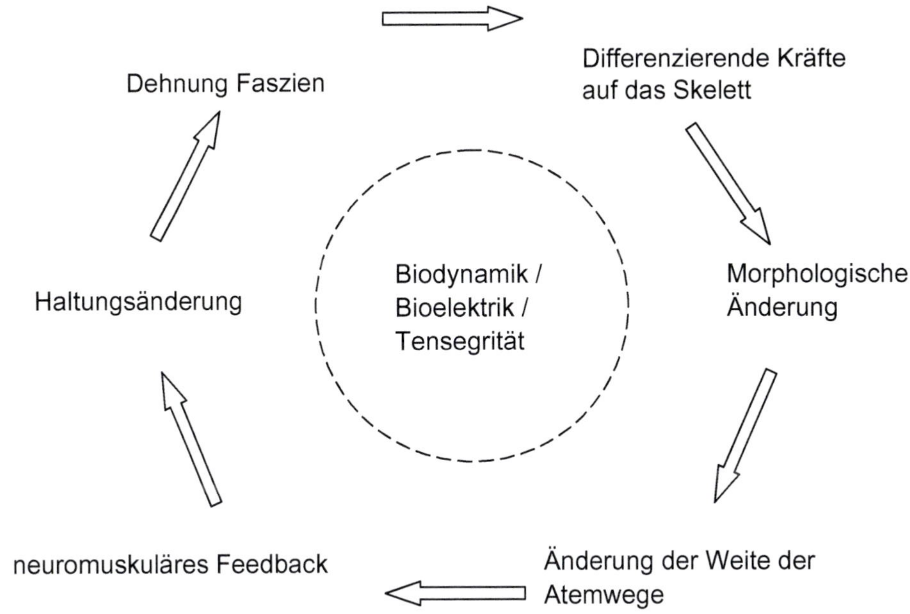

Abb. 3.30 Gestaltender Kreislauf um einen biodynamischen Prozess, in dem auch die sekundäre (thorakale) Atmung integriert wird. [2]

KAPITEL

4 Entwicklung von medizinischer Forschung und der Osteopathie

4.1 Wesentliche Erkenntnisse in der Osteopathie mit Blick auf die Faszien

In der Geschichte der Osteopathie wird die Faszie besonders auf Ebene der **Biomechanik** betrachtet. Es war das Bindegewebe, welches die Gelenke des Körpers biomechanisch verbunden hat, Gebiete begrenzte und vorwiegend ligamentär betrachtet wurde. Die Osteopathen stellten früh fest, dass die Behandlung nicht effektiv ist, wenn der Osteopath das Gewebe nicht vorbereitet.

4.1.1 Einige Sichtweisen von Andrew Taylor Still

Die Osteopathen früherer Generationen waren der Auffassung, dass das freie Fließen von Blut und den **Fluida** des Körpers der entscheidende Anteil der Wiederherstellung von Gesundheit ist. A.T. Still meinte, wenn man es versteht, die Fluida so freizusetzen, dass sie die „vertrockneten Felder" bewässern, wird man die Gesundheit wieder herstellen. Nach seinem Verständnis ist die Zelle die Basis und das Zentrum einer osteopathischen Behandlung. Das beinhaltet, den Blutfluss zu fördern, die Nervenaktivität der Zellen anzuregen und die Reinigungsfunktionen zu unterstützen. Nach seiner Auffassung werden diese grundlegenden Funktionen durch die **Faszien** bestimmt. Das fasziale Gewebe ist ein „hot Spot", der die Behandlung aller Verbindungen von peripher und zentral vorbereitet.

Da die Faszien in allen Bereichen des Körpers eine organisierende Rolle spielen, sind sie eine der größten Hilfen des Osteopathen, der nach dem Grund der Krankheit sucht. Die Faszien sind ein Ort des kontinuierlichen Austausches von Zellen und Fluida. Sie haben einen direkten und indirekten Einfluss auf die fluidalen Strömungen und damit den Strom des Lebens.

Still war der Auffassung das „die Seele des Menschen, mit allen Strömen des Lebenswassers in den Faszien seines Körpers wohnt".

Die Faszie ist der Ort, wo man die Krankheitsursache suchen solle. Sie ist die Matrix vom Leben und Sterben. Wahrscheinlich sei es die Stelle, wo man gegen die Krankheit kämpfen solle.

Sie ist die Basis jeder Technik und alle Linderung sollte bei der Faszie beginnen.

Je mehr man die Faszien studiert, desto mehr sieht man von den Faszien im Körper des Patienten.

Still postulierte **fünf Grundsätze**, welche die Effektivität der osteopathischen Behandlung bedingen:

1. Der Körper ist als Einheit zu betrachten. In seiner Dreieinigkeit besteht er aus Körper, Geist und Seele.
2. Struktur und Funktion stehen in wechselseitiger Abhängigkeit.
3. Der Körper hat das Potenzial sich selbst zu heilen.
4. Rationale Anwendung der ersten drei Prinzipien befähigen den Osteopathen, die Gesundheit zu unterstützen.
5. Die Rolle der Arterie ist führend.

4.1.2 William Garner Sutherlands Beitrag

W.G. Sutherland war überzeugt davon, dass Dysfunktionen im Bereich des Craniums entweder aus einem Ungleichgewicht durch periphere myofasziale Spannungen oder aus einem Trauma entstehen. Derartige Störungen erzeugen Spannungsungleichgewichte der intrakranialen Membranen. Somit übersetzte er Stills Faszien-Konzept auf den kraniosakralen Bereich und nannte dies *Balanced Membraneous Tension* (BMT)-Technik. Das Behandlungsprinzip läuft darauf hinaus die Gewebespannung auszugleichen, Dysfunktionen so zu lösen, dass die Potenz sich besser im Körper manifestieren kann. Damit wird die natürliche Tendenz des Körpers in die Richtung von Homöostase gesteigert.

Ein Trauma destabilisiert das Bindegewebe, dieses wird gereizt, es resultiert eine Entzündungsreaktion. In der Folge können eine Fibrose oder Ödeme auftreten. Somit ist die fasziale Dysfunktion nicht immer mechanischer Natur, sie kann genauso infektiös, psychogen oder durch metabolische Unterversorgung entstehen.

W.G. Sutherlands myofasziale Behandlung der peripheren Gelenke mit dem Prinzip der *Balanced Ligamenteous Tension* (BLT)-Techniken fokussiert die fasziale Behandlung auf das Band-Kapsel-System. Er wendet für die BLT-Technik das gleiche Prinzip wie bei der BMT-Technik (BMT) an. Die BLT richtet sich aber nicht nur auf eine Normalisierung der lokalen ligamentären Bereiche des Gelenkes, sondern normalisiert alle vorhandenen „Möglichkeiten" des betreffenden Bindegewebes. Diese Möglichkeiten schließen z. B. metabolische und immunitäre Prozesse ein.

Der neue Schritt seiner Techniken ist es, das Bewusstsein auf die Balance zu richten. Diese Balance wird über ein *Fulkrum* (➤ Glossar) eingestellt.

4.1.3 Weitere osteopathische Konzepte

Der folgende Text ist ein Überblick über schriftlich und mündlich überliefertes Wissen, wobei der mündlich überlieferte Teil überwiegt, da die Kenntnisse durch persönliche Übermittlung lebendig gehalten wurden. Es sind Grundsätze von Osteopathen, die die Faszie als therapeutisches „Werkzeug" betrachteten. Wir meinen dass die von uns erwähnten Osteopathen einen umfassenden Ansatz verfolgt haben, trotzdem verweisen wir nur auf einige prägnante Aussagen.

John Martin Littlejohn hat besonders die Rolle der Physiologie hervorgehoben.

Angus Cathie beschreibt die Faszie wie folgt:

- Sie enthält empfindliche Nerven
- Sie ist elastisch und kann sich zusammenziehen (eine Störung der faszialen Physiologie kann diese Fähigkeit einschränken)
- Sie stellt Verbindungen zu Muskeln her
- Sie reguliert die Zirkulation (im besonderen den venös-lymphatischen Austausch)
- Sie hilft beim Ausführen von Bewegungen und kontrolliert Bewegungen
- Sie beeinflusst Bewegungen zwischen Körperregionen
- Sie unterstützt Körperhaltungen und damit die Stabilisation und Erhaltung der aufrechten Gestalt
- Sie ist der Ort für Entzündungen
- Sie verteilt Flüssigkeiten und infektiöse Prozesse über den ganzen Körper
- Die Dura mater ist eine Bindegewebssonderform.

Rollin Becker weist auf das Wissen des Gewebes über den räumlich-zeitlichen Ursprung von Dysfunktionen hin: „Nur das Gewebe weiß es". Er hat die besondere Wichtigkeit des Fulkrums hervorgehoben und seine unterschiedlichen Anwendungsmöglichkeiten beschrieben (➤ Kap. 7.5). Er stellt fest, dass Funktion und Gesundheit in einer dynamischen wechselseitigen Beziehung stehen. Er meint damit, dass der Körper weiß, was Gesundheit ist, da es sein inneres unwillkürliches Streben ist, Gesundheit auszudrücken.

Anthony Chila beschrieb die Faszie als Bandage des Körpers. Sie „verbindet" alle Strukturen und die gesamte Anatomie im Körper und begleitet die meisten wichtigen Strukturen, welche die Physiologie garantieren, z. B. Blutgefäße, Lymphbahnen und Nerven. Sie kann wie ein zusammenhängendes Gewebe mit longitudinaler und transversaler Ausrichtung im Körper beschrieben werden. Er stellte fest, dass. wenn einer eine Leiche seziere und alles wegschneide außer der Faszie, so habe man immer noch eine Form, eine Räumlichkeit und eine Basis für Bewegungen. Die Faszien des Körpers können unterschieden werden in eine oberflächliche, eine tiefe und eine viszerale Faszie. Zwischen der oberflächlichen und der tiefen Faszie ist vermutlich ein Raum der als „gleitende Oberfläche" dient. Genau in diesem Raum beginnt die Pathophysiologie von Fluida, Metabolismus und Immunreaktionen/Entzündungen.

Es gibt zwei hervorzuhebende Komponenten:

- Die Integrität der Beweglichkeit (Funktion) und Struktur, die den Körper als biomechanische Einheit organisiert
- Die Integrität der Fluida.

„Es gibt keinen Muskel im Körper, der nicht durch das Bindegewebe mit einem Knochen verbunden ist."

„Das Modell für Diagnose ist eine sofortige Behandlung. Das Anlegen der Hand zur Diagnose ist bereits der Beginn der Behandlung. Man muss bei allen Techniken die Hände synchron und simultan benutzen." Chila wendet fließende, synchrone dreidimensionale Bewegungen beider Hände an, die an eine Auswringbewegung eines nassen Lappens erinnern. Er wringt dabei buchstäblich die Faszien gegenüber den stabilen knöchernen Strukturen aus. Diese Auswringbewegung muss vom Patienten integrierbar sein. Chila erwähnt, dass die Faszie zwischen den Organen und der Skelettstruktur „schwimmen" soll.

Um so zu behandeln, ist es der Patient, der das Schiff kommandiert. „Wenn der Patient der Mittelpunkt der Behandlung ist, dann ist die Behandlung erfolgreich, auch wenn die Mitarbeit nicht perfekt ist, aber das kann sich verbessern."

„Wenn der Patient nicht akzeptiert was ich mache, spielt es keine Rolle, wie viel ich mache, das Gewebe antwortet einfach nicht. Augenscheinlich will ich die Bewegung testen, aber wenn ich meine Hand auf den Patienten lege, dirigiert der Patient meine Behandlung.

Blockieren Sie nicht, was der Patient kann. Verlassen Sie Ihre eingefahrenen Wege. Das ist das Konzept!"

Jean-Pierre Barral spricht von interfaszialen Gelenken und meint damit verschiedene fasziale Schichten, die gegeneinander gleiten. Dabei werden Relationen verschiedener Areale zueinander gebildet.

Das Gewebe wird als Austauschplatz aller Rhythmen betrachtet, ein *dynamisches Interaktionsfeld*. **Franklin Sills** bezeichnete dies als dynamisches Neutrum. Es ist der Ort, an dem der ganze Körper reorganisiert wird.

A.T. Still war der Auffassung, dass der Patient die Fähigkeit besitzt aus sich selbst heraus gesund zu werden, wenn er vom Osteopathen die richtige Unterstützung bekommt. Es solle die Aufgabe des Osteopathen sein, Gesundheit herzustellen. Jeder könne Krankheit feststellen.

4.2 Wissenschaftliche Forschung – das Bindegewebe im Mittelpunkt

Das Bindegewebe wird nicht nur von Osteopathen geschätzt und in den Blickpunkt gerückt. Andere medizinischen Richtungen haben die Forschung und Erkenntnis über die Lebensweise und Bedeutung des Bindegewebes vorangetrieben. Diese Erkenntnisse stützen das osteopathische Konzept und stiften neue Ideen. Sie sind ein Bindeglied der Osteopathie zur Schulmedizin, weil Reaktionen nach einer osteopathischen Behandlung verständlich und in der Theorie nachvollziehbar werden – innerhalb des gemeinsamen wissenschaftlichen Kontextes. Bedauerlich ist dabei vor allem, wie lange solche Erkenntnisse teilweise schon bestanden haben und wie lange es trotz der hohen Geschwindigkeit der Informationsverbreitung braucht, bis verschiedene Fachrichtungen sich gegenseitig befruchten.

Das Bindegewebe (BG) besteht aus lockeren und festeren Gewebsbestandteilen. Als Ergebnis eines mesenchymalen Differenzierungsprozesses bildet sich retikuläres, elastisches und straffes Bindegewebe. Das mesenchymale – „dazwischen fließende" Ergebnis findet man als subkutanes oder interstitielles Bindegewebe, neuro-vaskulo-lymphatische Umhüllungen, Periost und straffes Bindegewebe wie Ligamente, Aponeurosen, Gelenkkapseln und Sehnen (verschiedene Bindegewebsarten auch ➤ Abb. 4.1).

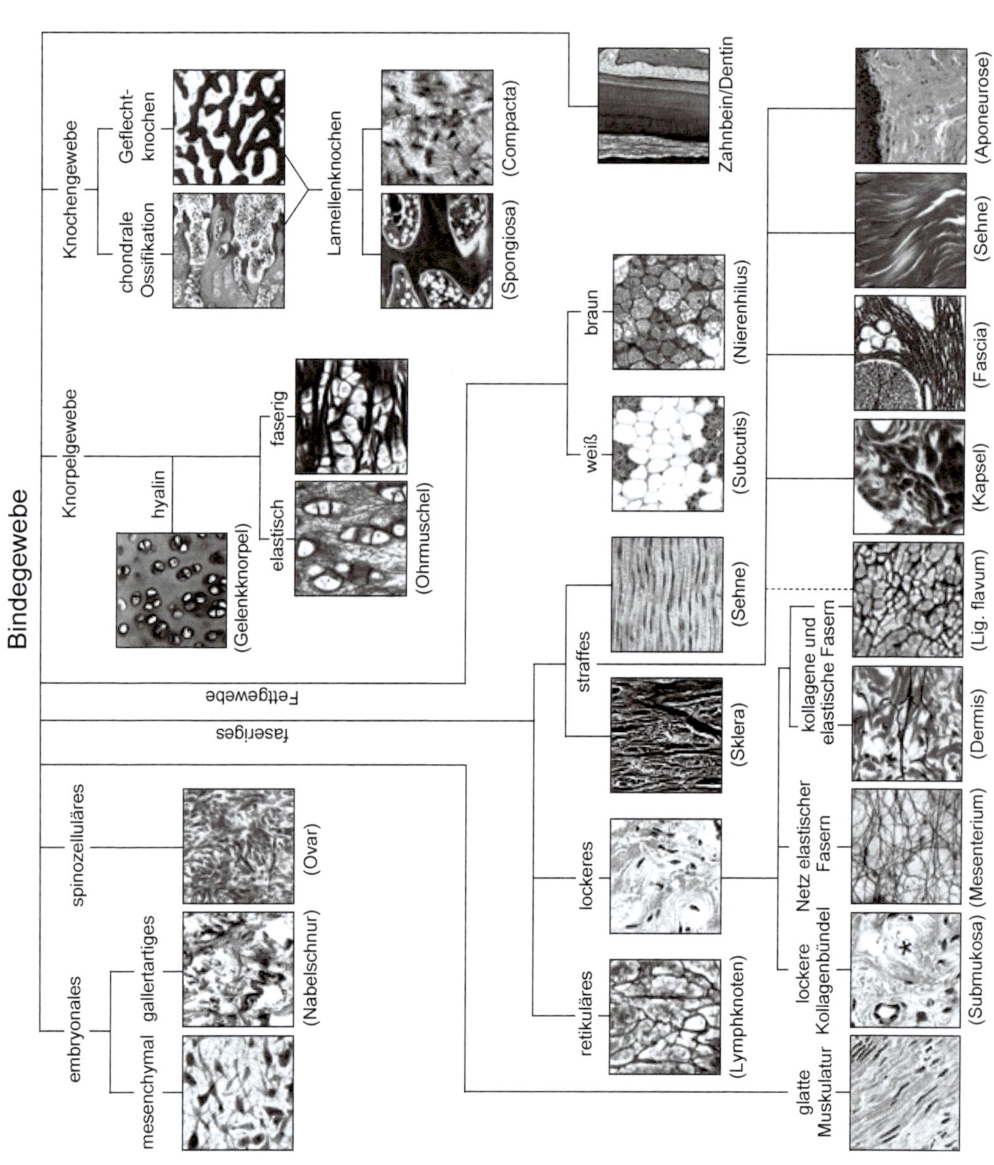

Abb. 4.1 Übersicht über die verschiedenen Arten des Bindegewebes. [15]

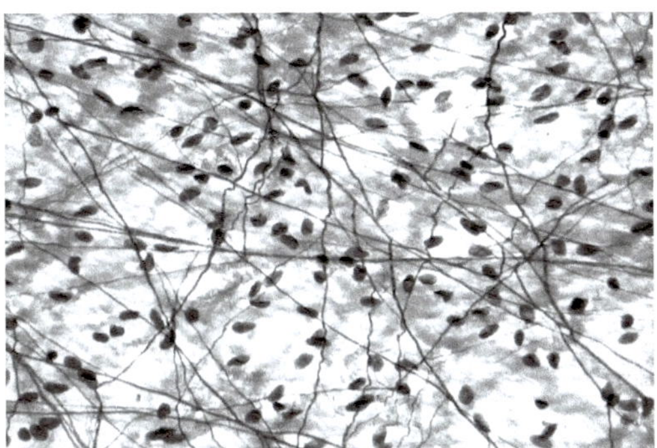

Abb. 4.2 Lockeres Bindegewebe des Mesenteriums mit elastischen (schwarz, dünn) und kollagenen Fasern (blass-grau und breit) sowie eingelagerten Fibrozyten. [9]

4.2.1 Grundregulation, extrazelluläre Matrix

Eine Grundregulation durch das Bindegewebe bzw. ihre extrazelluläre Matrix oder Grundsubstanz wird von A. Pischinger, H. Heine, O. Bergsmann und anderen beschrieben (➤ Abb. 3.4). Diese **extrazelluläre Matrix** ist in Aufbau, Aufgaben und Wechselwirkungen zu verschiedenen anderen Systemen sehr vielseitig. Es zeigt, wie das Bindegewebe in verschiedenen Funktionsebenen in Beziehungen steht und Grundlagen für Informationsübermittlung bietet.

Bei der extrazellulären Matrix handelt es sich um ein flüssigkeitsreiches, durchströmtes System, das unter anderem den Beginn der Embryonalentwicklung beherrscht.

Aufbau

Makroskopisch besteht die extrazelluläre Matrix aus Bindegewebe, Blut und Lymphe. Zu erkennen ist die hohe Ordnung des Bindegewebes, die für den Metabolismus des Organismus und seine Steuerung essenziell ist.

Mikroskopisch ist die feine Struktur der Matrix mit ihren freien Nervenendigungen und Kapillaren schon lange bekannt, wenn auch wenig beachtet (➤ Abb. 3.11). C.B. Reichert (1845) beschreibt, dass Bindegewebe ein *„Träger des Nerven- und Ernährungsstromes sei und die Wechselwirkung überall durch es hindurchgehe“*(Alfred Pischinger 1998). Nerven und Gefäße berühren an keiner Stelle des Körpers unmittelbar die funktionierenden, parenchymatösen Zellen, sondern der Kontakt wird durch die „Bindesubstanz“ ermöglicht. *„Bezüglich der Ernährung durch das Blut kommt dem Pathologen viel darauf an, die Kapillarmembran als eine endotheliale Begrenzungsschicht des Bindegewebes (!) aufzufassen und sich die Versorgung des Parenchyms mit Ernährungsmaterial nicht in Bausch und Bogen als einen Tränkungs- und Spülungsprozess vorzustellen, sondern als gebunden an eine sekretorische Saftströmung, welche das Blut im Bereich jener Kittleisten verlässt, die die rautenförmigen Endothelzellen zur geschlossenen Membran vereinigen. Jenseits der Kapillarmembran erfolgt die Strömung wesentlich durch Vermittlung eines Netzes von Saftkanälchen, welches gegen die anstoßende Grundsubstanz des Bindegewebes mehr oder minder scharf abgegrenzt ist und in seinen Knotenpunkten Kerne mit abhängenden Protoplasmaresten, die so genannten Bindegewebskörperchen enthält. So dringt die Ernährungsflüssigkeit bis zu den Umhüllungsräumen der funktionierenden Parenchymzellen vor und stellt sich diesen zur Verfügung. Darauf wird sie, beladen mit regressiven Produkten des Stoffwechsels der Parenchymzellen, in die Lymphgefäßanfänge aufgenommen, die reichlich im Bindegewebe gefunden werden.“* (Alfred Pischinger 1998 ➤ Abb. 3.14)

„Molekularbiologisch handelt es sich dabei um Zuckerpolymeren, die frei oder in verschiedenen Protein- und Lipidbindungsformen Zwischenzellsubstanzen und den jeweilig individuellen Zuckeroberflächenfilm einer Zelle bilden.“(Alfred Pischinger 1998) Die Extrazelluläre Matrix ist ein *„Maschenwerk aus hochpolymeren Zucker-Protein-Komplexen, in denen die Proteoglykane überwiegen, gefolgt von Strukturglykoproteinen (Kollagen, Elastin, Fibronektin, Laminin u. a.). Proteoglykane und Strukturglykoproteine bilden ein* **Molekularsieb**, *durch das der gesamte Stoffwechsel von der Kapillare zur Zelle und umgekehrt hindurch muss („Transitstrecke“).* [Alfred Pischinger 1998]

4

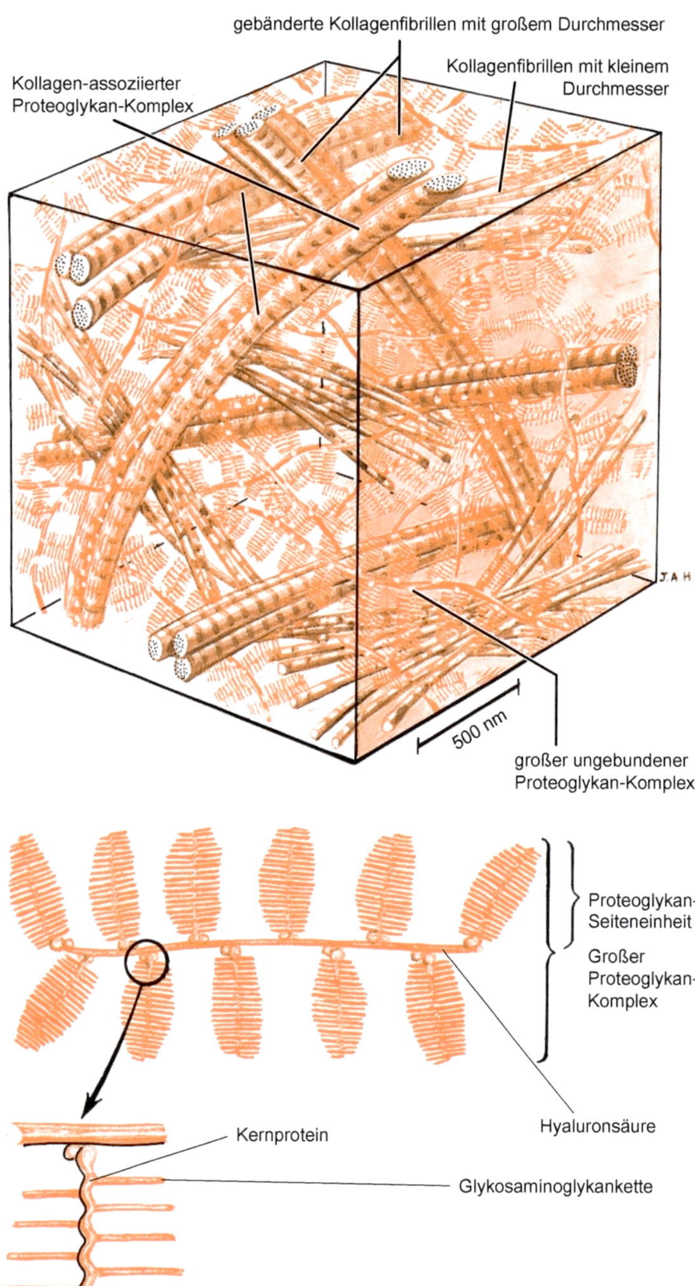

Abb. 4.3 Räumliche molekulare Ordnung von Makromolekülen wie der Hyaluronsäure und kollagenen Fasern im hyalinen Knorpel. Die strukturelle Anordnung und damit auch die Elastizität ist stark vom Wassergehalt abhängig. [9]

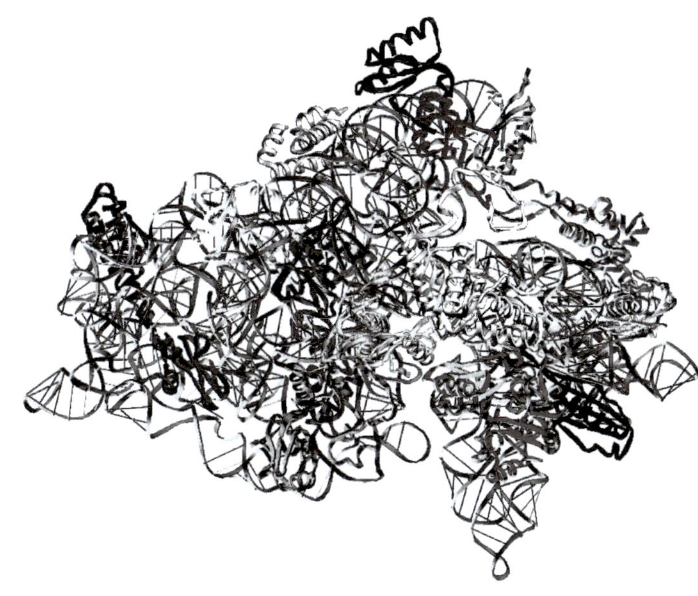

Abb. 4.4 Primär-, Sekundär- und Tertiärstruktur von Makromolekülen geben die Aneinanderreihung/Anordnung von Atomen im Makromolekül (Primärstruktur) wieder, die sich dann entsprechend der elektrischen Ladung verdreht (Sekundärstruktur) und anschließend noch einmal gemäß der Ladungsschwerpunkte einfaltet (Tertiärstruktur). Diese Faltung ist typisch und gewährleistet die Funktion des Moleküls. Gibt es Verunreinigungen mit elektrischer Ladung, kann das Makromolekül „verbogen" werden und eine Funktionseinbuße kann die Folge sein. Die Abbildung zeigt ein Ribosom. [1]

Moleküle ab einer gewissen Größe und/oder Ladung unterliegen einem **Ausschlusseffekt**.

Die Porengröße des Filters wird bestimmt durch:

- Die Konzentration an Proteoglykanen im betreffenden Gewebskompartiment, durch deren
- Das Molekulargewicht
- Die Elektrolyte
- Den daraus resultierenden pH-Wert.

„Von entscheidender funktioneller Bedeutung ist dabei die Negativladung der Proteoglykane, wodurch sie zu Wasserbindung und Ionenaustausch einwertiger gegen zweiwertige Kationen befähigt sind." (Alfred Pischinger 1998) Dabei wird der ganze Organismus differenziert mit Flüssigkeit durchtränkt.

Bei reiner Flüssigkeit wie z. B. Wasser reicht die Lösungsfähigkeit und biochemische Aufnahmefähigkeit nicht aus, um den notwendigen Transport von Nährstoffen und restriktiven Stoffwechselprodukten in seiner Konzentration und Geschwindigkeit zu bewältigen. Aus diesem Grund benötigt der Körper *Transportproteine.* Typische Vertreter hierfür sind Albumine und – besonders für Sauerstoffbindung und -transport bekannt das Hämoglobin. Albumin wird zum großen Teil subkutan abgespeichert und gelagert und erreicht so das Bindegewebe. Die mit restriktiven Stoffwechselprodukten beladene Grundsubstanz wird durch die Fähigkeit zur Wasserbindung und zum Ionenaustausch direkt in ihrer Wasserbindung beeinflusst. Da sich die Makromoleküle bei einer Ladungsverschiebung verbiegen können, hat dies sowohl funktionelle Auswirkungen auf die weitere Filterfunktion der Grundsubstanz als auch auf die mechanischen Eigenschaften wie Elastizität und Widerstandsfähigkeit (➤ Abb. 4.3 und ➤ Abb. 4.4). Diese ist direkt der Palpation zugänglich und damit ein Bindeglied von der Filterfunktion der Grundsubstanz zum manuellen Kontakt (➤ Kap. 8.1 Entwicklung von Sensibilität). Bisher wurde die Wechselwirkung von manuellem Kontakt und Homöostase nicht ausreichend beachtet. Die beschriebene Ursache-Wirkungs-Beziehung von Homöostase ↔ Filtereigenschaft ↔ elektromagnetisches Potenzial ↔ mechanischer Ausdruck belegt den hohen Wert des manuellen Kontakts innerhalb des therapeutischen Prozesses.

Informationsübermittlung

Die Proteoglykane sind *„die Garanten für Isoinie*[1]*, Isoosmie*[2] *und Isotonie*[3] *in der Grundsubstanz"*

1 Gleichbleibende Ionenkonzentration
2 Gleichbleibender osmotischer Druck
3 Konstantes Spannungsgleichgewicht in Lösung

4

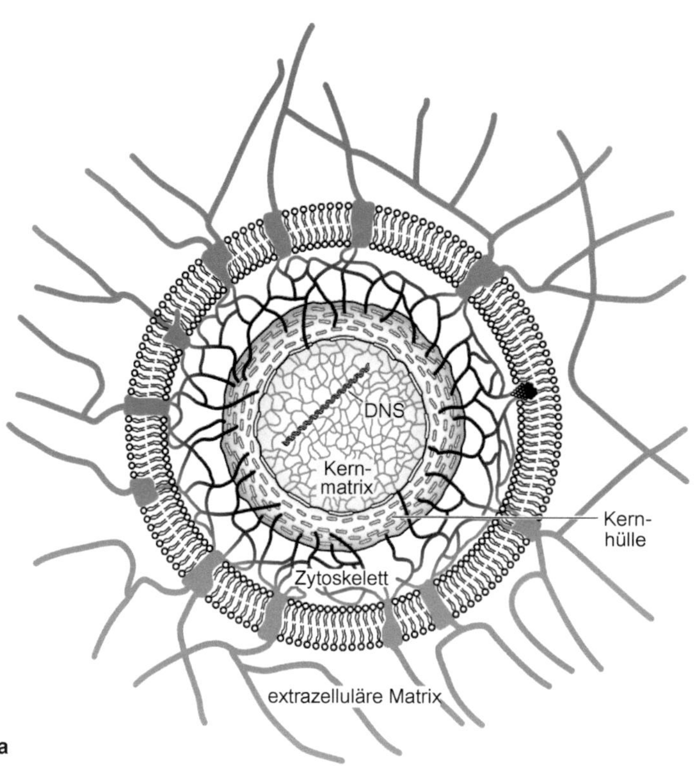

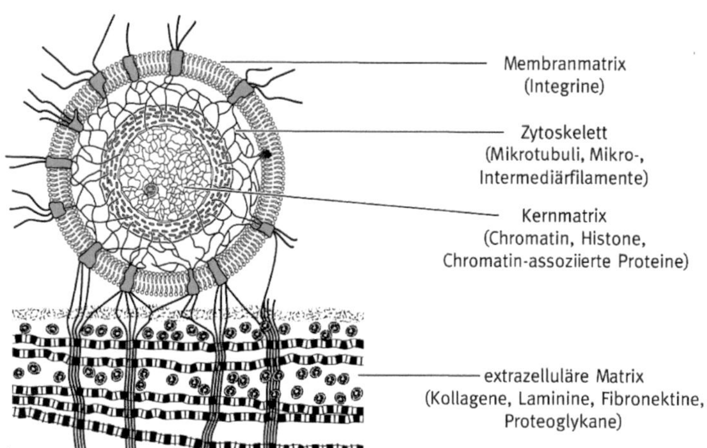

Abb. 4.5 a Zelle mit extra und intrazellulären Filamenten. Die *inter*zellulären Fasern (in extrazellulärer Matrix) wirken über eine Kontinuität mit den *intra*zellulären Mikrofilamenten (Zytoskelett) direkt auf das Zellinnere, insbesondere auf Zellkern und Mitochondrien. **b** Kontinuität des Bindegewebes durch den ganzen Körper. Die elektrischen Potenziale wandern als Information durch Zellen und durch den ganzen Körper. [12]

(Hauss et al. 1968). Der dadurch etablierte **elektrostatische Grundtonus** reagiert auf jede Veränderung in der Grundsubstanz mit Potenzialschwankungen. Die auf diese Weise verschlüsselten Informationen können sich wiederum als Potenzialschwankungen der Glykocalyx der Zellmembran mitteilen und dort, falls sie stark genug sind (Informationsselektion!), über Depolarisation der Zellmembran (z. B. Muskel- und Nervenzellen) zu einer Zellreaktion führen oder – wie bei allen anderen Zelltypen – über Aktivierung membranständiger zweiter Boten (zyklisches Adenosinmonophosphat, Inosittriphosphat u. a.) die in die Grundsubstanz codierte Information auf zytoplasmatische Enzyme übertragen. Diese gelangen in den Zellkern und könne letztlich das genetische Material des Zellkerns an geeigneter Stelle anstoßen. (Pischinger, 1998).

Die *inter*zellulären Fasern wirken über eine Kontinuität mit den *intra*zellulären Mikrofilamenten direkt auf das Zellinnere, insbesondere auf Zellkern und Mitochondrien (➤ Abb. 4.5). Auch eine verbesserte Versorgung mit Ca^{2+}-Ionen wirkt nicht nur auf das Membranpotenzial, sondern auch unmittelbar auf die Funktion des Zytoskeletts (Riede und Schaefer 1989).

Man sollte sich nochmals die Wichtigkeit der normalen Struktur eines Proteins, bzw. Proteoglykans vor Augen halten. So ist z. B. bei einem Transmitter-Rezeptor-Komplex für die Aktivierung eines Signals nach dem Schlüssel-Schloss-Prinzip eine „mechanisch-chemisch-elektrisch" intakte Struktur des Komplexes und seiner Einzelteile zur Informationsweiterleitung nötig. Durch chemische Wechselwirkungen bzw. Reaktionen, z. B. mit Radikalen oder Methylgruppen, werden Makromoleküle „verbogen" und in ihrer Informationsübermittlung gestört oder fallen gar gänzlich aus. Gleiches ist anzunehmen für die Informationsübermittlung, welche durch mechanische Distraktion oder Verschiebung des pH-Wertes innerhalb des Bindegewebes gestört wird. Das Bindegewebe ist eine Struktur, die chemische Reaktionen lokal umgrenzt und für migrierende, immunitäre Zellen durchlässig ist. Die zelluläre Immunantwort ist auf Informationen aus dem Gewebe angewiesen, damit es eine koordinierte Zellbewegung gibt und die immunitären Zellen ihr Ziel erreichen. Dabei kommen unterschiedliche Prinzipien zum Tragen wie Chemotaxis und Veränderungen des Ruhepotenzials des Gewebes. Chemotaxis nutzt die Fähigkeit der Zellen, entlang eines chemischen Konzentrationsgefälles zu wandern. Ebenso ist dies mit einem elektrischen Spannungsgefälle möglich.

Hier sieht man, wie elektromagnetische Potenziale in vielfältiger Wechselwirkung zu Veränderungen in der Grundsubstanz stehen. Es gibt eine Koppelung von Potentialschwankungen, Zellreaktionen und z. B. mechanischen – und damit palpierbaren – Veränderungen in der Grundsubstanz (➤ Kap. 3). Oft weisen schon einfache und alltägliche Zeichen in einer Behandlung darauf hin. Beispielsweise kann man während einer osteopathischer Behandlung zeitweise unwillkürliche Zuckungen beobachten. Diese Zuckungen des Patienten können durch Verschiebungen des Ruhepotenzials der Matrix erklärt werden. Das Ruhepotenzial kann eine Schwelle erreichen und überschreiten, so dass kurzzeitig Aktionspotenziale der eingebetteten Nervenfasern induziert werden. Diese Verschiebungen sind für den Osteopathen ein Hinweis auf den therapeutischen Prozesses (➤ Kap. 2), den er durch ein Fulkrum (➤ Glossar) in das osteopathische Behandlungskonzept integriert (➤ Kap. 7, Osteopathisches Behandlungskonzept).

Die beschriebenen Vorgänge auf Niveau des Zellkerns lassen sich makroskopisch selbstverständlich nicht im Detail beobachten, erklären aber die erstaunlichen funktionellen Änderungen, die zum Teil bei oder nach einer osteopathischen Behandlung auftreten und geben manchen Effekten eine solide Erklärungsbasis. Auch kann man mit bloßem Auge eine exotherme chemische Reaktion nicht direkt beobachten, jedoch deren Effekt, die Wärmeentwicklung fühlen. Wir wollen nicht kleinste physikalische Effekte mit makroskopischen Masseneffekten verwechseln, jedoch wird man nicht bestreiten, dass die physiologischen Prozesse des Körpers im Normalfall, also permanent, auf solch kleinen physikalischen Zusammenhängen basieren. So werden verschiedenste Kleinstprozesse in Kohärenz gebracht, um einen makroskopischen Effekt zu etablieren. Mit diesem Etablierungsmuster versucht der Osteopath sich einzuschwingen, zu synchronisieren, um den Organismus dann letztlich in Richtung Gesundheit zu beeinflussen.

Die verbesserte Vitalität und ein dynamischerer primärer respiratorischer Mechanismus (PRM) durch lymphatische und fasziale Techniken kann unter anderem mit zellulären Effekten erklärt werden. Es wird mehr Raum geschaffen, die Strömung von Flüssigkeiten und Nährstoffen verbessert und dadurch die interne Dynamik bestärkt.

Für die osteopathische Arbeit ist interessant, dass über das Bindegewebe die verschiedenen biophysikalischen und biochemischen Ebenen erreicht werden können, da diese dort physiologisch interagieren. Für eine Gleichschaltung und Synchronisation sollte man sich als Osteopath speziell an die Anforderungen des Gewebes anpassen können. Dazu stehen im osteopathischen Fachbereich die verschiedensten Gruppierungen von Techniken zur Verfügung, z. B. fluidale Pump- und Strömungstechniken, mechanische Mobilisationstechniken oder auch Techniken für die Primäratmung, bei denen wir annehmen, dass man auf die elektromagnetische Ladung des Gewebes Einfluss nimmt.

Diese Anpassung ist als ein Eintreten in die Wechselwirkungen des Organismus notwendige Voraussetzung für eine Behandlung.

Dabei ist noch einmal wichtig zu betonen, dass es bei der oben erwähnten Koppelung von biophysikalischen Vorgängen wie Potenzialschwankungen des Gewebes und einer mechanischen Änderung (Bewegung oder/und Spannung) nur um kleine Bewegungs- bzw. Spannungsausschläge geht. So schreibt A. Pischinger (1998): *„Eine sehr wesentliche, aber bisher wenig berücksichtigte Eigenschaft von Kollagen ist dessen Eigenschaft der Piezoelektrizität“*.Hier drückt sich eine ganz andere Ebene von Bewegung aus als die „makroskopische“ Bewegungsqualität bei Gelenkmobilisationen oder sportlicher Betätigung. Dies wird in der Betrachtung der Physiologie deutlich: Selbstverständlich funktioniert eine mechanische muskuläre Kontraktion nur durch elektrische Signalübertragung durch den Nerven und einer folgenden Potenzialschwankung an der Muskelzelle. Diese bewirkt einen Calcium-Einstrom und damit wird das Vergleiten der einzelnen Filamente auslöst.

Um die feinen aber doch essenziell dynamischen Gewebeaktionen palpieren, d. h. wahrnehmen zu können, sollte man besonderen Wert auf ein „afferentes Handeln“ (➤ Kap. 7, Therapeutischer Dialog) legen. Es zeigt sich, dass das Bindegewebe nicht allein eine biomechanisch makroskopische Funktion ausübt, sondern dass es ein dynamisches und *vitales* Gewebe ist. Entscheidend sind somit nicht allein makroskopischer Zug und Druck am Fasersystem, sondern angepasste Kontaktaufnahme zur Interaktion mit den jeweiligen Gewebeebenen und deren Einflussgrößen.

Funktionen der Grundsubstanz: Homöostase und Informationsweitergabe durch

- Universelles Molekularsieb, Filterfunktion des gesamten (!) Stoffwechsels
- Wasserbindung
- pH-Wert Regulation
- Elektrolytverschiebungen
- Elektrostatischer Grundtonus, Informationsweitergabe auch mittels zweiter Boten
- Piezoelektrizität
- Strukturelle (damit auch mechanische) Kontinuität der Grundsubstanz zum Zytoskelett und weiter bis zum Zellkern.

4.2.2 Regenerationspotenzial – Selbstheilungskräfte

Zellen „kriechen“ über Wundregionen, um den Defekt nach einem Schnitt zu heilen. Physiologische Kompensationsmechanismen puffern Störungen, z. B. des pH-Wertes im Gewebe ab und verhindern Stoffwechselentgleisungen und Gewebeuntergang.

Aber damit ist das enorme regenerative Potenzial des Körpers noch nicht erschöpft. Als Beispiel mögen die Zellen der Hodengefäße dienen. Sterben aus irgendeinem Grund Leydig-Zellen des Hodens ab, so wandern glatte Muskelzellen und Perizyten als *Progenitorzellen* für Leydig-Zellen aus ihrer vaskulären Struktur in das Keimgewebe ein und ersetzen die abgestorbenen Zellen, indem sie sich zu Leydig-Zellen differenzieren (Davidoff 2004). Auch für Reparaturvorgänge am Herzen sind Progenitorzellen bekannt (Leri, Kjastura und Anversa 2005). Das Herz besitzt eigene embryonale Stammzellen und zusätzlich wird diskutiert, ob auch Zellen der Knochenmarksreihe das Potenzial haben, sich zu Myokardzellen umzubilden. Es muss angenommen werden, dass diese Prozesse universal für den ganzen Körper gelten. Dieser alltägliche Reparaturprozess verdeutlicht in eindrucksvoller Weise das Potenzial des Körpers – ein intelligentes „Netzwerk“.

Durch das Verständnis dieser histologischen Vorgänge bekommt A.T. Stills Grundannahme von den Selbstheilungskräften (autoregulative Regenerationsprozesse) des Körpers eine wissenschaftlich gestützte und breite Basis.

Der menschliche Organismus ist in jedem Moment mit der Um- und Neugestaltung seiner vitalen Integrität beschäftigt. Ein physiologischer Prozess kann nur effektiv sein, wenn er verbrauchte Energie aus der Umgebung wieder neu aufnehmen kann oder er seine Energie größtenteils intern speichern kann. Das heißt, dass der biologische Organismus fast immer in der Lage ist, *Negentropie* (Ordnung) zu gewährleisten. Die Aufrichtung des Menschen vom Sitzen zum Stand mit den notwendigen Anpassungsvorgängen im Herz-Kreislaufsystem und der Atmung etc. erfordert eine Wechselbeziehung zwischen Energieverlust und Energieerhaltung.

Das Bindegewebe steht mit einer Ordnung durch Sektoralisierung des Körpers in Kompartimente für weitere verschiedene Vorteile, die nur kurz erwähnt sein sollen:

Die biomechanische Kraftentwicklung von Muskelgruppen wird gefördert,

statische Stabilität *und* Flexibilität wird durch das Zug-Druck-Spannungssystem und die Hydrostatik wesentlich erhöht und ein Infektgeschehen wird innerhalb des Körpers begrenzt.

Bewegungen können durch Kompartimentierung fließend, reibungs-/spannungsarm und harmonisch ausgeführt werden. Flüssigkeiten werden in verschiedenen spezifischen Zusammensetzungen unterteilt und können somit ihrer sektoralen Funktion gerecht werden, wie z. B. der Liquor cerebrospinalis für das Gehirn.

4.2.3 Fibroblasten – Netzwerk des Bindegewebes

Lockeres Bindegewebe besteht aus Grundsubstanz und zellulären Bestandteilen. Nicht nur die Grundsubstanz durchzieht und verbindet den ganzen Körper, sondern auch ein Netzwerk von **Fibroblasten**. Lockeres Bindegewebe kommt ubiquitär vor. Es umhüllt den Körper subkutan und dringt auch in die Tiefe des Köpers strukturierend ein.

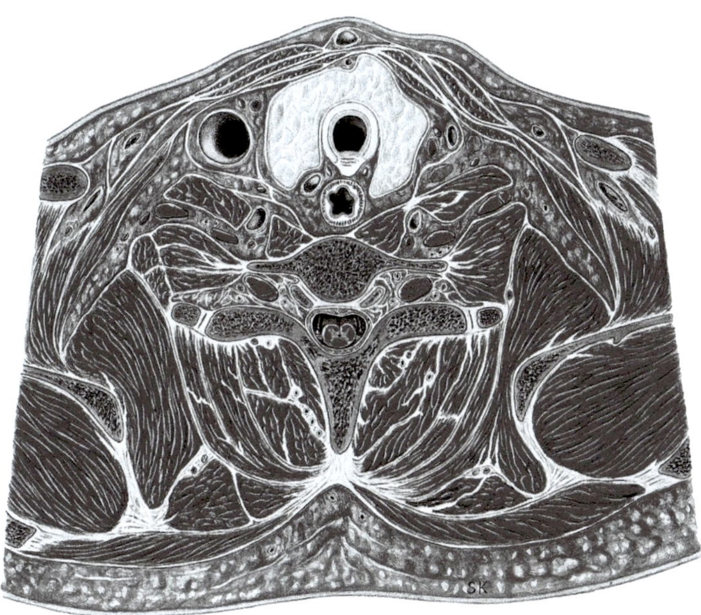

Abb. 4.6 Transversalschnitt Hals auf Höhe Th1. Hier sieht man wie das Bindegewebe in die Zwischenräume „geflossen" ist. Durch die Hüllenbildung entstehen longitudinal verlaufende Röhrenstrukturen, die gegeneinander vergleiten können müssen. [13]

Durch eine neue Untersuchungstechnik kann man Fibroblasten in einer natürlicheren, viel stärker verzweigten dreidimensionalen Struktur darstellen, als dies bisher in Präparaten und Bildern möglich war (Langevin 2004).

Die Fibroblasten bilden zu allen gewebsständigen Zellen Synapsen. Dabei sind neben Fibroblasten auch neuronale Endigungen und Makrophagen vorhanden. Die Fibroblasten sind regelrecht mit dendritischen Fortsätzen ausgestattet. Von diesen Fortsätzen gehen etwa 30 % Verbindungen zu anderen Zellen im Bindegewebe ein. Diese Verbindungen sind kurzlebig und werden *Connexin Channels* genannt. Sie haben eine Halbwertszeit von ein paar Stunden und unterstreichen damit die Dynamik und verzögernde Anpassungsfähigkeit des Bindegewebes auf eine sich verändernde Umwelt. Die Struktur der Fibroblasten scheint somit in einer Art Fließgleichgewicht vorzuliegen, in der laufend Synapsen gebildet und wieder aufgelöst werden, so dass man einen konstanten Wert der Synapsen bei 30 % der dendritische Fortsätze beobachten kann. Damit würden zwei Drittel der dendritischen Fortsätze neuen Anpassungsvorgängen zur Verfügung stehen.

Diese verzögernde Anpassung durch die Fibroblasten stellt für uns eine Möglichkeit zur Stabilisation und Pufferung von externen Einflüssen dar. Auch ist es denkbar, dass durch die Verzögerung zeitliche Vorgänge in Struktur übersetzt werden und als Informationsspeicher dienen. Dies deckt sich mit Beobachtungen aus der osteopathischen Praxis, wobei bestimmte Regenerationsprozesse gewisse Zeit benötigen. So berichten Patienten Verbesserungen ihres Zustandes nach einem Intervall von einigen Stunden bis Tagen.

Die Anpassungsvorgänge werden von Fibroblasten aktiv gestaltet. Setzt man sie einem Zug aus, so werden sie größer und dicker und nicht etwa länger und dünner, wie man es bei einem passiven Verhalten zu erwarten hätte (Langevin 2004). Dies ist Ausdruck einer Veränderung von Genexpression, Proteinbildung, Transmitterfreisetzung und zellulärem Kommunikationsverhalten.

Bei Zug an extrazellulären Fasern ist durch deren Kontinuität zum Zytoskelett (➤ Abb 4.5 Zytoskelett) eine mechano-elektrisch oder mechano-chemisch transduzierte Reaktion naheliegend. Die aktive Zellantwort legt die Auswirkungen auf die Genexpression und in deren Folge auf die Proteinsynthese nahe. Selbst Teile der DNA Strukturen sollen eine mechanorezeptive Funktion besitzen (Beloussov 1998).

Diese Beobachtungen stützen und erklären Erfahrungen, die ein Osteopath in Behandlungen machen kann. Die Ergebnisse implizieren die grundlegende Möglichkeit, einen direkten osteopathischen Dialog führen zu können – zwischen manueller Behandlung und zellulärer Ebene des Gewebes.

4.2.4 Informationsübermittlung des Körpers

Der Körper ist ein komplexes Netzwerk verschiedener Systeme, welches auf koordinierte Funktionen angewiesen ist und somit verschiedene Kommunikationswege benötigt. Hierzu gibt es verschiedene Forschungsergebnisse, welche die informative Verknüpfung der Systeme zeigen. Das stützt die These, dass letztendlich kein System isoliert betrachtet werden kann.

Für den Osteopathen, der im Wesentlichen einen manuell-mechanischen Zugang zum Patienten hat, ist die **Signaltransduktion** von entscheidendem Interesse. Die elektrochemische/chemoelektrische, elektromechanische/mechanoelektrische Koppelung setzt die verschiedenen Biokommunikationssysteme zueinander in Beziehung (➤ Abb. 4.7). Dabei wird ein Informationsaustausch mittels der mikrokristallinen Strukturen ermöglicht.

Durch *piezoelektrische* Eigenschaften von Bindegewebsfasern werden mechanische Reize in elektrische Potenzialschwankungen übersetzt. (Pischinger 1998; Heine 1997). *Pyroelektrische* Eigenschaften des Gewebes übersetzen elektrische Potenzialschwankungen wiederum in Wärme (Heine 1997). Sowohl elektrische Potenziale wie auch Wärme sind für biochemische Reaktionen essenzielle Einflussgrößen. Elektrische Potenzialänderungen dienen dem Informationsaustausch und verändern die Durchlässigkeit der Zellmembran, wodurch sich der Zellstoffwechsel, d. h. die zellulären biochemischen Prozesse verändern können. Die Temperatur beeinflusst den Ablauf von biochemischen Reaktionen, da viele Prozesse in ihrer Reaktionsgeschwindigkeit sensibel von Enzymen katalysiert werden, die ihrerseits temperaturabhängig sind.

Die in ➤ Abb. 4.7 dargestellten Beziehungen sollen das „Mental Image" des Osteopathen bei der Behandlung unterstützen.

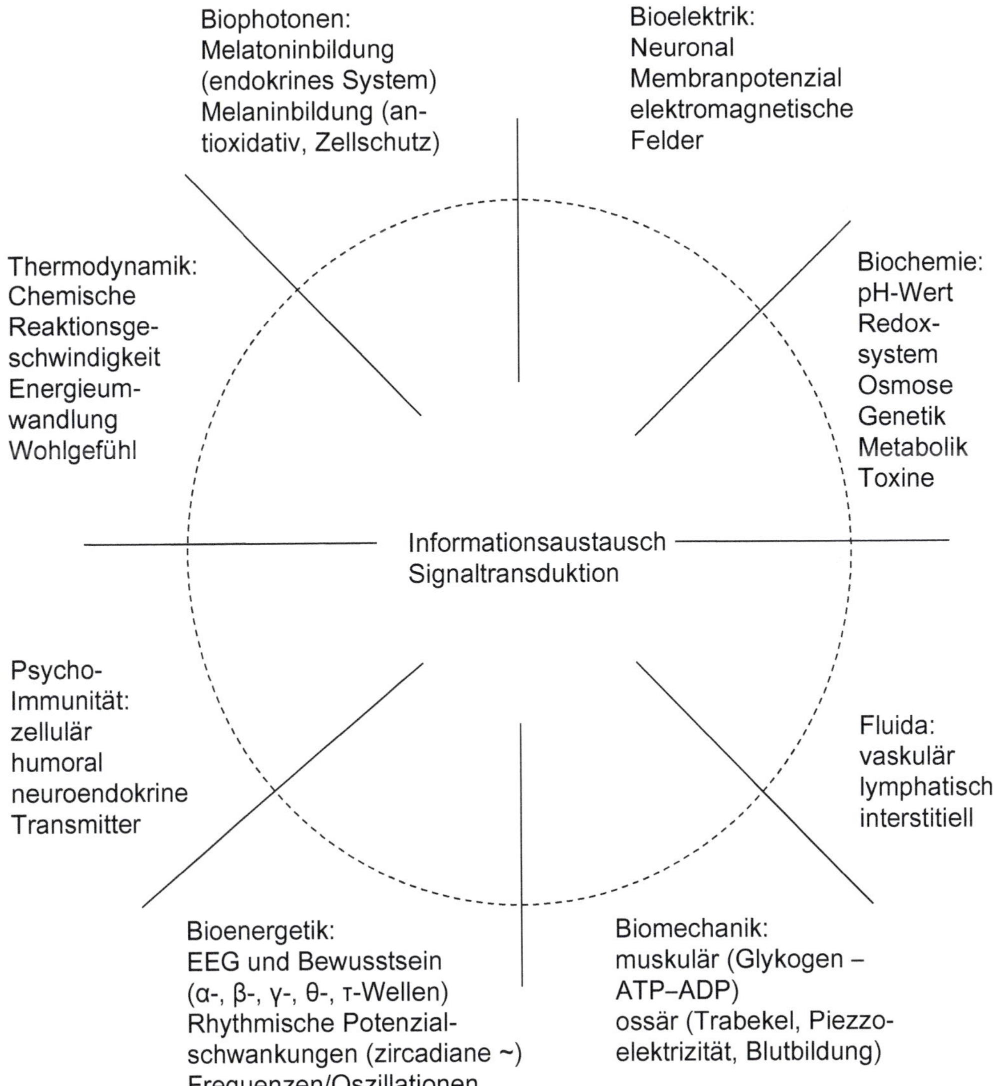

Abb. 4.7 Signaltransduktion, reziproker Informationsaustausch der verschiedenen Systeme. Diese Beziehungen unterstützen das „Mental Image" (➤ Kap. 7.7). [2]

4.2.5 Zelle – metabolisches Feld – Bewusstsein

Von der Faszie zur Zelle, vom metabolischen Feld zum Bewusstsein

Zwischen Struktur – Funktion – Bewusstsein können funktionell verschiedene Wechselbeziehungen hergestellt werden. Das funktionell wichtigste Dreieck, welches wir zeichnen können, befindet sich im Inneren der Zelle. Die intrazelluläre Zusammensetzung wird durch die Membran des Zellkerns, das Zellplasma und deren Bestandteile sowie der unmittelbaren inneren und äußeren Umgebung der Zellmembran gebildet.

Ein ständiger Prozess von Enzymreaktionen und elektrischen Strömen wirkt auf die Struktur auf- oder abbauend. Die unterschiedlich spezialisierten Ionenpumpen der Zellmembran bilden den Motor des metabolischen Austausches und des elektrischen Feldes. Dieses elektrische Feld ist Teil eines globalen elektrischen Feldes, welches in Wechselwirkung mit den elektrischen Feldern der kognitiven Bereiche des Gehirns steht.

Das elektrische Feld (lokal und global) harmonisiert und synchronisiert die Zellfunktionen einer Zellgruppe, wie dies insbesondere bei Herzmuskelzellen deutlich wird. Andererseits kann ein Nicht-Mitschwingen einer Zelle oder eines Zellverbandes die synchrone Funktion mit der Umgebung stören (ventrikuläre Extrasystolen des Herzens).

Einige Lymphozyten im Verband von Lymphozytenplaques sind befähigt, sowohl in ihrer unmittelbaren Nachbarschaft als auch auf Distanz, Funktionen zu hemmen. So können sie ein lokales wie globales Störfeld aufbauen, welches die Physiologie dysreguliert. Eine depolarisierte Zelle, die nicht mehr fähig ist sich zu repolarisieren, ist der Grund dafür, dass der funktionelle Austausch des Gewebes, in welchen die Zellen eingebettet sind, gestört ist (Pischinger und Heine 1998, Hunecke 1975).

Die Zellen des Körpers und auch ihre Verbände zeigen fast immer ein sinnvolles Verhalten, was logisch fassbar ist. Diese Reihe von Vorgängen unterstützt auf spezielle Weise unterschiedlich tiefe Ebenen des Bewusstseins und nimmt damit mehr oder weniger stark Einfluss auf das kognitive Bewusstsein.

Die lokalen Zellen entscheiden je nach Zustand des Milieus, ob eine Information lokal oder zentralnervös verarbeitet wird.

Der Metabolismus des Gewebes interagiert mit der vegetativen Ebene unseres Bewusstseins. Die vegetative Ebene des Bewusstseins beeinflusst mehr oder weniger die geistige Aktivität. So kann eine Entzündung mit Freisetzung von z. B. Zytokinen und folgendem Fieber kognitive Prozesse hemmen.

Umgekehrt kann auch das kognitive Bewusstsein dazu genutzt werden, physiologische Prozesse zu beeinflussen (z. B. Metabolismus, Immunologie). Die Wechselwirkung der einzelnen Felder stellt unterschiedliche Arten des Bewusstseins dar. So kann z. B. Metabolismus und Bewusstsein als Hunger empfunden werden.

KAPITEL

5 Faszien – Struktur und Funktion

Die **Faszien** haben einen Effekt auf die Stabilisierung und Erhaltung der aufrechten Gestalt. Sie umhüllen, schützen und unterstützen Organe, Muskeln, Nervenbahnen und Gefäße in Form und sichern ihre Funktion. Sie gewähren eine freie Zirkulation der Fluida im Körper.

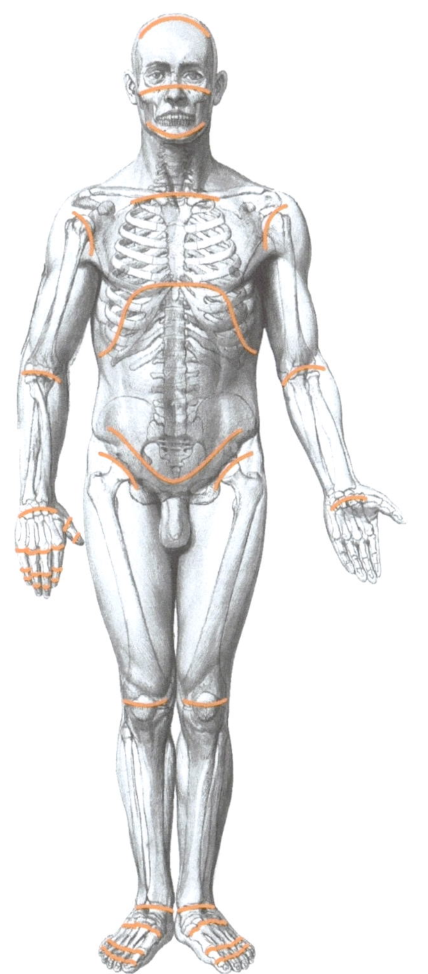

Abb. 5.1 Diaphragmen (Querstrukturen, orange) der Rumpfhöhle und Extremitäten. [13]

Die Faszien sind elastisch und können sich reaktiv zusammenziehen. Jede Störung des Gleichgewichtes in der Physiologie der Faszie kann die Elastizität einschränken und somit Kompensationsmöglichkeiten des Organismus vermindern.

Die so genannten Diaphragmen sind transversale und meist gewölbte Trennwände des Körpers (➤ Abb. 5.1 und ➤ Abb. 5.2). Wie bei einem Regal das Befestigungskreuz, so geben die Diaphragmen den longitudinalen Strukturen Stabilität, ohne die gesamten dynamischen Bewegungsmöglichkeiten zu unterbinden und starr werden zu lassen. Die Diaphragmen bestehen aus gekreuzten und dreidimensional strukturierten Fasern, welche die Adaptionen an mechanischen Stress aus verschiedensten Richtungen erlauben.

Die Diaphragmen bilden sich schon im frühen Embryonalstadium. Bereits während der späten Blastula-Phase (Ende 2. Woche) entwickelt sich ein komplexes Netzwerk von Strömungsbahnen, Höhlen und interstitiellen Räumen. Diese Strömungsbahnen dienen dem Austausch von Nährstoffen und Abbauprodukten. Die Entwicklung der Strömungsbahnen ist mit einer mesenchymalen Entwicklung gekoppelt und vermittelt via Metaboliten und Transmitter (Laminine, Fibronektine und Kollagen Typ IV; Carlson 1994) die Differenzierung verschiedener Gewebsschichten.

Die Faszien des Körpers werden üblicherweise in drei verschiedene Schichten bzw. Röhren unterteilt:

1. *Oberflächliche fasziale Schicht.* Diese Röhre ist für muskuläre Kompartimentierung verantwortlich und beinhaltet die äußere Bindegewebshülle inklusive des subkutanen Bindegewebes.
2. *Intermediäre fasziale Schicht.* Diese Röhre umschließt und unterteilt im Rumpf die viszeralen Höhlen (pleuro-perikardio-peritoneale Kontinuität). Ebenso verlaufen hier die großen Versorgungsstrukturen wie Gefäße und Nerven.

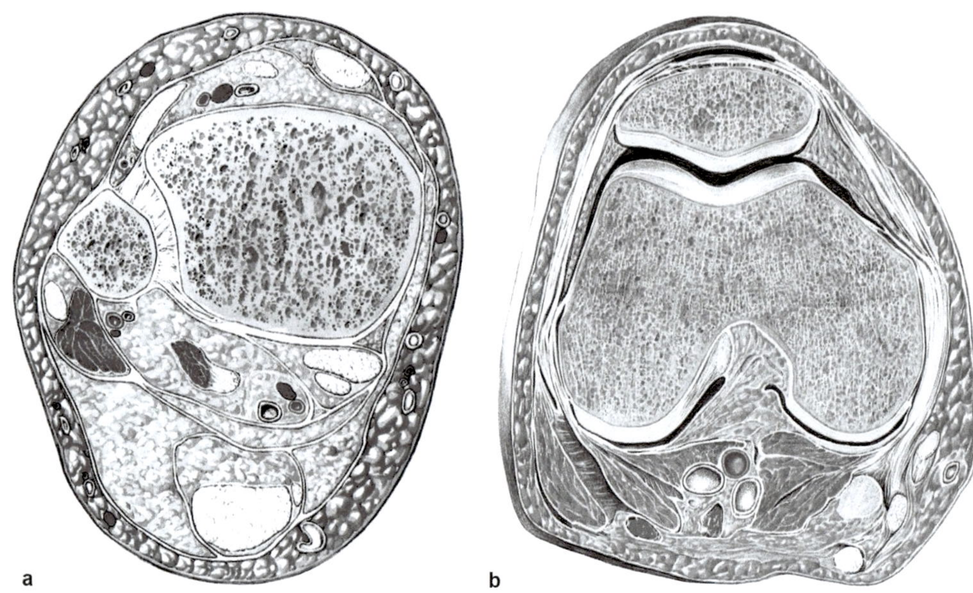

Abb. 5.2 Diaphragma der Extremität am Beispiel eines Querschnitts in Höhe des **a** oberen Sprunggelenks und des **b** Kniegelenks. Hauptsächlich Knochen und bindegewebige Strukturen füllen den Durchlass aus und bilden eine Verdichtung, einen Abschluss der Kompartimente, ein Diaphragma der Extremität. [13]

3. *Tiefe fasziale Schicht.* Diese Röhre umhüllt das zentrale Nervensystem und die Knochen als zentrale Strukturen. Es besteht aus Periost und intrakranialem Bindegewebe.

Diese Schichten sind unserer Meinung nach mehr als Kommunikationswege zu verstehen denn als räumlich getrennte Schichten. Der Eindruck von unabhängigen oberflächlichen, intermediären und profunden Faszien wird durch den Netzwerkcharakter des Systems konterkariert. Es erscheint weniger als flächiges Schichtenmodell, sondern vielmehr als ein Tensegritätsmodell aus dreidimensional angeordneten Druck- und Zug-Elementen.

Bei Bewegung ist die superfizielle Faszie als muskuläre Hülle mehr einem hydrostatischen Druck ausgesetzt, während die profunde Faszie, also das Periost, Ansatzpunkt für die muskulären Zugkräfte ist. Auch ist ein Unterschied in der Festigkeit und dem Bewegungsausmaß festzustellen. Die superfizielle Schicht verfügt über eine weitere Bewegungsmöglichkeit als das Periost, welche auch eine derbere Qualität besitzt. Trotz der unterschiedlichen Differenzierung der Faszien und den Funktionen, die ihnen zugeordnet sind, können einzelne Faszien nicht getrennt behandelt werden.

Somit verstehen wir dieses Röhrensystem als eine Raum-Druck-Beziehung, wobei die Strukturierung nicht als ein Schichtenmodell sondern als Wabensystem zu betrachten ist. Das Wabensystem besteht aus zusammengeführten Gewebsverbänden. Diese haben zum Teil unterschiedliche embryonale Herkunft, verschmelzen jedoch im Laufe der Entwicklung. Embryologisch rekrutiert sich das Mesenchym aus allen drei Keimblättern und vermittelt Informationen aus allen Bereichen des Körpers. Dabei kommt es weniger auf die embryonalen Schichten an, als vielmehr auf die räumliche Strukturierung und der sich darin entwickelnden Funktionen. Das Wabensystem wird somit zu einem universellen Informationsträger. Das beinhaltet, dass in der räumlichen Struktur im Verlauf der Zeit Ereignisse als Erinnerung gespeichert werden. So kann eine Pleuritis eine pleurale Adhäsion hinterlassen, welche immer an dieses Ereignis „erinnert" und die Atembewegung als Funktion ständig beeinflusst. Diese Funktionsbeeinträchtigung hat Auswirkungen auf alle Interaktionsfelder. Man kann sich die Frage stellen, welche Auswirkung die Veränderung der Atembewegung auf das psychoemotionale Erleben, den

Sauerstoffpartialdruck oder z. B. den Tonus der Atemmuskulatur haben kann.

Die Physiologie der Faszien beinhaltet eine Gleitfähigkeit gegeneinander. Diese Gleitfähigkeit ist vom Flüssigkeitsgehalt und dem Zwischenraum abhängig. Genau in diesem Raum finden die klinischen Probleme mit Flüssigkeiten, Metabolismus, Schlacken und Entzündungen statt. Kommt es zwischen den Verschiebeschichten zu Bewegungseinschränkung, d. h. einer Verminderung der Gleitfähigkeit, wird die Zirkulation und damit der arterio-veno-lymphatische Austausch gestört. Die Folge können Gewebeödeme oder andere Umbauprozesse wie Fibrosierung sein. Sensible Nerven werden durch derartige Veränderungen irritiert und können Schmerzen auslösen.

Frank Willard beschreibt die viszeralen Faszien als eine homogene Röhre, die den Hohlraum des Rumpfes bis zur Schädelbasis im Ganzen auskleidet. Wird keine Traktion auf das Bindegewebe ausgeübt, so kann man kaum ligamentäre Strukturen entdecken. Dies erlaubt eine insgesamt hohe Bewegungsfähigkeit der Organe. Die mittlere fasziale Schicht ist überwiegend um das kardiovaskuläre System herum organisiert. Erst bei stärkerer Traktion kommen in diesem System Stränge zum Vorschein, die man von der herkömmlichen anatomischen Nomenklatur aus als Ligamente kennt. Dies verstehen wir als einen Ausdruck von einer Physiologie, die weite Strecken der Beweglichkeit ohne nennenswerten Widerstand zurücklegt. Erst weit am Schluss entstehen entsprechende bremsende Kräfte, in denen die Elastizität beansprucht wird. Es unterstreicht die führende Rolle der Gefäße in einem Entwicklungsprozess.

5.1 Biomechanische Betrachtung der Faszien

Die Faszien leiten und unterstützen die Bewegungen des Körpers in ihrer komplexen, verbindenden Einheit.

Während einerseits das myofasziale System als eine Muskelkette betrachtet wird, sehen wir in dem Netzwerk weniger die linearen Strukturen als vielmehr die Umhüllung von Raum. Umfasst wird der Raum von Kompartimenten, welche wabenartig angeordnet und in eine Röhrenstruktur eingepasst sind. Dies passiert zwischen zwei Hüllen an Rumpf und Extremitäten, dem Periost und der Fascia superficialis.

Die Extremitäten sind befähigt durch eine aufsteigende spiralige Rotationsbewegung den Rumpf in seiner Balance und daraus folgender Aufrichtung zu unterstützen. Wird die biomechanische Balance eingestellt, kann die biodynamische Aufrichtung des Gewebes und die Etablierung seiner Mittellinie(n) stattfinden. Da sich im Liegen Balance sehr einfach und ohne Aufwand herstellen lässt, wird diese Behandlungsposition sehr oft verwendet.

5.2 Biochemische Betrachtung der Faszien

Die Faszien leiten die Flüssigkeiten und das elektrische Feld des Körpers. Sie verfügen über leitende Funktionen von Nerven und alle Arten von Tunnelsystemen, die mit dem Austausch von Flüssigkeiten im Zu- und Abfluss ihre Aufgabe haben.

Der Übergang von einem Stromgebiet zu einem anderen Flüssigkeitsfeld des Körpers dient dem Austausch und Stoffwechsel aller Zellen. Der arteriovenöse Austausch, und damit der gesamte Stoffwechsel aller Zellen, ist in der Matrix lokalisiert. Die Kapillarbetten bilden ein Netzwerk, welches das Gewebe dynamisiert. Über den metabolischen Austausch von Sauerstoff, Kohlendioxid, Glucose, Wasser und andern Stoffwechselprodukten kann das Gewebe seine vitale Funktion ausdrücken. Die Dynamisierung erfolgt hier von zentral nach peripher, während die Information aus der Peripherie wieder konzentrisch das Herz erreicht.

Die potenzielle Energie für den Blutstrom in Form des Blutdrucks wird durch das Herz zur Verfügung gestellt und maßgeblich durch den qualitativen Zustand des Blutes, seinen biochemischen und zellulären Bestandteilen, mitbestimmt. Diese Fließeigenschaften des Blutes werden durch den spiraligen Auswurf des Blutes verbessert. Die Konstruktion des Herzens entspricht in seiner spiralartigen Muskelfaseranordnung der Art der Dynamisierung des Blutes und seines Flusses (➤ Abb. 5.3). Herz (Zentrum) und Blut (Peripherie) formen und dynamisieren sich gegenseitig. So wird eine Schwingung zwischen den Polen, Zentrum und Peripherie, Herz und Metabolik bestimmt.

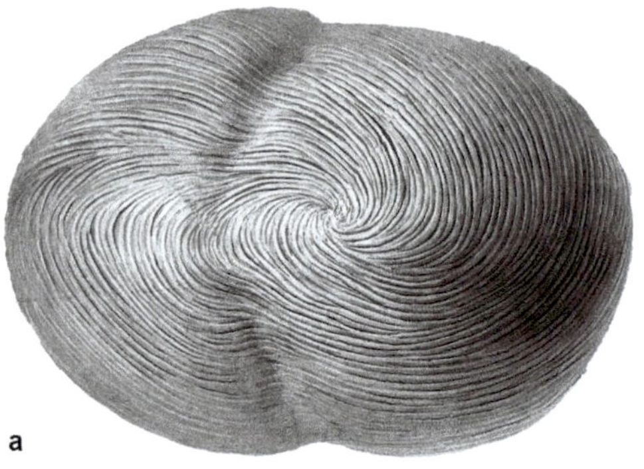

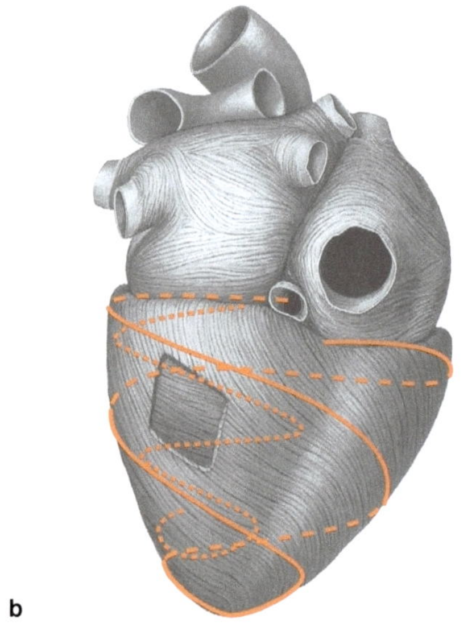

Abb. 5.3 a Spiralartige Faserkonstruktion des Herzens (Herzspitze). **b** Hierdurch kann das Blut sowohl in den Ventrikeln als auch aus dem Myocard besser „ausgewrungen" werden. Mangelnde Relaxation mindert die Perfusion, so dass Insuffizienzen systolisch und diastolisch verursacht werden können (Blick von dorsal kaudal). [13]

5.3 Anordnung der Faszien

Um fasziale Anordnungen verstehen zu können, werden sie konzeptuell in unterschiedlichen Modellvorstellungen gefasst. Das gebräuchliche dreischichtige *Röhrenmodell* kann eine hilfreiche Vereinfachung sein, wenn man sich weiterhin der realen Komplexität bewusst ist. Dieser Unterschied wird deutlich, wenn man ein reales anatomisches Präparat mit einem vereinfachten und schematisierten Bild vergleichend betrachtet.

Weiter gibt es Modelle, die myofasziale „Ketten" beschreiben oder neuromuskulär funktionelle Bewegungsabläufe, z. B. das Konzept PNF (propriozeptive neuromuskuläre Faszilitation). Dieses Konzept der neuro-myofaszialen Anordnung mit Blick auf einen neuronal gesteuerten Bewegungsablauf zeigt, wie man sich immer wieder öffnen und neu orientieren muss: Man hat offenbar rein mechanische Abläufe in Relation mit anderen Ebenen und Funktionssystemen zu stellen.

Um sich dem realen Zustand in situ weiter annähern zu können, schlagen wir neben den bestehenden Modellen ein weiteres vor.

Der Körper ist strukturiert, unterteilt wie auch verbunden durch das Bindegewebe. Es entsteht als Mesenchym (gr. *mes enchym* „dazwischen gegossen") und umhüllt und bildet Raum für Organe und Muskeln. Es fungiert gleichzeitig mittels intermuskulären und intramuskulären Septen als elektrische Matrix (> Kap. 3.2.4). So werden Kompartimente gebildet, Ballons, Beutel, Wabenstrukturen, die ein zum Teil variables fluidales Volumen haben, so dass eine hohe Stabilität und Flexibilität gewährleistet ist. Die Umhüllung gewährleistet Gegenkraft bei Verdickung des Muskels während der Kontraktion für die Kraft in Bewegung. Durch Volumenkompression und Druckaufbau entsteht ein fluidales Druckgefälle und somit Strömung. Dies ist die Grundlage für den dynamisch-physiologischen Austausch.

Diese Kompartimente scheinen mit ihrer Wabenstruktur ein **generelles Organisationsprinzip** darzustellen (> Abb. 5.4). Nicht nur fasziale Umhülllungen, sondern auch die Trabekelstrukturen der Knochen (> Abb. 3.7) sowie mikroskopische Kompartimentierung, zellulär und intrazellulär (> Abb. 5.5) scheinen dieses Prinzip abzubilden. Es scheint eine fraktale makro-mikro Kontinuität darzustellen.

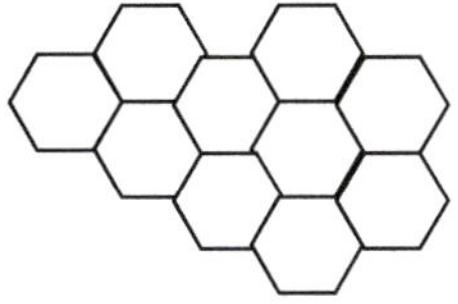

a Bienenwaben, zelluläre Kompartimente

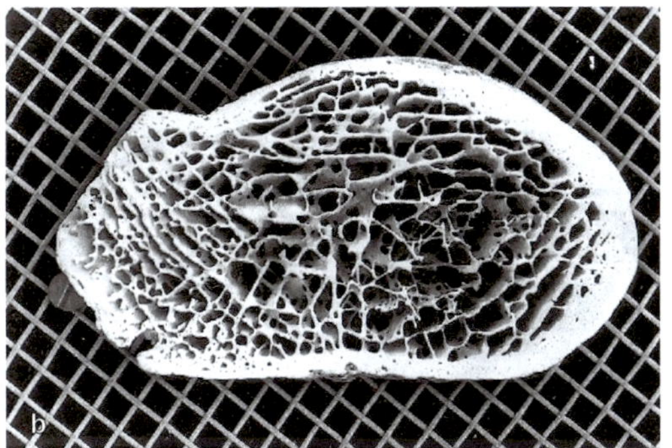

Abb. 5.4 a Schema von Bienenwaben oder zellulären Kompartimenten, **b** (Kompartimente im Gewebe, siehe auch Spongiosa ➤ Abb. 3.7). [2], [9]

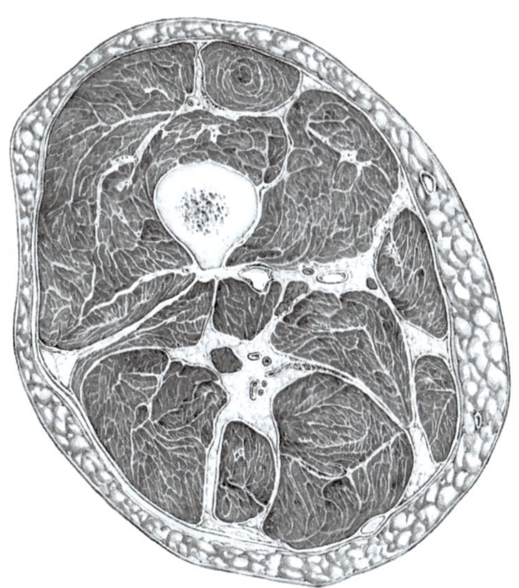

Abb. 5.5 a Kompartimentierung des rechten Oberschenkels. [13]

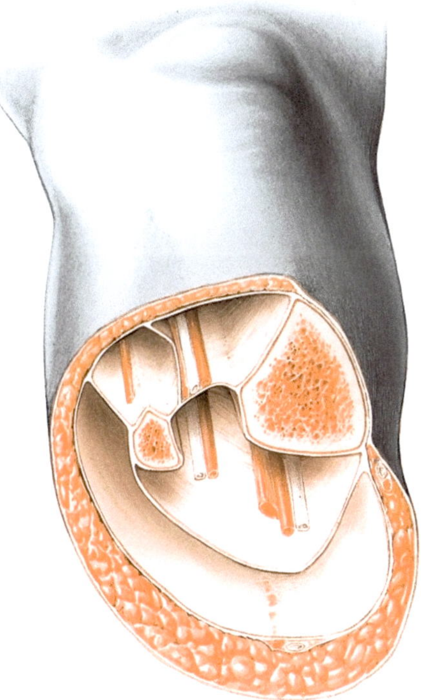

Abb. 5.5 b Kompartimentierung des rechten Unterschenkels. [13]

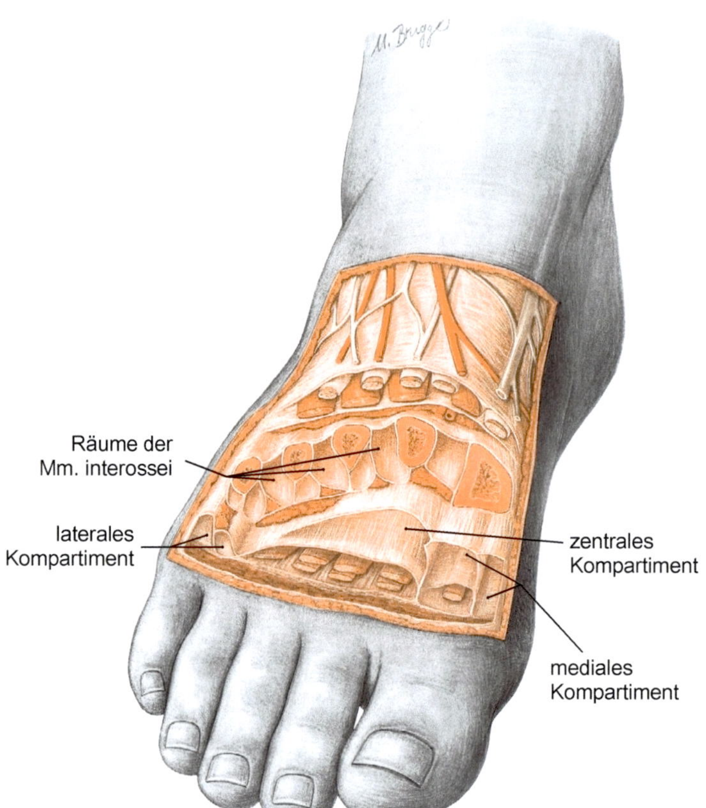

Abb. 5.5 c Kompartimentierung des rechten Fußes. [13]

5

Wir wollen im Folgenden den Körper schematisch reduzieren und anschließend das Schema wieder fein differenzieren. Dies gibt einem die Möglichkeit eines neuen prinzipiellen Verständnisses und Zugangs.

Betrachtet man den Körper einmal im Ganzen, erinnert einen der Rumpf mehr oder weniger an einen (gefüllten) Hohlkörper/Ballon und die Extremitäten an relativ solide Stangen.

Stellen wir uns den Rumpf nur als einen plastisch-elastischen Hohlkörper mit Inhalt vor. Dies erinnert stark an die Struktur einer Zelle oder eines Einzellers und erlaubt eine Analogie in der Vorgehensweise auf den verschiedenen Ebenen.

Embryonal entsteht zuerst der Rumpf, und seine Entwicklung induziert die Entwicklung der Extremitäten mittels des apikalen ektodermalen Rings (Carlson und Blechschmidt 2003).

Die vier Stangen (Extremitäten) erscheinen wie an den Rumpf „angeschraubt". Sie fungieren als Hebel für eine bessere Funktionsfähigkeit des Rumpfes. Man kann diese Hebel therapeutisch einsetzen, um mit bestimmten Kräften auf den Rumpf einzuwirken. Umgekehrt werden Verziehungen des Rumpf-Hohlkörpers Auswirkungen auf die peripheren „Stangen" haben. Muskuloskelettal strahlen die Extremitäten oberflächlich, d. h. in die Wand des Rumpfes ein. Von da aus werden Kräfte mittelbar nach innen weitergeleitet. Dass die Kraftübertragung nicht unmittelbar geschieht, bedeutet eine erhebliche Puffer- und Schutzfunktion für die Organe. Andererseits ist so jeder Abschnitt am Aufbau einer gesamten Dynamik und Stabilität beteiligt.

Diese Wechselwirkung zeigt Extremitäten als Hebelarme, mit denen man zentrale Strukturen behandelt, und zentrale Strukturen als wichtigen Ausgangspunkt für die Dynamik und Balance der Peripherie.

Man kann einen Ballon in weitere Ballons unterteilen. Dadurch ergeben sich Querstrukturen/Diaphragmen des Körpers. Es bilden sich im Wesentlichen drei Hohlräume: Becken/Bauch, Thorax und Schädel (➤ Abb. 5.6). Aber auch im embryonalen Stadium (z. B. Morulastadium) teilen sich einzelne Zellen, so dass sich Unterteilungen in einem Gesamtballon bilden – ein immer wiederzuerkennendes Prinzip.

Durch Wachstum des Körpers vergrößert sich die Abschnürung zwischen Kopf und Thorax. Weiterhin differenzieren sich die Querstrukturen weiter aus: Diaphragma pelvis, Diaphragma thoracis, Apertura thoracis superior, Pharynx und Foramen magnum, Tentorium cerebelli, Ossa parietale.

In jedem Ballon kann man wieder eine Ausdifferenzierung einzelner Ballons erkennen, die alle miteinander über Volumen-Druck-Beziehung in Wechselwirkung stehen. Auch der intrathorakale, interpleurale und intrapulmonale Druck der Atmung interferiert mit dem fluidalen Bereich. Letztlich besteht der Körper aus einer Ansammlung von Zell-Ballons, die als Einheit kooperieren.

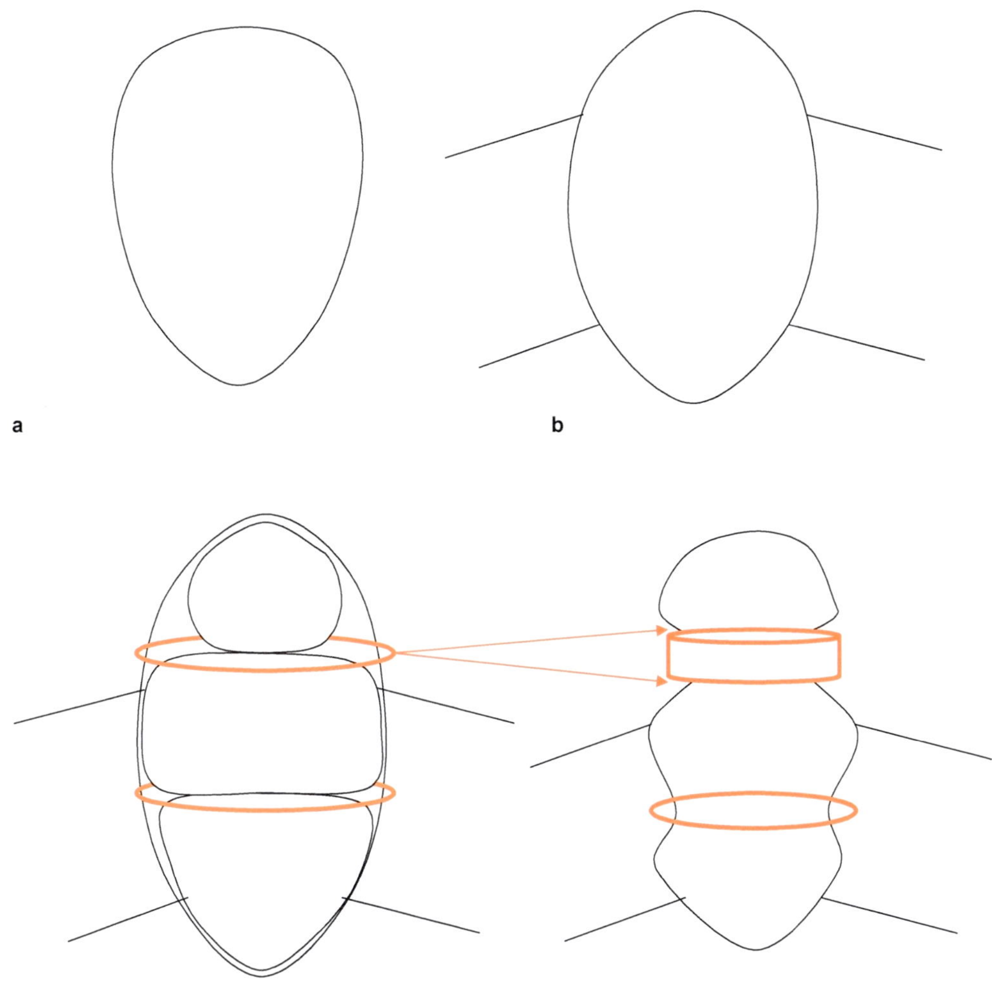

Abb. 5.6 Schema der Kompartimente des Körpers und ihrer Entwicklung:
a Rumpf/zellähnliches Gebilde
b Rumpf mit vier soliden Säulen/Extremitäten; Myxamöbe;
c Kompartimente des Rumpfes durch transversale Diaphragmen, Einschnürungen
d Ausweitung der zervikalen Einschnürung – Kopf, Hals, Thorax, Abdomen mit Pelvis sowie Extremitäten. [2]

Die Majorität der Faszienrichtung zeigt eine longitudinale Ausrichtung, d. h. eine kranio-kaudale oder kaudo-kraniale Richtung mit longitudinalen und schräg kreuzenden Faserverläufen. Bereiche von Hypertonus können das längsgerichtete, reziproke Gleiten der verschieden tiefen Lagen der Faszien verhindern. Das kann Einschränkungen in angrenzenden oder weiter entfernt liegenden Funktionsgebieten hervorrufen. So vergleitet die tiefe Faszienlage, d. h. Periost gegenüber der Fascia superficialis, und die Kompartimente passen sich dem Zug und Druck an (➤ Abb. 5.7).

Die verschiedenen Diaphragmen des Körpers formen die transversal orientierten Fasersysteme und bestehen aus muskulär-fibrösen Strukturen mit bogenförmigem Faserverlauf. Sie separieren die unterschiedlichen anatomischen und funktionalen Regionen des Körpers und verbinden sie gleichzeitig mit dem längsgerichteten Fasziensystem (➤ Abb. 5.8).

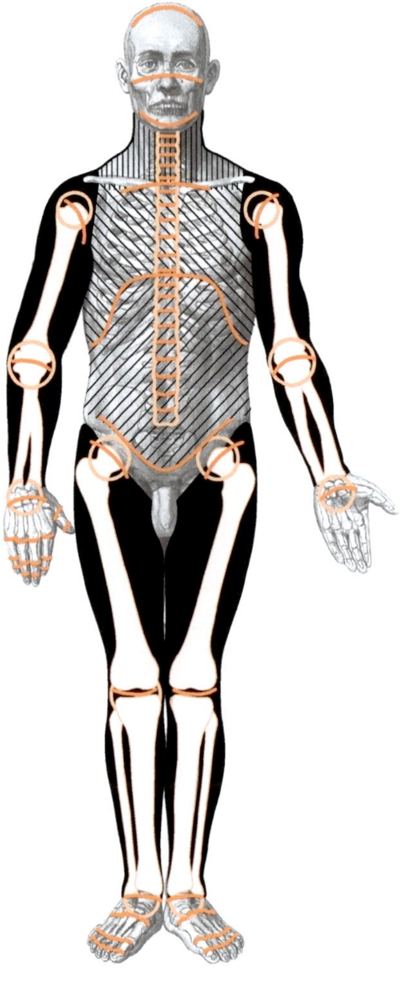

Abb. 5.7 Tiefliegende Schichten, d. h. periostale Kompartimente (an Ober- und Unterschenkel eingezeichnet), gehen kontinuierlich in Gelenkkapseln über (Kreise bei den orangen Querstrukturen/Diaphragmen) und bilden dadurch ein zusammenhängendes profundes/tiefliegendes Kompartimentsystem. Die oberflächliche Fascia superficialis läuft wie ein Anzug über den ganzen Körper. Es werden durch die Verdichtungen des Bindegewebes bei den Gelenken/Diaphragmen Abschnitte (Kompartimente) gebildet, die Periost (profunde Schicht) und Fascia superficialis miteinander verbinden. [14]

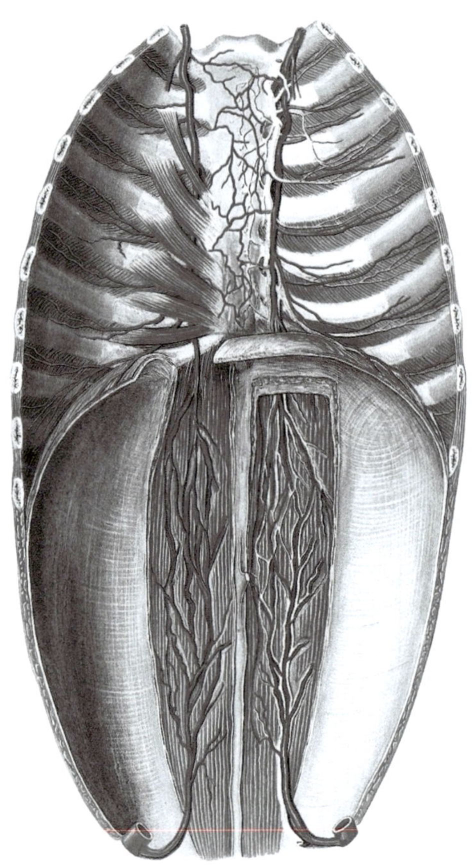

Abb. 5.8 Anatomisch kann man längsverlaufende und querverlaufende Strukturen des Rumpfes zur Stabilisation erkennen. Wandstrukturen werden über Diaphragmen so verbunden, dass sie nicht zur Seite umfallen (ähnlich wie beim Bau eines Regales die seitlichen Stützen durch eine Kreuzbefestigung fixiert werden). [13]

Sie erlauben eine Anpassung an Kräfte/Stress aus verschiedenen Richtungen und Bereichen.

Gelenke bilden transversale Verdichtungen, Knotenpunkte, welche die Kompartimente in ihrer Längsausdehnung unterbrechen. Sie bieten sich als Ansatzpunkte oder Fulkren für eine Behandlung an.

Das kraniale Ende der superfiziellen Rumpfhülle konzentriert sich in den epikranialen Faszien und dringt in den sphärischen Bereich des Schädels ein. Die Beckensphäre ist das kaudale Äquivalent dazu. Die Plantaraponeurose und die reziproke Spannungsmembran des Schädels erstellen ebenfalls eine transversale Organisation der Peripherie und des Kopfes. Diese Regionen sind alle Endpunkte einer körperlichen Organisation und eignen sich somit als Beobachtungspunkt, von dem aus man den ganzen Körper gut überblicken kann.

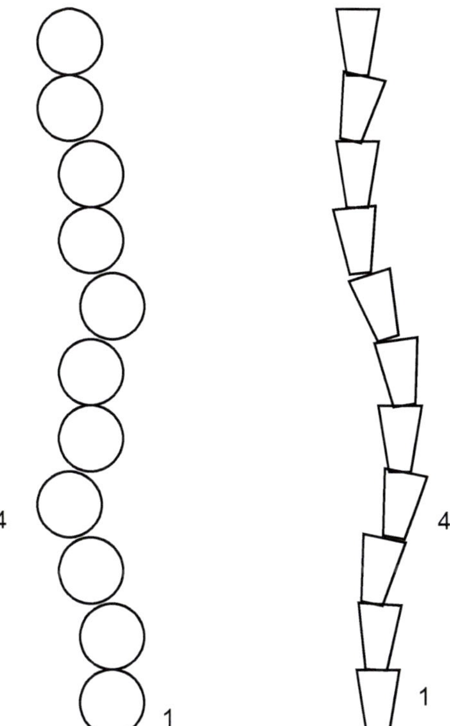

Abb. 5.9 Balancieren vieler Bälle/Trapeze übereinander. Imbalancen müssen detailliert und differenziert behandelt werden. Es reicht nicht, die 1 auszurichten, sondern auch die 4 muss speziell zur Mitte geführt werden. [2]

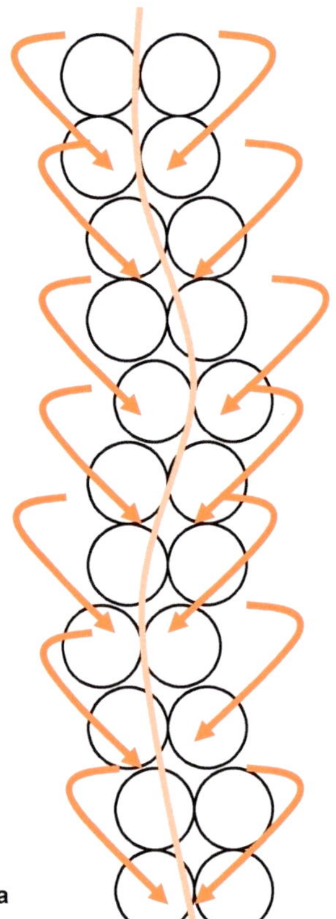

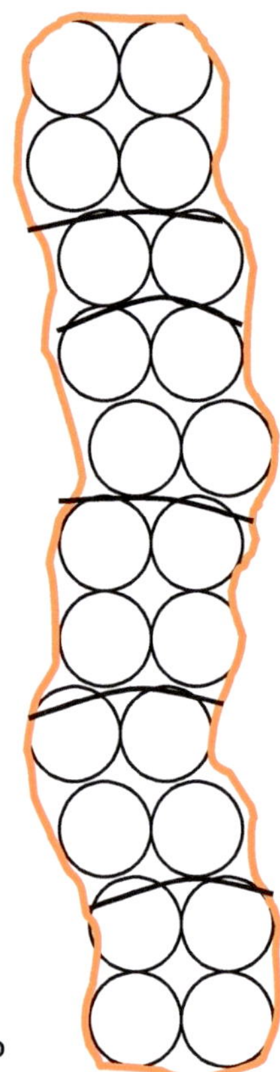

Abb. 5.10a Durch fasziale Zügel (Pfeile, embryonale Entwicklung der Segmente), die in die zentrale Linie (orange = Mittellinie; anteriore Mittellinie: Sternum, Linea alba, posteriore Mittellinie: Procc. spinosi) einstrahlen, kann eine Balance der einzelnen Einheiten und des Gesamtbildes vorgenommen werden.
Abb. 5.10b Durch eine fasziale Hülle (orange = fasziale Längsstrukturen, Fascia superficialis) erhalten die Einzelteile ebenfalls Stabilität, d. h. die Möglichkeit, sich in ihrer Struktur erhalten zu können. Sofern es nur eine Hülle als „Sack" gäbe, würde der Sack in die Breite geweitet werden und die Bälle nach unten fallen. Dies wird durch Querverbindungen (schwarz = Diaphragmen) verhindert. [2]

Um Aufrichtung (➤ Abb. 5.9 und ➤ Abb. 5.10a) zu erhalten benötigt der Körper neben der Verteilung von mechanischen Kräften zur Balance und Stabilisierung eine integrative Kraft, die sich aus einer Druck-Volumen-Beziehung ergibt (➤ Abb. 5.10b). Wenn man einen negativen Druck auf einen geschlossenen Ballon einstellt, wird der Inhalt stabilisiert. Wie einen vakuumverpackten Erdnuss- oder Kaffeebeutel, den man nicht verformen kann und der seine Stabilität verliert, wenn der Unterdruck verloren geht. Auch im Körper findet man Regionen mit negativen Druckverhältnissen, z. B. den Interpleuralspalt. Nicht nur absolute negative Druckverhältnisse im Bezug zum Außendruck sind hier zu beachten, sondern auch relative Druckdifferenzen innerhalb des Organismus. Siehe oben hat der Magen im Antrum einen Wasserdruck von 5 cm und im Bereich des Fundus von etwa 15 cm H_2O. Diese Differenz stützt das Antrum nach superior und verhindert das zu schnelle Absinken des Mageninhaltes. Der Druck bestimmt eine Volumenverschiebung, welche eine Formveränderung darstellt. Das Gewebe wird dafür in seiner Resistenz und Elastizität angesprochen. Um eine Balance einzustellen kann die Anwendung von adäquatem Druck ein wichtiger Parameter sein (➤ Abb. 5.11).

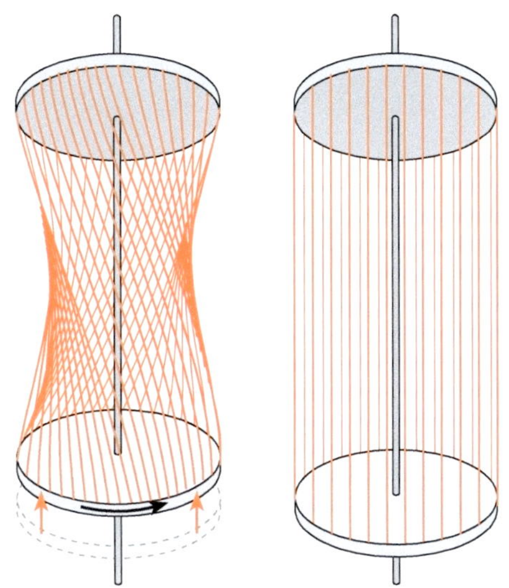

Abb. 5.11 Druck, Volumen und Bewegung stehen zueinander in Beziehung. Durch Verdrehung (schwarzer Pfeil) einer Scheibe/Querstruktur/schematisches Diaphragma gegenüber der anderen Scheibe, verkürzt sich der Abstand (orange Pfeile) zwischen den Scheiben durch die Faserverbindungen. Dadurch wird das Volumen des umschlossenen Raumes verkleinert. Dies führt bei einem inkompressiblen Inhalt (Flüssigkeit) zu einer Druckerhöhung. [14]

Auch nach Gordon Zink besteht ein physiologischer Zustand der Ballons/Kompartimente, wenn es zu einer harmonischen Ausdehnung des gesamten sternosymphysalen Bereiches bei der tiefen Inspiration kommt. Wir möchten ausdrücklich darauf hinweisen, dass auch schon eine sehr kleine Bewegungseinschränkung die Hydrodynamik beeinflussen kann, so dass eine Mikrozirkulationsstörung angenommen werden kann (Zink und Masters 1968).

Jedes anatomische Detail sollte dem Therapeuten bekannt sein, um dem allgemeinen dargestellten Prinzip der Faszienanordnung exakt begegnen zu können. Eine Dysfunktion des Caecums verändert die Balance des gesamten Körpers, so dass unterschiedlichste Strukturen eine Änderung erfahren können.

In der Natur der Balance liegt es, dass es keine standardisierte Zugehörigkeit der Strukturen untereinander gibt. Dennoch kann in jedem individuellen Fall eine spezifische anatomische Struktur zur Herstellung der Balance verwendet werden.

KAPITEL

6 Humane Entwicklung und Ihre Bedeutung

Wir begegnen in der Behandlung dem Gewebe. Das Gewebe wird zur Entwicklung potenzialisiert. Andererseits behandeln wir den Menschen in seinem tatsächlichen und globalen Dasein. Darüber hinaus behandelt man weder allein das Gewebe noch allein den Menschen, sondern mit der Potenz die Möglichkeit zur Freiheit. Dies ist unabhängig vom körperlichen und geistigen Zustand sowie dem Alter des Menschen.

Die Entwicklung eines menschlichen Lebens ist ein kontinuierlicher Prozess vom Anfang bis zum Ende. Ein Prozess der mit der Konzeption beginnt und mit dem Tod endet. Es werden verschiedene Phasen unterschieden, wobei die embryonale Phase der ersten 12 Lebenswochen nach der Konzeption einen wesentlichen Bezugspunkt für die Osteopathie darstellt.

Die Entwicklung läuft von pluripotenten Zellen zu mehr differenzierten und determinierten Zellen und führt somit zu spezialisiertem Gewebe. Damit werden die spezifischen Reaktionsweisen im Lebensverlauf bestimmt und in der osteopathischen Behandlung abgerufen. Damit nimmt der Osteopath Kontakt zu dem spezifischen Gewebe auf und hat auf der anderen Seite möglicherweise Einfluss auf dessen ursprüngliche Pluripotenz.

Die Differenzierungsprozesse können nach Blechschmidt, E. als Bewegung verstanden werden (➤ Kap. 4). Dabei entstehen verschiedene Felder von Kompression und Traktion, Dilatation, Metabolik, unidirektioneller Polarisation. Diese Kräfte bleiben für den lebenslangen Regenerationsprozess präsent und unterstützen den homöostatischen Prozess und damit auch die therapeutische Interaktion. Die mechanische Komponente der oben genannten Entwicklungsfelder (z. B. Traktion) ermöglicht die Vermittlung in die Hand des Osteopathen. Erfasst man diese präzise, dann werden sich dem Osteopathen weitere interagierende Felder zeigen. Aus diesem Dialog ergibt sich der Behandlungsablauf.

Bereits während der frühen Zellteilungen in den ersten Wochen entwickelt sich ein komplexes Netzwerk von Röhren, Höhlen und einfachen Zwischenräumen. Bereits hier wird durch die oben genannten einwirkenden Kräfte eine dreidimensionale Struktur aufgebaut, welche als Erinnerungsspeicher sowie als Ausgangspunkt für weitere Entwicklung dienen kann. Die Entwicklung höherer Ordnungsstufen drückt die Fähigkeit des Organismus zu zunehmend komplexerer Integration aus. Ein Beispiel für Entwicklung einer höheren Ordnung eines Systems ist die Schichtbildung und Vernetzung im Cortex des Gehirns. Primäre, sekundäre und tertiäre Rindenfelder des Cortex können wie weitere höhere Ordnungsstufen gesehen werden. So ist jeder Entwicklungsstand für sich perfekt angepasst. Der Organismus steht andererseits vor der ständigen Herausforderung, weitere Anforderungen (intern und extern) integrieren zu müssen und damit vor der Notwendigkeit zur Entwicklung und Erweiterung der Ordnungsstufen. Läuft die Entwicklung nicht geordnet oder nicht zeitgemäß ab, besteht die Gefahr der Desintegration von verschiedenen Teilbereichen. Ein Beispiel hierfür ist die fehlende optische Stimulation im ersten Lebensjahr, wodurch die Ausbildung der Sehfähigkeit irreversibel beschädigt wird.

Von hier aus vereinfachend betrachtet, besteht der Körper aus einem System von multiplen Räumen (*Vakuolen* ➤ Abb. 5.4–5.10). Dies versetzt ihn in die Lage, alle Formen des biophysikalischen Austausches und die Speicherung von Information zu gewährleisten und zu ordnen. Die konkrete Vernetzung der Räume untereinander ist in ➤ Kap. 5 beschrieben.

6.1 Fluidale und neuronale Organisation in Abhängigkeit der Muster des Körperaufbaus

Der Körper hat zwei wichtige Organisationsformen ausgebildet, womit er seine Funktion gegenüber inneren und äußeren Reizen funktionell integrieren kann, d. h. er beansprucht während seiner Entwicklung zwei bevorzugte Domänen. Die eine Domäne ist die *neuro-elektrische Organisation*, die zwischen den Polen Cranium und Sacrum/Coccygis segmental aufgebaut ist. Die zweite Domäne ist die *fluidal-hämodynamische Organisation*, die in unterschiedlichen Räumen hydrostatisch antigraviationell wirksam wird. Diese Organisationsform gewährleistet Volumenverschiebungen im Körper zum Austausch und antigravitationeller Beanspruchung. Deren Zentrum ist das Herz, wo alle Kräfte zusammenlaufen und wieder in die Peripherie verteilt werden. Dabei werden die Fluida dort dynamisiert.

Daraus ergeben sich **zwei osteopathische Arbeitsfelder**, die schon historisch durch Andrew Taylor Still und John-Martin Littlejohn bearbeitet wurden (➢ Abb. 6.1). Still bezog sich auf die übergeordnete Rolle der Arterie („The rule of the artery is supreme.") und auf die Wichtigkeit der Nerven sowie deren Versorgung und Entsorgung für die Gesundheit. Littlejohn mobilisierte und befreite eingeengte Nerven in ihrer Bahn zur Verbesserung der Physiologie.

Hieraus können zwei unterschiedliche **Arten von osteopathischer Tätigkeit** abgeleitet werden. Eine die sich auf die *biodynamische Ebene* stützt und eine andere, die auf *biomechanischer Ebene* arbeitet.

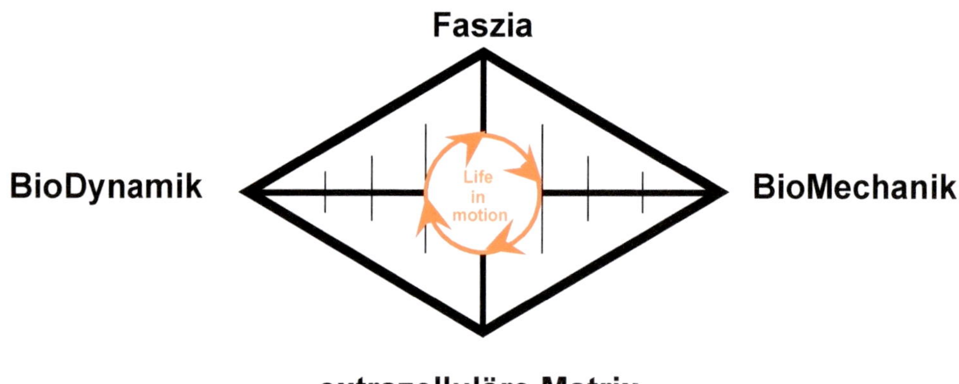

Abb. 6.1 Zwei osteopathische Arbeitsfelder, die schon historisch durch Still und Littlejohn bearbeitet wurden. [2]

Eine Trennung in eine rein biomechanische oder biodynamischen Betrachtung erscheint hiermit als unvollständig. Jedoch wird der Organismus auch einseitige Anwendungen ganzheitlich beantworten.

Die Biodynamik kann in ihrer Funktion durch den Aufbau von elektrischen und fluidalen Feldern und deren Austausch beschrieben werden, während die biomechanische Ebene von der neurosegmentalen und metameren Organisation abhängig ist. Die Faszien sind das Feld in dem sich beide Ebenen treffen und interagieren (➢ Abb. 6.2).

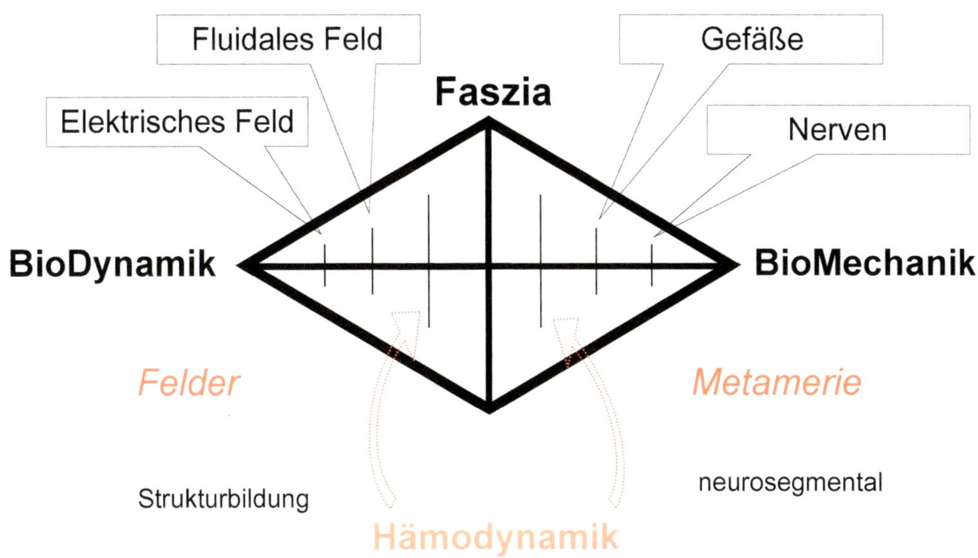

Abb. 6.2 Integration von biomechanischer und biodynamischer Funktion. [2]

Ziel der Behandlung ist eine Harmonisierung der Bewegungen oder Lebensprozesse des Organismus in seiner hierarchischen Gliederung: Der segmental gegliederten Peripherie, der Mittellinienstrukturen und des Gehirns/Cortex mit seinen übergeordneten Funktionen.

Der Körper ist, entsprechend seiner embryonalen metameren Entwicklung, in seiner Peripherie segmental gegliedert (➤ Abb. 6.3 und ➤ Abb. 6.4).

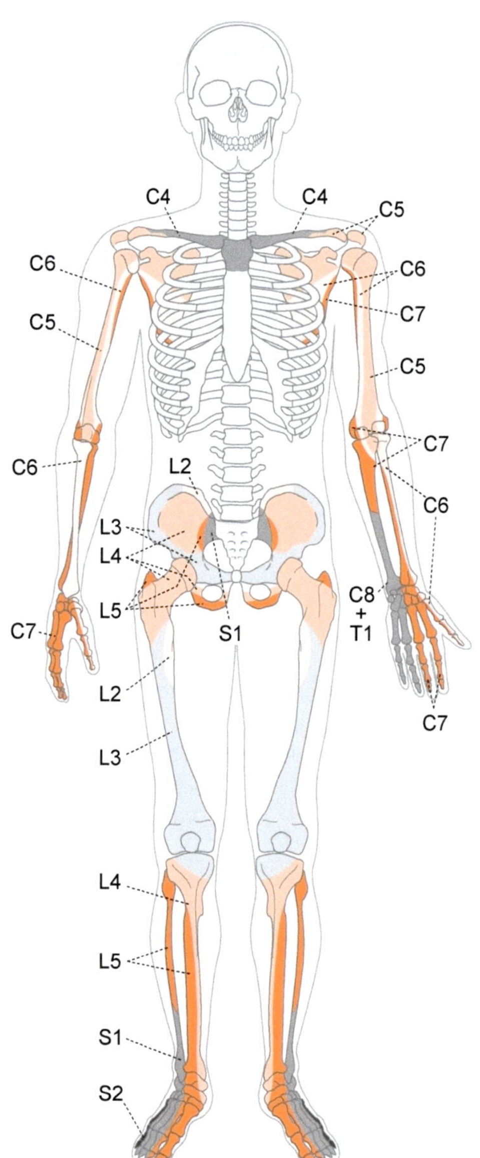

Abb. 6.3 Gliederung des Skelettes in Sklerotome und neurologische Zuordnung von Knochenabschnitten. [14]

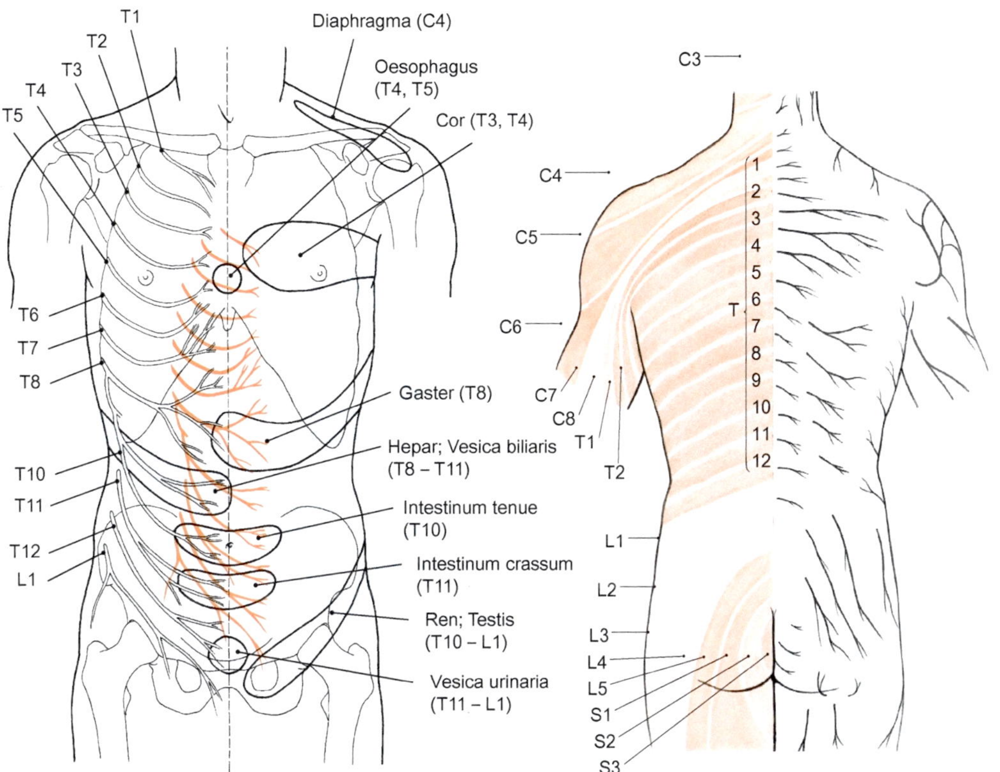

Abb. 6.4 Der Körper ist, entsprechend seiner embryonalen metameren Entwicklung, zentral und peripher segmental gegliedert. Die einzelnen Organe sind dabei neurologischen Segmenten zugeordnet (Head'sche Zonen). [13]

Dabei beschreibt die Struktur der Segmente die embryologische Entwicklungsbewegung, welche durch die wachsenden und wandernden Zellen und Zellgruppen vollzogen wurde. Kann diese Bewegung frei und ohne erhöhten Widerstand stattfinden und können die Gewebe sich in ihrer jetzigen Lage frei um ihre physiologische Achse bewegen, bezeichnet man die Peripherie als frei. Anzeichen dafür ist, dass die Mittellinien nicht aus ihrer Zentrik herausgezogen werden und damit keine Verringerung ihrer Dynamik und Kraftentfaltung erfahren. Schließlich stützen und tragen die Strukturen der Mittellinie das Gehirn/den Cortex. Dieser ist mit seinen assoziativen, sehr umfassenden Vernetzungen als ein Feld zu verstehen und auf das menschliche Sein gerichtet.

Interessant ist ein Aspekt, auf den Gerald Hüther hingewiesen hat: Das Gehirn dient dem Körper, um sein Wohlergehen zu fördern, seine Schwierigkeiten vorauszusehen und zu umgehen – und zwar besonders durch die Fähigkeit, aus dem Menschen ein soziales Wesen zu machen – oder anders ausgedrückt, zu einem Wesen der Gemeinschaft, als das er sich spezialisiert hat.

6.2 Spiralartige Organisation

Der Körper kann in Rumpf und Extremitäten unterteilt werden. Seine fasziale Organisation ist dementsprechend getrennt aufgebaut, wobei die peripheren Faszien der Extremitäten wie „angeklebt" oder „angesteckt" betrachtet werden können. Dies wird bei Sektionen deutlich, wobei man die Extremitäten myofaszial abtrennen kann, ohne die myofasziale Integrität des Rumpfes zu verletzen. Der Kontakt der Peripherie zum Rumpf wird durch anteriore und posteriore Anheftungen hergestellt. Deren Faserverlauf strahlt zur Mittellinie ein, so dass die Kräfte der Peripherie immer zentral ankommen und dort integriert werden (➤ Abb. 6.5 und ➤ Abb. 6.10). Eine peripher einwirkende Kraft wird nach zentral weitergeleitet und dort über weitflächige Faserverläufe verteilt und damit gepuffert. Ein schönes Beispiel hierfür ist der M. pectoralis major, aber wie die ➤ Abb. 6.7–6.9 zeigen, strahlen myofasziale Fasern von den Extremitäten in der gesamten Höhe des Rumpfes und seiner Mittellinie ein. Dabei gibt es vor allem *drei Zentren*: Das Sternum, die Linea alba und die Symphysis ossis pubis.

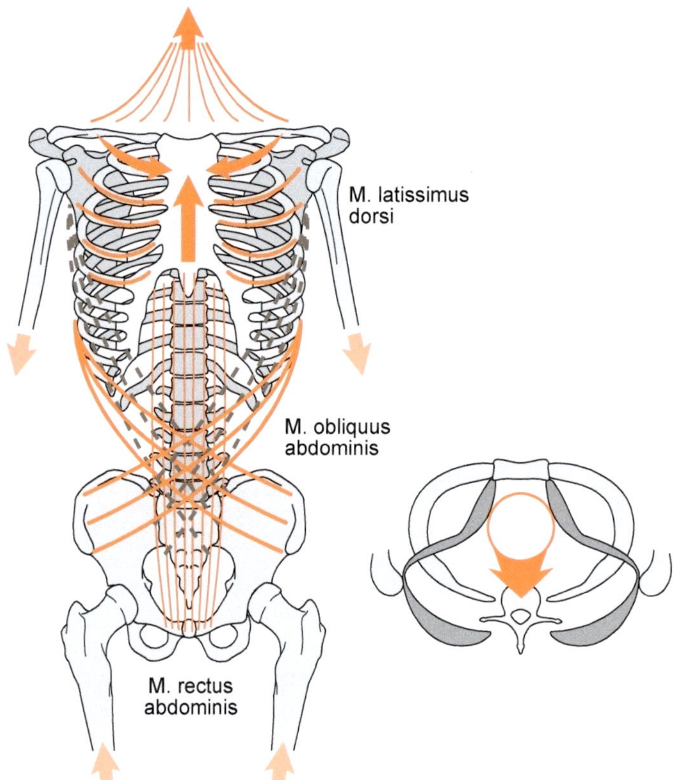

Abb. 6.5 Anteriore und posteriore Anheftungen stellen den Kontakt der Peripherie zum Rumpf her. Ihr Faserverlauf strahlt zur Mittellinie ein, so dass die Kräfte der Peripherie immer zentral ankommen und dort integriert werden. [14]

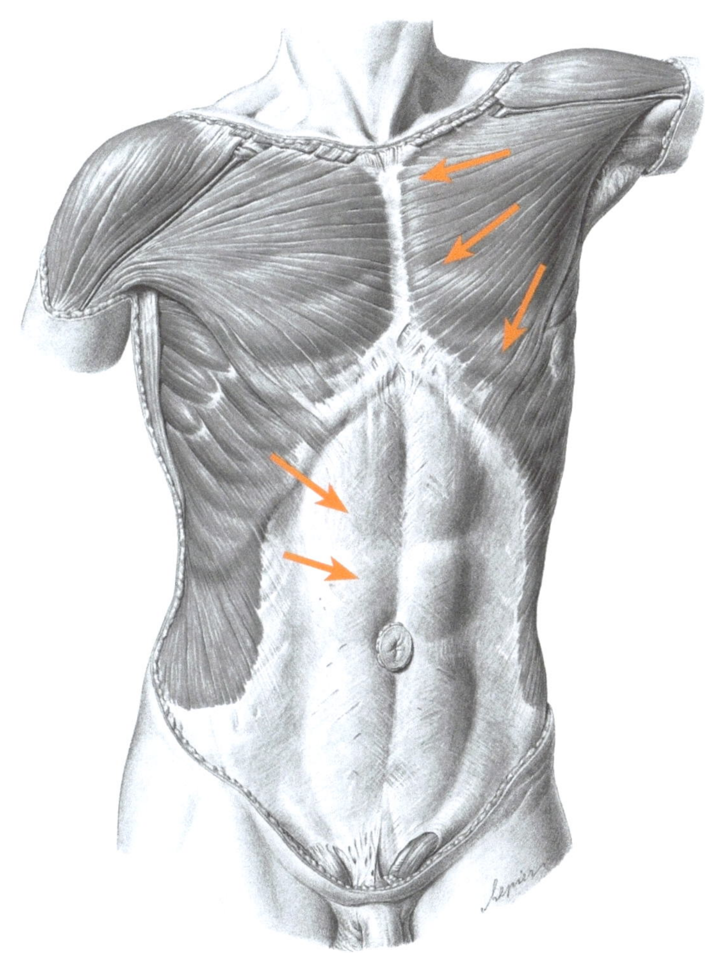

Abb. 6.6 Einstrahlen der Kraftvektoren zur medianen Linie des Körpers (Sternum, Linea alba). Thorakal wie abdominal gibt es in den verschiedenen Schichten unterschiedliche Faser-/Kraftrichtungen, so dass in unterschiedlichen Positionen verschiedene Kraftvektoren dominieren. [14]

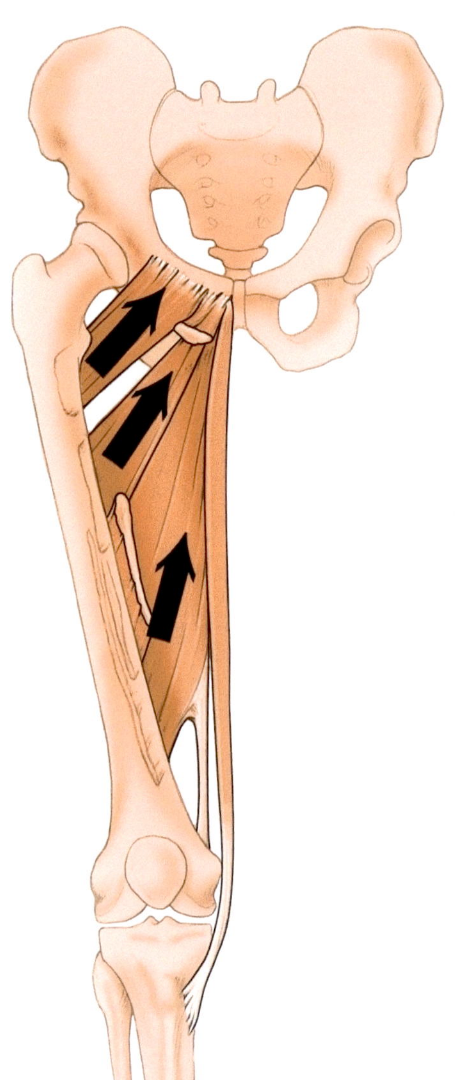

Abb. 6.7 Kraftvektoren im Faserverlauf der Adduktoren nach medial zum Rumpf (Pubis). [13]

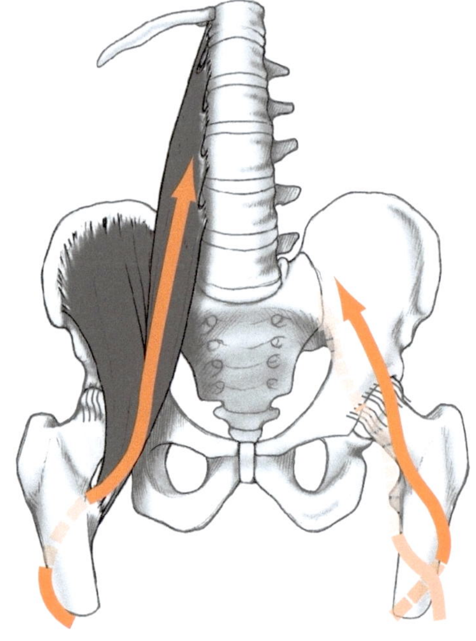

Abb. 6.8 Spiralförmige Kraftvektoren z.B. im Faserverlauf des M. psoas nach medial zur Wirbelsäule. [13]

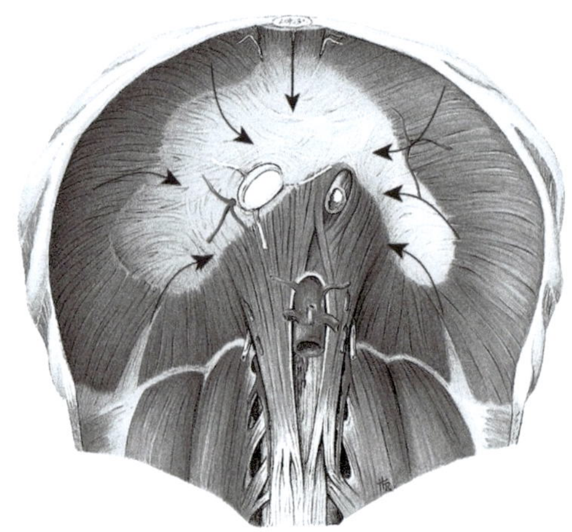

Abb. 6.9 Kraftvektoren strahlen von peripher nach zentral (und umgekehrt) im Faserverlauf des Zwerchfells ein. Dadurch wird eine Stabilität im dreidimensionalen Raum erreicht, wie durch Querstreben bei einem Regal. Diese Vektoren sind zusätzlich wie eine Brücke gebogen, was die Stabilität weiter erhöht (auch ➤ Abb. 7.3). [13]

An den Anheftungsstellen können jeweils Spannungsfelder entstehen, die einem wie Verdichtungen oder Verschiebungen (engl. *strains*) im Befund erscheinen. Dadurch bekommt man einen Eindruck der zentral ankommenden peripheren Spannungsorganisation der Extremitäten. Die von peripher ankommenden Kräfte werden nach intern weitergeleitet (und umgekehrt, ➤ Abb. 6.9), so dass der ganze Körper informiert wird und eine Balance optimal koordiniert werden kann. Stabilität und Flexibilität werden gleichermaßen verwirklicht.

6

Durch den schrägen Faserverlauf bestehen **spiralige Strukturen** (> Abb. 6.10). Dabei wird die vektorielle Kraftübertragung weniger durch die muskuläre Anordnung organisiert als vielmehr durch das gesamte myofasziale System (> Abb. 6.11). Die Fascia superficialis ist durch ihre röhrenartige Anordnung besonders gut geeignet, die Kräfte spiralig weiterzuleiten.

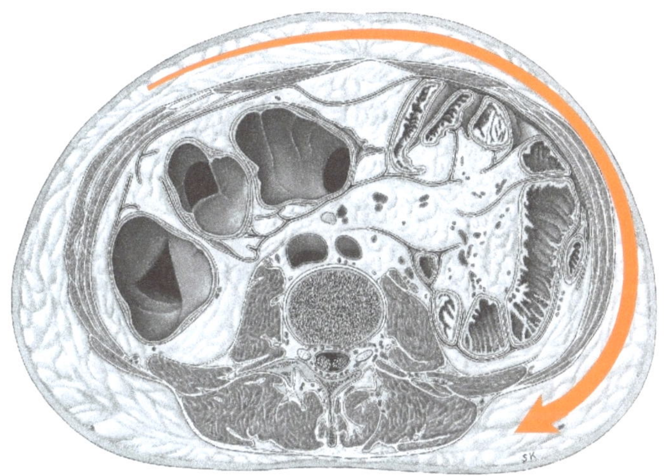

Abb. 6.10 Die myofasziale Anordnung einer röhrenartigen Struktur wie der Rumpfwand überträgt die Kraftvektoren spiralförmig. [13]

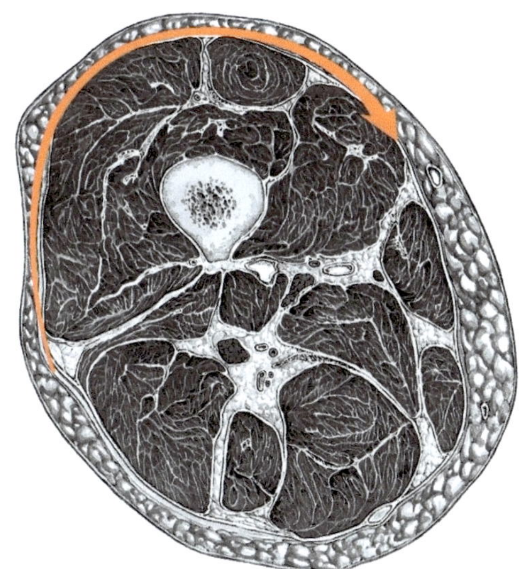

Abb. 6.11 Spiralförmiger Kraftvektor am rechten Oberschenkel (auch wenn es nicht die einzige Möglichkeit vektorieller Kraftübertragung ist, wie man an der myofaszialen Struktur sehen kann). [13]

Eine der stärksten/stabilsten spiralförmigen Strukturen ist die Kapsel des Hüftgelenks, die muskulär unterstützt wird. Dies sind insbesondere der M. psoas (der dann bis zum Zwerchfell in die Mitte zieht) und die Außenrotatoren wie der M. piriformis. Die Behandlung dieser spiralförmigen Organisationen sollte entweder von peripher nach zentral oder umgekehrt erfolgen. Alle zentral ankommenden faszial vermittelten Kräfte erreichen den Kopf. Teile dieser Faszien erreichen über superfiziale, andere über profunde Schichten den Kopf und werden im sphärischen Bereich des Craniums integriert. Dies macht das Cranium zu einem wertvollen Fulkrum in der Behandlung.

Durch die spiralige Anordnung wird der Körperteil natürlicherweise in Rotation gebracht, wodurch bei gleichzeitiger Traktion ein auswringender Effekt der Faszien entsteht. Dies ähnelt dem Bild eines Handtuches, das man unter Rotation mit gleichzeitiger Traktion auswringt, jedoch soll der Kraftaufwand an die Reaktionsfähigkeit des Gewebes angepasst sein!

Mit dieser osteopathischen Maßnahme kann man Körperteile fluidal durchströmen und elektrische Potenziale der Mirkostrukturen im Sinne einer Reaktivierung der Physiologie verändern.

6.3 Dreieckige und andere polygonale Organisationsformen

Dreieckige und andere (pseudo-)polygonale Organisationsformen sind eine Struktureinrichtung, womit der Körper seine verschiedenen Funktionen auf einer energetisch ökonomischen Weise im Raum organisiert. Diese Funktionen befinden sich z. B. auf der Ebene des kardio-vaskulären, viszeral-endokrinen, kranio-sakralen und muskulo-skelettalen Systems.

Dabei ist die pseudotrianguläre Struktur (Dreieck) eine bevorzugte geometrische Form für räumliche Stabilität über die Zeit, wobei nicht nur eine statische Stabilität sondern auch eine Stabilität in der Bewegung unterstützt wird (➤ Abb. 6.12). Das Dreieck umschließt ein dynamisches Feld, wobei ständig eine Balance erhalten werden kann. Dies erhöht die Widerstandfähigkeit gegenüber destabilisierenden Kräften und die Integrationsfähigkeit gegenüber informierenden Kräften. Die pseudotrianguläre Struktur ist eine Basis für Struktur- und Informationserhalt.

Man kann zwischen **zwei Arten von Dreiecken** unterscheiden. Einem *räumlichen* Dreieck, welches einen Raum umfasst und strukturell umschlossen wird und einem *strukturellen* Dreieck, welches aus einer Struktur besteht.

Der M. latissimus ist ein Beispiel für ein strukturelles Dreieck. Er gewährleistet eine Stabilität für die Wirbelsäule und das Becken sowie Dynamik für den Arm (➤ Abb. 6.13).

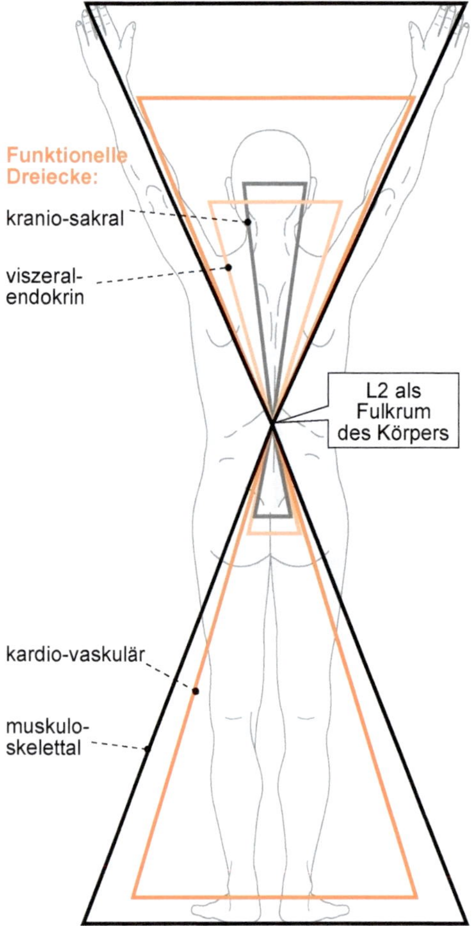

Abb. 6.12 Die pseudotrianguläre Struktur (Dreieck) ist eine bevorzugte geometrische Form zum Erlangen von Stabilität. Kräfte können von zentral in die Peripherie – und umgekehrt – geleitet und übersetzt werden. Dies ist relevant für Physiologie, Pathophysiologie, Befund und Behandlung. Nach P. van den Heede. [14]

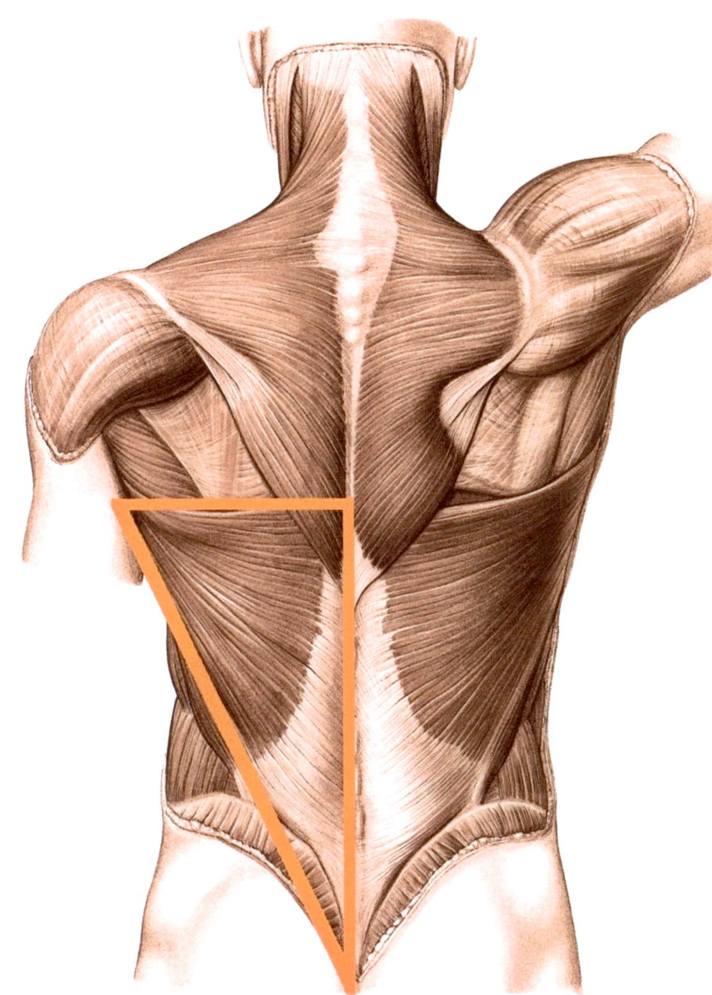

Abb. 6.13 M. latissimus als Beispiel für ein strukturelles Dreieck. [13]

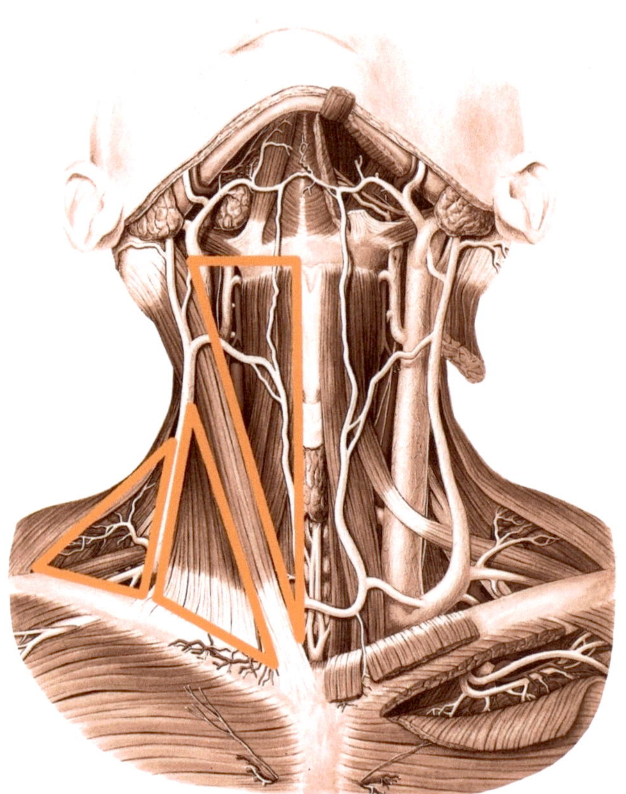

Abb. 6.14 Mehrere Dreiecke, die in Serie auftreten. Bei den äußeren handelt es sich um räumliche Dreiecke, in der Mitte liegt ein strukturelles Dreieck. [13]

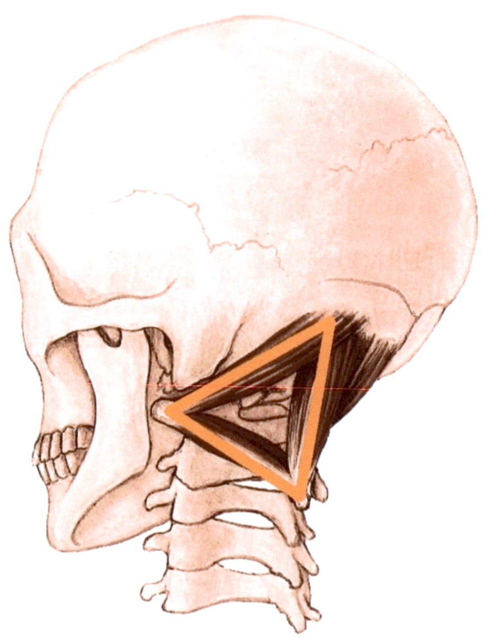

Abb. 6.15 Strukturelles Dreieck der Nackenmuskeln. [13]

Abbildung 6.14 zeigt ein Beispiel für mehrere Dreiecke, die in Serie auftreten (➤ Abb. 6.14). Dadurch wird für verschiedene Positionen eine optimale Stabilität und Dynamik gewährleistet. Man kann hier räumliche Dreiecke sehen, die zum Teil als Durchtrittsstellen für Gefäße und Nerven fungieren.

Die Dreiecke sind nicht als zweidimensionale Strukturen zu verstehen, sondern kann durchaus auch in einer (mehrfach) gekrümmten Ebene enthalten sein (➤ Abb. 6.15). Dreiecke des Körpers bestehen in allen Richtungen des Raumes.

Selbstverständlich wendet der Körper noch andere pseudopolygonale Formen an, um seine Funktion zu gewährleisten. Dabei seien besonders pseudoquadragonale, -pentagonale und -hexagonale Formen erwähnt. Ein Beispiel für eine pentagonale Form sind die Mm. obliquii capitis inferior und superior (➤ Abb. 6.16).

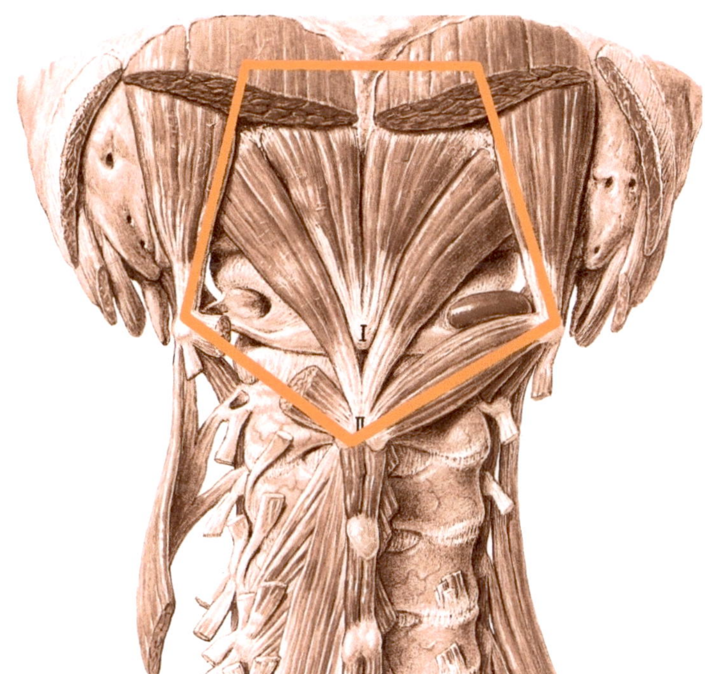

Abb. 6.16 Fünfeck-Struktur. [13]

In der osteopathischen Behandlung sind geometrische Formen besonders nützlich, da man seine Aufmerksamkeit auf die weiteren, nicht berührten Punkte der geometrischen Figur lenken kann. Damit kann man Beziehung und Balance herstellen.

Die fasziale Organisation ist mesenchymal („dazwischen gegossen“) und bedient die chaotisch von der Umwelt in den Körper eintreffenden Kraftvektoren der verschiedenen Ebenen mit stets neu sich adaptierenden Prozessen. Dabei bewegen sich selbst scheinbar feste Knotenpunkte im Fasernetzwerk der Faszien wie fließend entlang der anderen Faserstrukturen (Guimberteau 2008). Die Faserstrukturen verhalten sich unter mechanischem Einfluss eher wie hochvisköse polymere Flüssigkeiten, die ihre pseudopolygonale Anordnung an die Kräfte anpassen können.

KAPITEL

7 Osteopathisches Behandlungskonzept

Die Basis eines osteopathischen Behandlungskonzeptes sollte das Ansprechen der gespeicherten Information/Erinnerung sein. Dies geschieht in einem ständig fließenden Dialog von Osteopath und Patient. Ansprechen und Zuhören ergeben eine wechselseitige Einheit. Auf Ebene des Gewebes wird dies mit Kompression, Traktion, Faszilitation und Engagement umgesetzt. Dies resultiert in ein beobachtendes Folgen und sich ständig anpassendes Begleiten des therapeutischen Prozesses *(afferentes Handeln)*.

Abbildung 7.1 und 7.2 zeigen – einmal linear-chronologisch (als Pyramide, ➤ Abb. 7.1) angeordnet, einmal als multipolares Interaktionsfeld (Kreis, ➤ Abb. 7.2) – den Aufbau des therapeutischen Prozesses

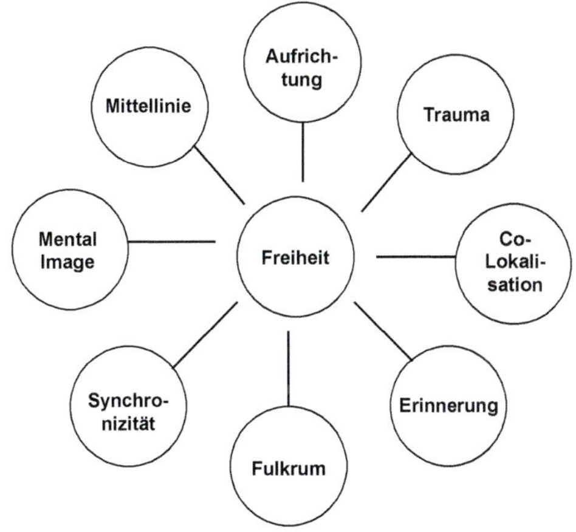

Abb. 7.2 Auflistung der am therapeutischen Prozess beteiligten Parameter, die alle mit dem Potenzial der Freiheit in Beziehung stehen. [2]

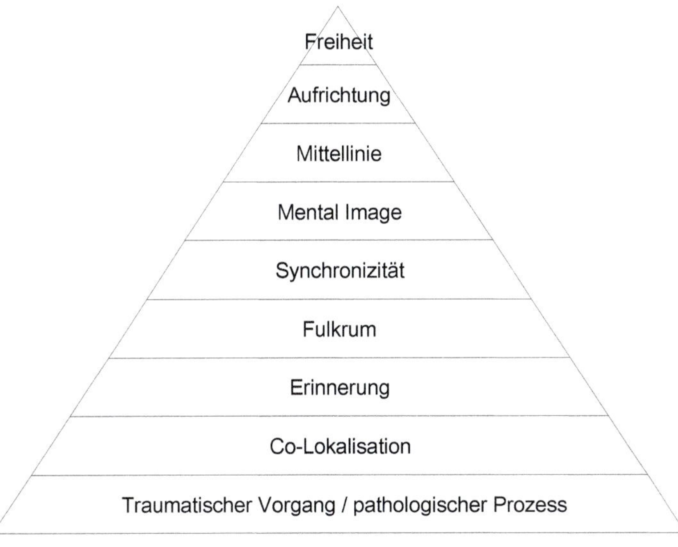

Abb. 7.1 Pyramide des therapeutischen Prozesses. [2]

7.1 Trauma

Traumen sind Ereignisse im Leben, deren Energie die Kompensations- und Integrationsmöglichkeiten des Menschen übersteigen, d. h. je geringer die Kompensations- und Integrationsmöglichkeiten des Organismus sind, desto weniger Energie reicht aus, um ein Trauma zu verursachen. Da Energie in Kraft mal Zeit zerlegt werden kann, kann sowohl eine zu große, kurzfristig einwirkende Kraft als auch eine geringfügige Kraft, die längerfristig einwirkt, ein Trauma hervorrufen

So entstehen Läsionen und Dysfunktion, welche zuerst auf den Ebenen, die schon durch eine Belastung gebahnt sind, symptomatisch werden. Ein Trauma kann nicht aufgelöst oder ungeschehen gemacht werden. Vielmehr ist es das Ziel, das Geschehnis des Traumas zu *integrieren.* Dabei nutzt der Körper die Möglichkeit, verschiedene Systeme neu zu ordnen und harmonisch aufeinander abzustimmen. Gelingt dies nicht, d. h. bleibt eine Desintegration bestehen, ist dies als Dysfunktion wahrnehmbar, und die therapeutische Frage ist, wie weitgehend bzw. partiell die Dysfunktion in den Organismus eingreift und diesen bestimmt

Zu bedenken ist immer die kybernetisch vernetzte Funktionsweise, die verschiedene Systeme ineinander greifen lässt – sowohl im physiologischen Zustand als auch zur Kompensation und Abgrenzung von dysfunktionellem Geschehen. Dabei sind psycho-neuro-immunologische Prozesse ebenso mit metabolischen Prozessen wie auch mechanischen Bewegungen verbunden, so dass eine Symptomatik auch in Systemen auftreten kann, die nicht direkt die Ebene des traumatischen Einflusses betreffen.

Zur Reintegration strebt man wieder freien Ausdruck der verschiedenen Systeme im Einzelnen wie im Ganzen an. Dabei ist ein Verständnis der Dysfunktion und damit der gesamten vorliegenden aktuellen (!) körperlich-geistigen Situation essenziell. Wir wollen als einfaches Beispiel eine Fraktur durch einen Sturz annehmen. Man heilt ein Sturzgeschehen nicht allein durch Aufheben der Symptomatik (Frakturheilung), sondern durch Einbeziehen aller gestörten Aspekte, die durch den Sturz hervorgerufen wurden. Dies können z. B. eine veränderte Statik wie auch damit verbundene Angstzustände sein, die sich sowohl psychisch wie auch körperlich ausdrücken. Eine Behandlung kann dabei einen evolutionären Lernprozess anstoßen, und Schwächen von heute zu Stärken von morgen formen.

Eine pathologische Kraft, die wir als Trauma bezeichnen, kann unterschiedliche Ebenen des Körpers erreichen. Dabei werden Kräfte in verschiedene Zustände transformiert. Eine Bewegung, die durch den Körper läuft, wird an bestimmten resistenten Stellen gebrochen. Ähnlich einem Seil, das man in Wellenbewegung versetzt, läuft die Welle ruhig durch bis zu einem Fixpunkt, wobei das mitschwingende Seil nicht beeinträchtigt wird. Erst am Fixpunkt muss die Kraft absorbiert und aufgenommen werden. Ist die Kraft zu groß, so reißt der Fixpunkt aus. Hält er der Kraft jedoch stand, läuft am Fixpunkt die Bewegung mit anderer Frequenz und Amplitude weiter, wird in anderes Gewebe überführt und zum Teil in Wärme durch Reibung umgesetzt. Ist das Gewebe nicht imstande, die entstehende Reibungswärme weiter zu verteilen, wird eine *Entzündungsreaktion* hervorgerufen. Eine dauernde Entzündung führt zu einem Strukturumbau und damit zu definitivem Abbau der ursprünglichen Potenzialität. Deswegen betonen wir die Wichtigkeit der Durchlässigkeit des Gewebes für Bewegung und Austausch, da Kondensationsfelder des Gewebes nicht nur Funktionseinschränkungen, sondern auch Gewebeschädigungen hervorrufen kann. Traumatisiertes Gewebe versucht eine Lösung/Adaptation zu erstellen. Meist schafft es aber nur, eine lokale Homogenität zu erhalten, nicht aber eine globale.

7.2 Co-Lokalisation

Jegliche Stimulation des Körpers scheint an mindestens zwei Stellen co-lokalisiert zu werden. Diese Stellen können auf gleichen oder auf unterschiedlichen Ebenen liegen. Die Co-Lokalisation stellt eine Fixation des Dysfunktionsmusters auf teilweise verborgenen Ebenen dar und muss für eine gründliche Genesung ebenso befreit werden wie die Dysfunktion selbst. Es kommt vor, dass der Patient während des Behandlungsprozesses bei Berührung einer Co-Lokalisation eine Missempfindung am ursprünglichen Ort der Verletzung spürt.

Das Gehirn wie auch das Bindegewebe funktionieren als integrale Speicherebene, die gespeicherte Muster verbinden. Diese Informationsspeicherung erfolgt unterbewusst und stellt ein Hologramm dar, was wir als Co-Lokalisation bezeichnen. Gehirn und Bindegewebe sind verbunden durch freie Nervenendigungen, nozizeptive und enterozeptive Fasern, die verschiedenste Informationen übersetzen. Das Gehirn hat die Möglichkeit, diese Informationen auf neurovegetativen, neuroimmunitären oder neuroendokrinen Wegen umzuwandeln. Dadurch wird der Tonus auf unterschiedliche Weisen moduliert. Andererseits hat das Bindegewebe über die Matrix die Möglichkeit, Information schneller als mit Nervenleitgeschwindigkeit an das Gehirn weiterzugeben. Für diese Übermittlung wird das mikrokristalline Feld verantwortlich gemacht, welches das Gehirn entsprechend informiert. Auch wenn der Weg noch unbekannt ist, hat man in Versuchen festgestellt, dass das Gehirn schneller reagiert, als es über seine neuronale Verbindungen reagieren könnte. Das drückt sich in erstaunlicher Weise so aus, dass eine Aktion vom Körper ausgeführt wird, bevor ein messbares Potenzial der Wahrnehmung im Gehirn ankommt. (Oschman und Oschman 1995).

Bei einem traumatischen Ereignis werden von Gehirn und Bindegewebe die Stimuli aufgenommen und mit den unbewussten oder bewussten Abläufen verbunden, die in diesem Moment aktiviert sind.

Das Gehirn hat die Möglichkeit, Stimuli, die ins Gewebe eingespeichert wurden, wieder freizusetzen. Bei adäquatem Kontakt an der Matrix zur richtigen Zeit kann das Gehirn aktiviert werden, um das entsprechende Ereignis wie ein Hologramm aufzurufen.

Die Freisetzung einer gespeicherten Information (traumatisch, infektiös, psychisch etc.) verändert den Rhythmus, die Bewegung und die Orientierung der vitalen Energie des Körpers im Moment der Freisetzung.

Dadurch besteht die Möglichkeit zur Integration auf allen Ebenen.

Ein **Beispiel aus der Praxis** ist ein dreijähriges Mädchen mit Zustand nach Pneumonie durch Pneumokokken im zweiten Lebensjahr. Die Pneumonie ist ausgeheilt und die Patientin kommt mit einer Coxitis fugax rechts nach erfolgloser längerer Therapie in die osteopathische Praxis. Bei der ersten Übersichtsuntersuchung fällt am meisten der Lobus superior pulmonis links im pleuromediastinalem Bereich auf. Nach detaillierterer Untersuchung kann eine Dysfunktion des Bronchus superior sinister festgestellt werden. Nach einmaliger Behandlung dieser Dysfunktion konnte das Mädchen nach einigen Tagen beschwerdefrei gehen. Die Möglichkeit der Entstehung der Co-Lokalisation vermuten wir über eine mechanische Belastung der Hüfte nach Pneumonie, die die Durchblutung von ihrer Norm abweichen ließ und damit die Hüfte zu der Pneumonie aktivierte. Die Heilung könnte via Ansprache der Frequenz des Co-Lokalisationsmusters über eine erneute Aktivierung und damit Möglichkeit der Heilung erfolgt sein. Weiterhin könnten auch humorale Effekte, die durch die Behandlung der Lunge ausgelöst wurden, mitgespielt haben. Jedenfalls hat der Körper die pulmonale Behandlung zur Heilung der Coxitis genutzt.

Wir möchten ausdrücklich darauf hinweisen, dass man aus diesem Fallbeispiel keine allgemeingültige Regel erstellen sollte. Nicht jede Coxitis ist das Ergebnis einer Pneumonie. Jeder Einzelfall erfordert eine individuelle Untersuchung der Gegebenheiten.

7.3 Erinnerung

Die Erinnerung ist eine Spur, die im Gewebe hinterlassen worden ist. Die gespeicherten Ereignisse bleiben für immer erhalten und werden nur in ihrem Bezug modifiziert, so dass sie integrierter Bestandteil oder desintegrierter, störender Bestandteil des Ganzen sind.

7.3.1 Zeit – Nachrichten aus der Vergangenheit des Körpers

Der Aspekt der Zeit ist stets im faszialen Gewebe gegenwärtig. Das Gewebe ist eine Nachricht der Zeit. Die Struktur zeigt eine individuelle Entwicklungsgeschichte und damit die Ereignisse in der Zeit bzw. Vergangenheit. Damit ist im Gewebe definitiv die

Information der Vergangenheit gespeichert. Sie kann nicht gelöscht, sondern nur in einen neuen Zusammenhang gestellt werden, d. h. jedes körperliches Muster besteht aus dem angepassten funktionellen Umbau der gespeicherten Information. Damit ist Zeit nachvollziehbare Erinnerung im Gewebe und somit ein relativer Vorgang. Auch die moderne Physik relativiert dies und widerspricht unserem absoluten Weltbild bezüglich Raum und Zeit. Die Erinnerung im Gewebe bietet die Möglichkeit der Entwicklung in der Zukunft. Die Zukunft wird aus dem Substrat der Vergangenheit gebildet. Das Mental Image vermittelt den abgelaufenen Gestaltungsprozess und ermöglicht die Transmutation bzw. den therapeutischen Prozess. In diesem liegt die Potenz der zukünftigen Umbauvorgänge.

Der therapeutische Prozess verdichtet Zeit in einem Moment, in dem alle Vergangenheit, Gegenwart und auch die potenzielle Zukunft sich sammeln. So kann z. B. bei der Annäherung an einen Knochen eines Sportlers die Fraktur vor 10 Jahren, der asymmetrische Wachstumsprozess, die Überlastung wahrgenommen werden und ein Bild der Geschichte im Osteopathen entstehen.

Es gibt verschiedene Möglichkeiten des Körpers, Erinnerung zu speichern. Die Speicherung vollzieht sich nicht nur neurologisch-kognitiv, sondern auch auf anderen Ebenen. Man kann sagen, dass das Bindegewebe einen „intern-externen“ Prozess der Erinnerung dar stellt.

7.3.2 Arten der Erinnerung

Erinnerung ist nicht nur kognitive Gedächtnisleistung, sondern der Ausdruck eines Grundzustandes oder auch z. B. das Entstehen eines Grundgefühls.

Selbst der kognitive Teil der Erinnerung (was wir „ich erinnere mich“ nennen) ist nicht die eigentliche Erinnerung. Das Gefühl, sich zu erinnern, entsteht aus einem Grundmuster, welches mehr oder weniger als Gefühl bewusst wird.

Erinnerung ist eine Ansammlung von Informationen aus der Vergangenheit, die einem zum gegenwärtigen Zeitpunkt zur Verfügung steht. Diese Ansammlung greift grundsätzlich in die dynamischen Lebensmuster ein. Dabei wird der Körper auf- und umgebaut, Struktur und Funktion verändert, Haltungsmuster und Bewegung angepasst und kognitive Muster verändert oder stabilisiert. Alles dient der Anpassung an den aktuellen Zustand, mit Hilfe aller zur Verfügung stehenden Information, den Erinnerungen. Somit gibt es unterschiedliche Arten der Erinnerung auf unterschiedlichen Ebenen.

Rhythmik und damit Phasen einer Funktion in der Zeit ermöglichen einen Austausch, Anpassungsfähigkeit und Stabilität. So schwingt das Herz in seiner Umgebung im Mediastinum und gegenüber vaskulären Widerständen und Belastungen. Diese Kräfte entsprechen dem Preload und Afterload des Kreislaufsystems. Ohne Rhythmik existiert keine Herzfunktion, kein Blutfluss, keine Blutdruckschwankung und keine Stabilität des Blutdrucks.

Erinnerung wird gespeichert in verschiedenen Dimensionen und äußert sich als Freisetzung von Energie. Diese kann als Bewegung interpretiert werden.

Wenn wir über Träger von Erinnerung reden, meinem wir, dass der Träger sowohl aktive wie passive Komponenten hat. Er nimmt sowohl Information auf, behält sie und kann sie auch wieder abgeben, sofern sie abgerufen wird.

Bewegung als Ausdruck von Erinnerung

Kraft, Tonus, Mobilität, Amplitude, Geschwindigkeit, Widerstand, Drehpunkt und Richtung sind alle Modalitäten, welche eine Bewegung in ihrem gegenwärtigen Ausdruck modifizieren. Die Basis der Bewegung ist die Erinnerung, d. h. die Bewegung wird aus der Sammlung aller relevanten Informationen in Bezug zur gegenwärtigen Handlung abgeleitet. Relevante Informationen sind diejenigen, die direkt zum Muster beitragen.

So passt sich der Organismus ständig wechselnden biomechanischen, metabolen, endokrinen und emotionalen Zuständen an.

Wodurch werden verschiedene Einzelfaktoren der Physiologie zu einem Muster zusammengefügt? Wir verstehen das Muster als einen Prozess, der in einer gewissen Zeit verschiedene Bausteine zu einer Einheit integriert. So kann man das Aufstehen als Muster sehen, bei dem Hüften, Knie und andere Gelenke, Muskeln, Blutstrom, ATP Stoffwechsel, Kalziumeinstrom und psychische Gestimmtheit zusammenarbeiten. Sind einzelne Bausteine nicht frei verfügbar, kann man evtl. nicht mehr energisch aufstehen, sondern nur mühsam in die Aufrechte kommen.

Dieses Muster kann wiederum einen einzelnen Baustein für ein noch komplexeres Muster darstellen. Somit können die Muster immer komplexer, aber auch immer einfacher werden. Ein Beispiel hierfür ist die Kindesentwicklung, in der sich Bewegungsabläufe wie z. B. umdrehen oder krabbeln automatisieren und als Grundlage für übergeordnete Bewegungsmuster dienen. Das Muster birgt den Vorteil, dass man von einem einzelnen Baustein den gesamten Prozess und damit alle anderen Bausteine in der Zeit mit einbeziehen kann.

Einem Muster kann eine Intention zugrunde liegen. In unserem Beispiel des Aufstehens ist die Intention ein „Nach oben streben". Verändert man die Intention leicht, wird das Muster ebenso verändert. Der größte Anteil der auffindbaren Muster liegt jedoch im unterbewussten Bereich. So ist die Krafteinwirkung der Schwerkraft auf eine Zelle ein Reiz, ein positiver Stress, der interne komplexe Funktionsabläufe in Gang setzt, die zur interzellulären Kommunikation und Vernetzung genutzt werden. Dabei werden bevorzugt vorhandene Verbindungen genutzt und umgebaut, die als eine Art Erinnerung fungieren. Somit ist Erinnerung veränderlich.

Solche Anpassungsvorgänge finden auch schon während der embryonalen Gestaltung statt. Diese Art einer zellulären Bewegung können wir gut als Strukturbildung erkennen. Entwicklung nutzt somit Erinnerung zu neuen Anpassungs- und Aufbauprozessen.

Das Erkennen solcher Muster ermöglicht einem das Erkennen der gespeicherten Information, die das Muster quasi codiert. Indem man nicht nur einzelne Bausteine beurteilt, sondern den gesamten Code des Musters, kann man auch die Erinnerung direkt therapeutisch ansprechen. Man sollte sich jedoch auch der Komplexität von solchen Mustern bewusst sein, und beachten, dass sich auch verschiedene Muster überlagern können. Deswegen braucht Behandlung Zeit, da man evtl. erst einige Muster klären und ausgleichen lassen muss, bevor man zu einem zentralen Muster Zugang erhält. Dies kann sich manchmal wie ein Reisen in der Zeit darstellen. Weiterhin ist es wichtig, jedem Muster in seiner Chronologie und Bedeutung zu begegnen. Die Chronologie enthält das Potenzial des Ereignisses, das im aktuellen Zustand decodiert werden kann.

Der Osteopath sollte sich gegenüber unerkannten Bausteinen des Musters öffnen. Er sollte gegenüber dem Patienten keinen abgeschlossenen Bauplan im Geiste mitführen. Es werden möglichst viele Komponenten des Musters in Balance integriert.

Gene als Träger von Erinnerung

Gene sind wesentliche Träger von uralter, über viele Generationen weitergegebener Information. Dabei wird Information durch eine bestimmte Abfolge der Nukleinsäuren codiert. Die DNS und RNS-Strukturen der Zelle sind verbunden mit dem aktivierenden und dem inhibierenden enzymatischen Regelkreis.

Neben diesem Aspekt der linearen Abfolge der Moleküle erscheint auch die geometrische Struktur der DNS als Doppelhelix als wesentliche Eigenschaft des Informationsträgers. Dieser wird weiterhin in seiner Tertiärstruktur um die Histone gewickelt und somit organisiert. Es scheint, dass die geometrische Anordnung in Doppelhelix und Tertiärstruktur nicht allein der Stabilisierung der DNS-Kette dient, sondern auch die Übermittlung und den Empfang von mechanischen Impulsen aus der Peripherie via Zytoskelett zum Zellkern ermöglicht (Ingber 2006, Carlson 1994). Somit scheint die geometrische Anordnung eines Musters der Freisetzung, Übermittlung und Speicherung von Information zu dienen. Weiterhin scheint die Informationsübermittlung nicht allein mechanische und biochemische Wege zu benutzen, sondern auch Frequenzfelder unterschiedlicher Herkunft. Dies können z. B. elektromagnetische Felder oder auch hydrodynamische Wellen (Puls) sein.

Faszinierend ist die gleichzeitige Dynamik und Stabilität der Gene als Informationsspeicher.

Durch eine manuelle Behandlung des Gewebes werden makroskopische mechanische Effekte auf die mikroskopische Ebene übersetzt (➤ Abb. 3.12). Die Effekte der Mechanik auf die Genexpression werden seit einiger Zeit diskutiert (Langevin 2005, Ingber 1994, Oschman und Oschman 1995, Oschman 2009).

Polymere als Träger von Erinnerung

Makromoleküle mit Zuckeranteil wie Glykoproteine, Glykosaminoglykane und Proteoglykane, sind in der Matrix und auf jeder Zelloberfläche vertreten. Sie codieren die Zugehörigkeit von Zellen zum Organismus und haben somit immunitäre Bedeutung. Es gibt bei der Anordnung der Zucker-Bioploymeren (z. B. Tetrasaccharine) einen Kombinationsspielraum von 35.560 verschiedenen Möglichkeiten, was ein großes Informationspotenzial darstellt.

In der Matrix findet ein ständiger Umbauprozess durch residente Zellen wie Fibrozyten zur Adaption an aktuelle Zustände innerhalb von Tagen und bis Wochen statt. Aber auch andere Prozesse wie z. B. biochemische Reaktionen können schnelle Umbauprozesse der Matrix innerhalb von einigen Millisekunden hervorrufen.

Fluida als Träger von Erinnerung

Fluidale Komponenten des Körpers wie Lymphe, extrazelluläre Flüssigkeit, Zytoplasma, Blut und gebundenes Wasser haben eine eigene Dynamik und Anpassung auf einwirkende Prozesse.

Ein Teil, den wir als Erinnerung bezeichnen, beruht auf dem immunologischen System. Es kann als „zirkulierendes Gehirn“ betrachtet werden. Die zellulären und humoralen Komponenten dieses Systems scheinen in der Lage zu sein, auf komplexe Art und Weise eine Zusammenarbeit mit dem Gehirn zu bewerkstelligen. Indirekt greifen sie in die Kontroll- und Anpassungsfähigkeiten des Gehirns – die Abwehr betreffend – ein. B- und T-Zellen sind die Werkbank dieser Art der Erinnerung. Zytokinin scheint eine kurzfristige Raum/Zeit-Informationseinheit zu bilden und partizipiert dadurch an der Stimulusbildung.

Werden diese Zellgruppen gestört, kann die Erinnerung und Wiedererkennung von Krankheitserregern eingeschränkt sein. Dies kann man bei Infektanfälligkeiten beachten.

Wassermoleküle sind direkt an der Qualität der Polymerbildung der Matrix beteiligt. Dadurch dass Ladung von Wasserstoffbrückenbindungen die Qualität einer Struktur bestimmt, werden Zustände für eine gewisse Zeit gespeichert. Dies beeinflusst die Funktion von Gewebe, wobei diese Zustandsveränderung auch mit einer Änderung des elektrischen Potenzials einhergeht. Diese Veränderungen sind bei einer Exsikkose der Haut eindrücklich und auch einfach zu fühlen und zu sehen. Diesen Eindruck können wir als mögliche Erinnerung an zu wenig Flüssigkeitsaufnahme interpretieren.

Gehirn als Träger von Erinnerung

Die auf neuro-endokrinem Gewebe basierte Erinnerung ist insbesondere in den archaischen Strukturen des limbischen Systems lokalisiert. Der Circulus von Papez kann als der Kern der „primitiven Erinnerung“ angesehen werden.

Außerhalb der gängigen Betrachtung der Erinnerungsfähigkeit des Gehirns sehen wir als Osteopathen eine andere Art von Informationsspeicherungsmöglichkeit. Das Gehirn steht nicht allein über neurosensorielle und neurosensitive Wege mit internen und externen Räumen in Verbindung, sondern ist auch über das Blut ständig von der Peripherie informiert. Dies läuft über Pulsationen und hydrodynamische Effekte, die die Blut-Hirnschranke erreichen, wobei die wichtigste Vermittlungsstelle das *Organum vasculosum* ist. Diese Gefäßkonglomerate liegen auf der Seite des zentralen Nervensystems den Ventrikeln angelagert (extraventrikulär).

Die Faszien der Peripherie sammeln die verschiedenen Informationen um sie dem Gehirn zu übermitteln. Die Übermittlung geschieht auf neuronaler, lymphatischer und vaskulärer Ebene, wobei die Blut-Hirn-Schranke eine ebenso bedeutende Rolle spielt wie neuronale Synapsen. Die Blut-Hirn-Schranke weist bei toxischen Geschehen eine schützende Rolle auf. Dies könnte A.T. Still mit der Aussage „die Faszie ist der ‚Offizier‘ des Cortex“ gemeint haben.

Gewebe als Träger von Erinnerung

Faszien haben generell zwei Typen von Bewegungen. Eine Bewegung verläuft von peripher nach zentral, die andere von zentral nach peripher. Das entspricht zunächst dem frühen Ausschwärmen mesenchymaler Zellen vom Zentrum zur Peripherie (Ende 2.–Anfang 3. Embryonalwoche).

Man kann den Verlauf der Evolution im Entwicklungsprozess vom Sakrum nach kranial nachvollziehen, und die Involution im Alterungsprozess vom Occiput nach kaudal.

Die Strukturierung von elastischen und kollagenen Fasern ist die Erinnerungsspur einer mechanischen Beanspruchung. Ein Zug am elastisch-kollagenen Komplex, der über 30% der ursprünglichen Länge hinausgeht, hinterlässt eine Schädigung und Deformation des Gewebes. Darunter verhält sich das Gewebe elastisch und kehrt zum ursprünglichen Zustand zurück.

Beim Begriff der Flüssigkeiten spricht Dannis Bois von der Triade Faszie – Blut – Lymphflüssigkeit, die im Zusammenspiel einen Rhythmus ausdrückt. Die Überlagerung der Rhythmen von Blutpulsation, lymphatischer rhythmischer Gefäßkontraktion und der Spontanaktivität der Matrix bilden einen Rhythmus des Körpers. So kommt man der Vorstellung ein Stück näher, dass die Bindegewebszellen zur Weiterleitung von Information dienen und zugleich mechanische Informationen übersetzen. Folglich entsteht eine Resonanzfähigkeit der Triade auf Einflussfaktoren, deren Impuls gespeichert werden kann. Als Beispiel hierfür kann eine Entzündungsreaktion oder ein emotionaler Schock, der z. B. im Gewebetonus zum Ausdruck kommt, dienen.

Sekundär können zu lang andauernde Zelldepolarisation ohne Repolarisation die Anordnung der elektrischen Felder stören und physiologische Funktionen stimulieren oder inhibieren.

Es gibt spezielle Bereiche, in denen sich Erinnerung gut etabliert hat. Die Physiologie enthält diese ganzen Erinnerungsmuster auf den unterschiedlichen Ebenen und wird auch durch psychische Verhaltensmuster ausgedrückt. Die Wechselwirkung der Erinnerung zwischen Physiologie und Psychologie drückt sich im *psychobiologischen Engramm (PBE)* aus (➤ Kap. 4.2.5 Zelle – metabolisches Feld – Bewusstsein).

7.4 Von Fischen und Feldern

Ein **Beispiel aus der Praxis:** Eine Patientin mit Trigeminusneuralgie links bei Zustand nach Manipulation des Atlas auf der rechten Seite. Die Behandlung des linken Mittelfußes bei Zustand nach Fraktur einige Jahre vorher löste die Beschwerden innerhalb einer Behandlung auf. Eine mögliche Erklärung hierfür führt über das Verständnis der Komplexität von Mustern. Möglicherweise hat die Manipulation des Atlas das bisher latente Muster destabilisiert und freigesetzt, zu welchem sowohl der linke Mittelfuß als auch die Kopfgelenke und der N. trigeminus gehörten. Indem bei der Manipulation eine einzelne Komponente des Musters isoliert angesprochen wurde, musste sich das ganze Muster in seinem Feld ausdrücken. Aus einer nicht möglichen Integration der Information (=Manipulation) entstand eine neue Dysfunktion (=Trigeminusneuralgie). Durch Ansprechen des gesamten Musters wurde der Organismus befähigt diese Integration vorzunehmen.

Es ist nicht der Stein, den man ins Wasser wirft, der die Fische zum schwimmen bringt. Die Fische schwimmen schon lange ohne den Stein gekannt zu haben. Der Stein berührt nicht die Fische, sondern das Wasser. Die Fische schwimmen weiterhin, aber in einem veränderten Muster.

Im Aufbau einer Dysfunktion gibt es drei Komponenten, die in wechselseitiger Abhängigkeit stehen:

1. Das Feld ist das Wasser, in dem die Fische schwimmen
2. Das (Dysfunktions-)Muster wird von den Fischen durch ihr Schwimmverhalten ausgedrückt. Jeder einzelne Fisch kann eine Komponente des Musters darstellen
3. Der ins Wasser geworfene Stein entspricht dem Trauma.

In einer Behandlung (➤ Abb. 7.3) begegnet man dem Feld und lässt hierüber Ruhe und Ordnung für die einzelnen Komponenten entstehen. Jede Ordnung beinhaltet das Potenzial für weitere Entwicklung und neue Anordnungen.

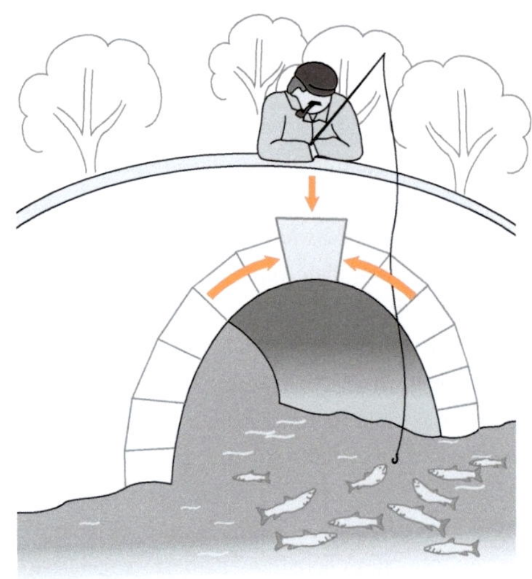

Abb. 7.3 Einer angelt, der Fisch beißt aber selbst – welcher wird es wohl sein? [14]

Man nimmt ein gestörtes Feld wahr, gibt ihm durch das Verständnis seines Musters einen Impuls zur Reorganisation und überlässt dem Körper die Integration.

Find it, fix it, and leave it alone

(Finde es, bringe es in Ordnung und überlasse es sich selbst).

Andrew Taylor Still

7.5 Fulkrum

Ein Fulkrum ist ein „Dreh- und Angelpunkt". Es ist eine wesentliche Unterstützung für die Behandlung, die der Osteopath anbietet, um die Gesundheit wieder herzustellen. Bewegungen der unterschiedlichen Dimensionen organisieren sich um ein Fulkrum herum. Es ist eine Art Bezugspunkt. Mechanisch gesehen kann dies ein Hebel- oder ein Drehpunkt sein, der sich je nach Art der Bewegung auch außerhalb des Körpers befinden kann (➤ Abb. 7.4).

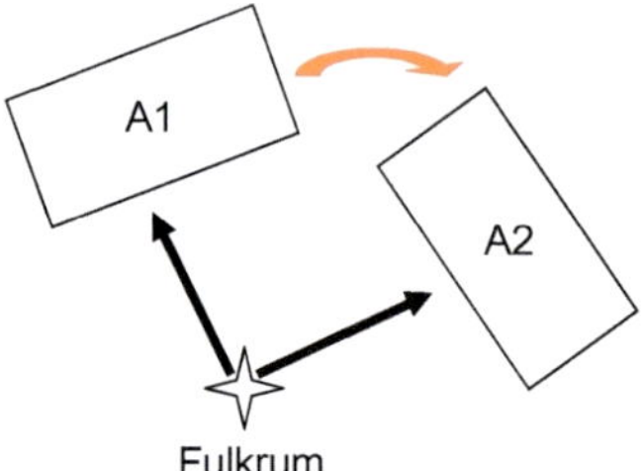

Abb. 7.4 Bewegung eines Körpers um ein extern liegendes Fulkrum. A1: Körper in Ausgangslage. A2: Körper nach Bewegung. [2]

Ein Fulkrum sollte jedoch niemals nur mechanisch, sondern auch in allen anderen Dimensionen verstanden werden. Auch mental oder psychisch kann es einen „Dreh- und Angelpunkt" geben, um den der dysfunktionelle Geist ständig kreist. Dabei ist die Läsion/Dysfunktion das veränderte Bewegungs-/Verhaltensmuster. Über das Fulkrum stehen alle Bestandteile des Musters miteinander in Beziehung. Es konzentriert das Muster mit seinen Kräften in einem Punkt. Ein Fulkrum ist ein Referenzpunkt, der nicht an der Bewegung des Musters teilnimmt. Jedoch kann ein Fulkrum zu weiteren Mustern in Beziehung gestellt werden und sich dadurch relativ verschieben. Manchmal wird es auch als „Auge des Sturms" beschrieben, wobei der Ruhepunkt stabil bleibt und sich gleichzeitig relativ bewegt.

Wenn ein Fulkrum mehr als ein Muster unterstützt, könnte man es als ein *polyvalentes Fulkrum* bezeichnen. Ein Organismus hat also viele Fulkren, welche mehrdimensional sind. Das Fulkrum ist der gemeinsame Punkt zwischen Osteopath und Patient, der ein ideales Eingreifen zwischen Stabilität und Kraft ermöglicht. Das Fulkrum ist ein Bezugspunkt, der die Veränderung eines Musters in den verschiedenen Dimensionen ermöglicht. Der Osteopath muss das Fulkrum präziser einstellen, wenn er in einen Bereich kommt, an dem der therapeutische Prozess zum Stillstand kommt. Dies macht man mittels des eigenen Körpergewichtes, das man in das Fulkrum hineinlegt oder herauszieht, oder über eine teilweise äußerst kleine Verlagerung des Fulkrums. Auch wenn das Fulkrum physisch eingestellt wird,

wird es durch mentale Präsenz vervollständigt. Die mentale Präsenz des Osteopathen kann dem Patienten das Gefühl von Verlässlichkeit geben. Dafür ist ein Zustand von Stille notwendig und hilfreich. Innerer „Lärm", eine Reizüberflutung, verdeckt die Informationen vom Patienten.

Mit Hilfe des Fulkrums kann der Osteopath das Gewebe zu dem Punkt führen, wo sich Funktionen kohärent zueinander einstellen. Dieser Vorgang kann durch den Osteopathen beim therapeutischen Prozess als *schmelzen* oder *homogener werden* der Gewebe empfunden werden.

Eine vollständige Definition des Begriffes Fulkrum kann nicht gegeben werden, da der Mensch ein biologisch offenes System ist und sich in der Zeit unterschiedlich organisiert. Diese Komplexität erfordert Kenntnis, Erfahrung und mentale Offenheit.

Das Fulkrum bietet die Möglichkeit, bewusst und beobachtend zu sein.

Be still and know (Sei still und erkenne).
William Garner Sutherland

Wie schon William Garner Sutherland und Rollin Becker sagten, kann der Körper sich selbst harmonisieren, wenn man ihm das angemessene Fulkrum anbietet.

7.6 Synchronizität

Harmonische körperliche Funktion findet in zeitlicher Ordnung statt. Störungen eines zeitlichen Ablaufes zeigen eine Dysfunktion an, selbst wenn ein voller Bewegungsumfang erreicht wird. Analog zu einem Orchester, in dem die einzelnen Musikinstrumente zwar richtig spielen, aber das zeitliche Zusammenspiel nicht stimmt, ist das ganze Musikstück verkorkst.

Ohne Synchronisation zwischen Therapeut und Patient gibt es keinen Dialog, keine Therapie. Synchronizität braucht eine Abstimmung, die höchstwahrscheinlich über das Mental Image (➤ Kap. 7.7) läuft. Je besser das Mental Image zur Synchronisation führt, desto besser wird der Effekt durch einen Austausch zwischen Osteopath und Patient sein. Bei der Synchronisation erscheint eine Verschiebung im Gewebe und der dynamische Ausdruck verstärkt.

Auch beim embryonalen, fetalen und kindlichen Entwicklungsprozess des Gewebes findet man gleichzeitige Vorgänge in verschiedenen Geweben und an verschiedenen Orten mit Episoden der persönlichen Entwicklung. Daraus könnte man schließen, dass sogar besondere psychische Weiterentwicklungen oder „Absichten" mit speziellen Episoden der Gewebespezialisierung in Zusammenhang gebracht werden können. Alle Funktion und Strukturierungen scheinen durch mesenchymales Gewebe und seine Differenzierungen miteinander verbunden zu sein.

Es gibt synchronen Fortschritt zwischen bestimmtem Drüsenwachstum (endokrine System Funktionalität) und der Entwicklung verschiedener Gehirndifferenzierung und Persönlichkeitsentwicklung (Gautier 1961), sowie eine synchrone Entwicklung des Immunsystems und der damit verbundenen Folge der Persönlichkeitsentwicklung. Manche Infektionen sind typisch für spezielle Lebensabschnitte und oft mit einer Stimulierung des Gewebes des Verdauungstraktes (IgA, IgG) verbunden. Ein typisches Beispiel könnte der immunologische Zeitraum der ersten neun postnatalen Monate für IgA sein.

7.7 Mental Image

Das Mental Image ist keine „Vorstellung", sondern ein *Beziehungsfeld*, das zwischen Patient und Osteopath entsteht. Es unterliegt der Wandlung entsprechend der Interaktion der beiden Personen auf allen existenten Ebenen. Der Osteopath interpretiert den Eindruck, der bei ihm entstanden ist, und kann den grundlegenden Informationen durch die Analyse eine Bedeutung geben, die zu Verständnis und Lösung führt. Die Bedingungen für ein Mental Image sind die Kenntnisse der verschiedenen, oben beschriebenen Dimensionen und ihrer Relationen. Die Intelligenz, die hier angewendet wird, ist eine fühlbare Intelligenz, die das Zentrum der Stille mit einem konkreten Vorgang verbindet. Man begegnet in diesem Moment dem physiologischen Ausdruck des Organismus, um seine aktuellen Fragen bzw. seinen aktuellen Ausdruck der

Dysfunktion anzuerkennen. Dieser Vorgang wird durch vorgefertigte Gedankenmuster beeinträchtigt. Denkt der Osteopath beispielsweise bei Kopfschmerzen nur an Dysfunktionen der Halswirbelsäule, so entgehen ihm alle anderen Faktoren, die mit dem Kopfschmerz verbunden sein könnten. Und selbst wenn die Checkliste sehr ausführlich ist, wird sie nie alle physiologischen Komponenten erfassen können (➤ Abb. 7.5). Was „denkt" der Körper über sein Symptom und was denkt der Osteopath über das Symptom. Nur das Mental Image erfasst die Genauigkeit der komplexen Funktionsbeziehung. Das Mental Image ist während des therapeutischen Prozesses in steter Wandlung und folgt damit der Transmutation des Körpers. Es gibt im Behandlungsverlauf fortwährend neue Informationen wodurch das Fulkrum stets exakt bestimmt wird.

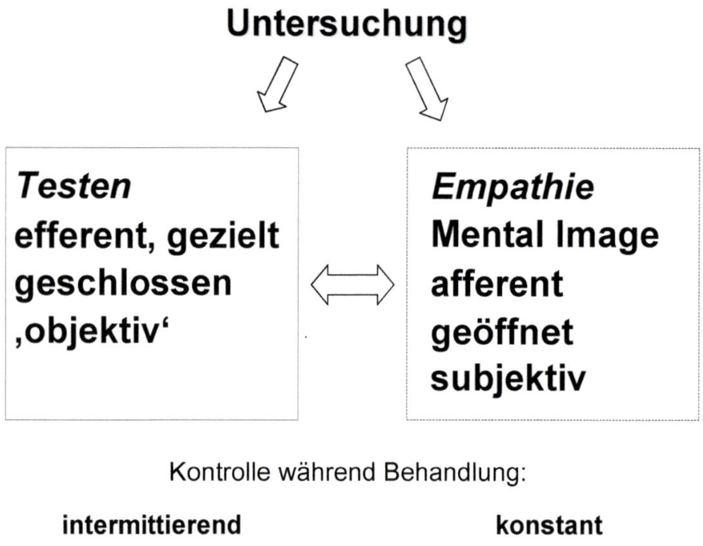

Untersuchung

Testen **efferent, gezielt geschlossen ‚objektiv'**	⟺	***Empathie*** **Mental Image afferent geöffnet subjektiv**

Kontrolle während Behandlung:

intermittierend **konstant**

Abb. 7.5 Das Mental Image in der Behandlung. Während der Behandlung ermöglichtes das Mental Image, ständig zu prüfen, ob sich der therapeutische Prozess qualifiziert und optimal ausdrückt. Objektive Tests sind zwar wichtig, aber zeitlich und thematisch beschränkt. Sie ergänzen das Mental Image, sind jedoch nur auf ein Ergebnis bezogen und erfassen so nicht den Behandlungsablauf. [2]

Grundlegende Informationen sind z. B. (Körper-) Temperatur, Gemütszustand oder Gewebeverdichtungen. Gibt es hier Einschränkungen in der Physiologie, entsteht im Osteopathen ein „Bild". Viele solcher Bilder liegen bereits beim Osteopathen – vergleichbar dem Archiv einer Bibliothek – und können als Referenz dienen, um Bezüge der einzelnen Informationen zur Gesamtheit herzustellen und ein Verständnis des Patienten zu erlangen (➤ Abb. 7.6).

Dabei geht es nicht um das Abarbeiten einer Checkliste. Vielmehr wird das entstandene Bild als ein Original mit allen vorhandenen „Archivbildern" verglichen, wobei sich das Original durch einen auffälligen Unterschied von den vorhergehenden Bildern abhebt. In der Praxis könnte das z. B. ein Patient mit Schwindel sein, der unter Stress steht und Bluthochdruck hat. Das Mental Image ruft einen Eindruck des Patienten hervor, der dem Osteopathen einen Eindruck der Gewichtung der einzelnen Komponenten gibt und damit den Zusammenhang des bestehenden Musters verstehen lässt. Dadurch wird er in die Lage versetzt die Therapie individuell anzupassen. Äußerst wichtig erachten wir den respektvollen Umgang mit dem Patienten und dem, was er dem Osteopathen offenbart. Ein Mangel an Respekt, Anerkennung und Angenommensein wird automatisch den therapeutischen Austausch und damit das Mental Image beeinträchtigen.

Die Arbeit mit dem Mental Image ist ein immerwährendes Experiment für den Osteopathen.

Die Beziehungskette von Ursache und Folge ist nicht linear, sondern stellt die Bedeutung innerhalb der Entwicklungsgeschichte des Patienten dar. Ursachen für einen Zustand sind nie in einem Faktor begründet, sondern entstehen aus komplexen Bedingungen.

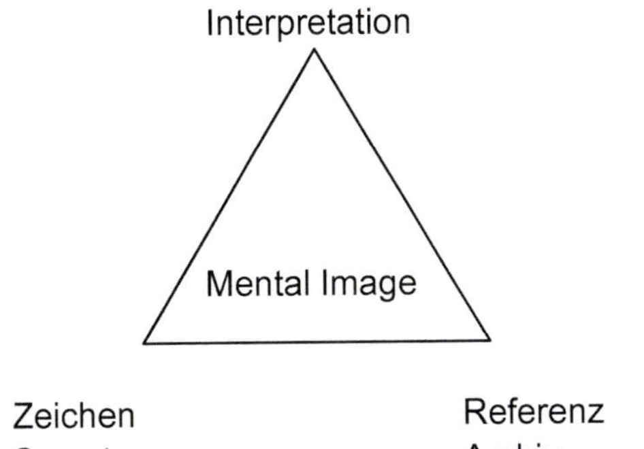

Abb. 7.6 Das Mental Image ist der Kern, der Symptome, ihre Interpretation und deren Referenz verbindet. [2]

See – look – and perceive (Schauen – betrachten – und erkennen).

Anthony Chila

Anleitung zur **Übung des Mental Image** in fünf Schritten:

1. Zentrieren, zur Ruhe kommen
2. Empfangen – aller Sinneswahrnehmungen
3. Raum wahrnehmen – empfangen – beeindrucken lassen (keine reine Vorstellung!)
4. Struktur/Raum beobachten, ein Mental Image des Raumes empfangen und präzisieren/fokussieren
5. Dort in Point of Balanced Tension (PBT) gehen oder andere therapeutische Aktionen vollziehen.

Man ist nicht gewohnt auf die eigene Haltung zu achten. Kaum auf die **äußere Haltung** und noch weniger auf die **innere Haltung**. Dabei ist die Haltung eine wesentliche Voraussetzung für die Interaktion mit dem Patienten, um Informationen zu bekommen und etwas beim Patienten zu bewirken. Von der Haltung leitet sich eine Zentrierung ab. Sie bedeutet äußerlich, dass wir unseren Schwerpunkt angemessen verlagern können und innerlich, dass wir zur Ruhe kommen. Diese Ruhe zu entwickeln ist ein weites Feld und wird osteopathisch auch *Stille* genannt. Ohne Stille kann ein Osteopath nichts Wesentliches erreichen. Darum ist es eine zentrale Aufgabe, sich der Stille bewusst zuzuwenden. Dies kann man nicht nachdrücklich genug betonen! Nachdem die Haltung zentriert wurde, sollte man sich entspannen. Dadurch versteift man nicht einzelne Körperabschnitte, sondern gibt diesen die Möglichkeit, sich auch einzeln zu bewegen. Durch die Senkung von eigenen körperlichen Reizen der Muskelverspannung wird nach dem Weber-Fechnerschem Gesetz die Wahrnehmungsintensität größer, da diese zunimmt je geringer die Reizintensität ist. Auch erhalten wir die Möglichkeit, ein Fulkrum einzusetzen und präzise einzustellen.

Polyvalente Wahrnehmung: Eine polyvalente Wahrnehmung wird möglich, wenn wir eingefahrene Gewohnheiten/alte Muster loslassen (alte Gewohnheiten bewusst negieren) und es zulassen, neue Informationen zu empfangen

Es gibt eine Angst davor, etwas Neues zu entdecken. Diese Angst wird durch einen Kontrollverlust durch das Unbekannte hervorgerufen, statt sich dem unbekannten größeren Rahmen zu öffnen und hinzugeben. Diese Hingabe ermöglicht aber erst die Erforschung des Neuen. Damit man sich nicht durch einen reduzierten Rahmen in Sicherheit wiegt, empfehlen wir möglichst viele Wahrnehmungsqualitäten im Mental Image aufzunehmen. Bewegung (meist gewohnte Qualität), Frequenz, Dichte, Tiefe, Spannung, Wärme, Form, etc. Dies zeigt, dass das Leben sich nicht durch Bewegung bestimmen lässt, jedoch Bewegung ein Ausdruck von Leben ist (➤ Kap. 3). Wir meinen nicht „Leben ist Bewegung", sondern *Life in motion* (Leben in Bewegung; Rollin Becker).

Von diesen Wahrnehmungen lassen wir uns beeindrucken. Unsere geöffnete und balancierte Haltung gewährt uns diesen Eindruck, den der Patient bei uns macht, in uns selbst wahrzunehmen und dadurch interpretieren zu können.

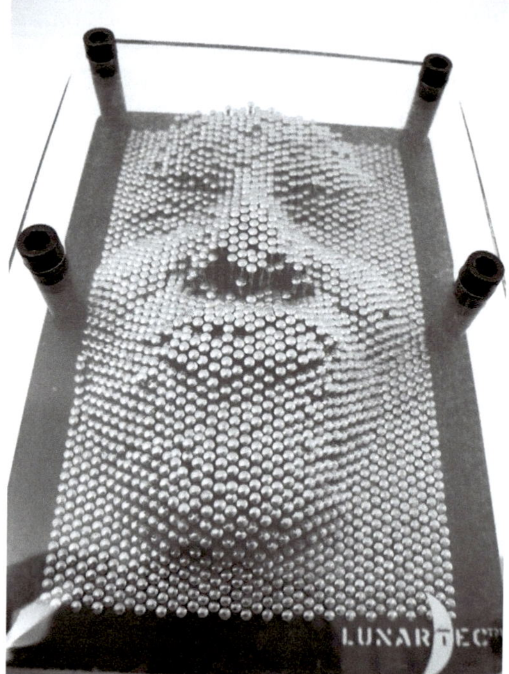

Abb. 7.7 Ähnlich wie bei der Stiftskulptur (= Osteopath) hinterlässt der Patient (= hier z. B. ein Gesicht) bei ihm einen „Eindruck". Der Osteopath sollte möglichst offen für alle möglichen „Eindrücke" sein. „Beeindruckt" ihn ein Fuß oder sonst eine Dimension, lässt er sich von ihr „beeindrucken". Was immer ihn „beeindruckt", erfährt er in sich und kann es in sich erkennen. [2]

7.8 Mittellinie

Die Mittellinie ist der embryonale Dreh- und Angelpunkt des Körpers.

Der PRM (➤ Glossar) wird zur therapeutischen Kraft. Sie findet Ihren Ausdruck aus der Mittellinie fluktuierend in die Peripherie. Dies ist der Moment, in dem die morphodynamischen Prozesse beginnen, Struktur gebildet wird – als Ausdruck der Potenz.

Die Primäratmung installiert sich in dem Feld der Dysfunktion. Die Ausbreitung der Primäratmung sollte nur beobachtet werden – eine Fokussierung ist zu vermeiden, da der Prozess sonst behindert oder ganz unterdrückt werden kann. Der therapeutische Prozess orientiert sich an den Zeitvorgaben des Patienten.

Die embryonale Entwicklung zeigt, dass sogar das undifferenzierte Gewebe einem zentralen Prozess unterliegt, der für Gewebsausdehnung, Differenzierung und sogar Polarität zuständig ist.

Alle lebenden Organismen verfügen über eine natürliche Fähigkeit, sich um eine Mittellinienfuktion zu organisieren. Dies tun sowohl Einzeller wie auch höhere Lebewesen (➤ Abb. 7.8).

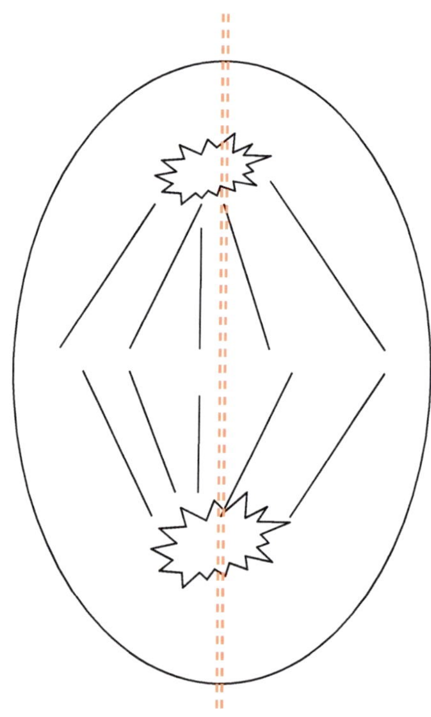

Abb. 7.8 Zelle teilt sich während einer Mitose; Die Pole (Zentrosome) bilden eine Achse/Mittellinie (orange). Die Teilungsspindel besteht aus Mikrotubuli (schwarze Striche), welche die Chromosomen am Zelläquator halten und teilen, so dass bei der künftigen Zellteilung jede Hälfte einen Satz Chromosomen erhält. (Der Chromosomensatz ist hier nicht eingezeichnet und wird bei der polaren Zellteilung halbiert.) [2]

Es ist diese Mittellinienfuktion, die den operativen dimensionalen Körper möglich macht. Auch wenn die Mittellinie keine anatomische Struktur ist, entsteht sie doch aus einem anatomischen Bezug. Die Lagebeschreibungen sind damit Angaben eines Ortes für eine Funktion und entsprechen *nicht* einer anatomischen Struktur.

Die primäre (ventrale, materielle) Mittellinie im menschlichen Embryo scheint von der Entwicklung der Chorda dorsalis repräsentiert zu werden, die die biomechanische Achse des Körpers organisiert (➤ Abb. 7.9).

Eine zweite (dorsale, fluidale) Mittellinie wird durch die Entwicklung eines neuralen Kanals aufgebaut, der die bioelektrische Funktion des Nervensystems darstellt (➤ Abb. 7.9). Sie wird dynamisiert durch fluidale Expansion des Ependymkanals und der Ventrikel. Die Interaktion zwischen der fluidalen Komponente und der bioelektrischen Funktion des Nervensystems ruft die Bildung einer elektrischen Mittellinie hervor, welche sich direkt anterior der Wirbelsäule befindet (➤ Abb. 7.9). In diese Region sind die Zellen der Neuralleiste ausgewandert und bilden die prävertebralen Plexus.

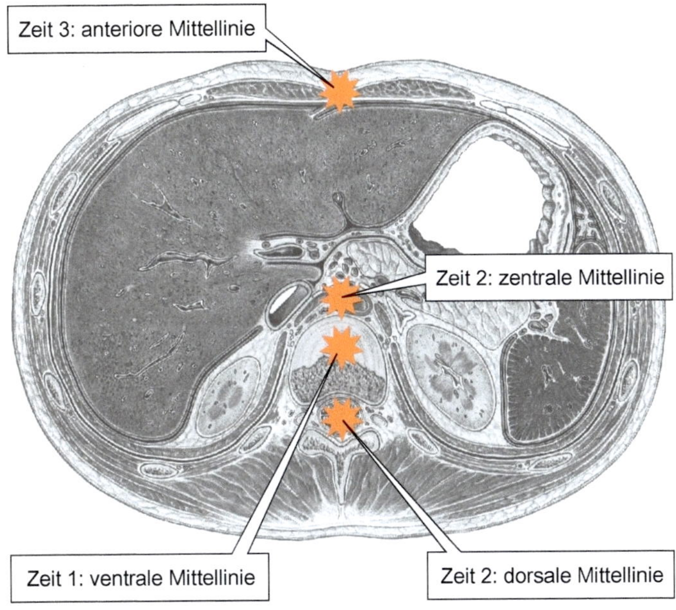

Abb. 7.9 Mittellinien. [14]

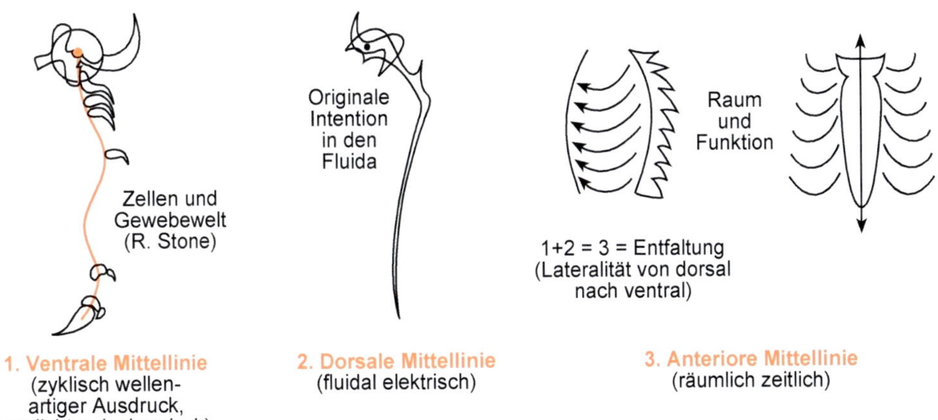

Abb. 7.10 Abfolge der Mittellinienentwicklung.
Primäre ventrale Mittellinie = orange Linie im Verlauf der Chorda dorsalis bzw. im Zentrum der Wirbelkörper der Wirbelsäule, mit oberem Ende/Fulkrum im Präsphenoid (oranger Punkt).
Dorsale Mittellinie = schwarzer Ependymkanal mit oberem Ende/Fulkrum an der Lamina terminalis (schwarzer Punkt).
Anteriore Mittellinie, umgreifen von Raum und Funktion (schwarze Pfeile). Nach P. van den Heede. [14]

7

Wenn beide Mittellinien ausgebildet sind, erleichtern sie die laterale Ausdehnung, Verlagerung und die räumliche Orientierung der nachfolgend gebildeten Gewebe und Organe.

Dabei repräsentieren die longitudinal orientierten Mittellinien eine Entwicklung und geistig-körperliche Integration. Diese steht in Wechselwirkung mit der Lateralität und somit einer Balance um eine Mitte herum, welche die Aufrichtung ermöglicht.

Eine weitere Mittellinie kann man anterior, auf Höhe des Sternums, der Linea alba und des Pubis beschreiben. Sie entsteht durch Lateralität, d. h. seitliches umgreifen von Raum und anteriores Zusammentreffen der beiden Seiten. Hier konvergieren die Kräfte der Peripherie und werden dort integriert.

Diese Mittellinie repräsentiert die Potenz des Körpers auf verschiedenen funktionellen Ebenen: Myelopoese im Knochenmark, immunologische Entwicklung auf Höhe des Thymus, reproduktives Potenzial auf Höhe der Keimdrüsen, energetische Potenzialisierung auf Höhe der Thyreoidea und dem Kalziumspiegel auf Höhe der Parathyreiodea.

Das obere Ende liegt beim Nasion und reicht kaudal bis zum Centrum tendineum perinei.

Die anteriore Mittellinie dient der Adaptation und Potenzialisierung der Vitalität des Körpers (➤ Abb. 7.10).

Die dorsale Mittelinie potenzialisiert die anteriore und zentrale/elektrische Mittellinie. Sie induziert deren Entwicklung über die Migration von Zellen der Neuralleiste. So entstehen bei der zentralen/elektrischen Mittellinie die prävertebralen Plexus und bei der anterioren Mittellinie handelt es sich um die posterolaterale und anterolaterale Migration von Neuralleistenzellen als Melanozyten (posterolateral) und den Bau der visceralen Plexus (anterolateral).

Auf eine Art und Weise unterstützen die Mittellinien die biodynamischen und biomechanischen Prozesse und Bewegungen des Körpers. Die Mittellinienfunktion dynamisiert den Körper auf eine Weise, die sich auch in seiner Statik zeigt. Durch Beobachtung der Statur und Gestik kann ein erfahrener Osteopath rückschließen, ob ein Patient mehr zur Flexions- oder Extensionsfunktion tendiert.

Jedes Körperteil hat eine eigene Mittellinienfunktion, mit der es sich selbst organisiert und ebenso in Bezug zum Ganzen steht. Alle Organe und jedes Gewebe des Körpers nutzt die Potenz der Mittellinien um seine Physiologie aufrechtzuerhalten.

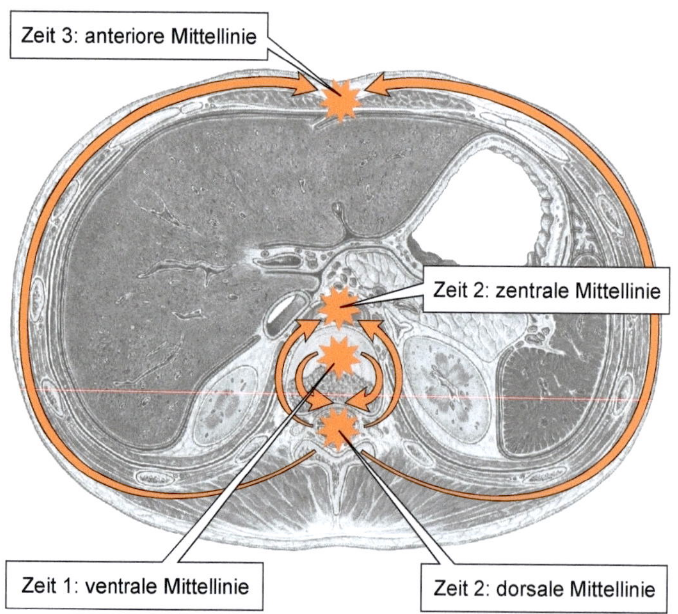

Abb. 7.11 Entwicklung der Mittellinien. Die Pfeile zwischen den Mittellinien stellen die zeitliche Abfolge der Entwicklung dar. [14]

7.9 Aufrichtung – Lift

Aufrichtung ereignet sich im Zustand der Balance durch Nachlassen der „falschen Aktivität". Aufsteigen und Absinken ergeben nur durch ihren relativen Bezug zueinander einen Sinn. Das Aufsteigen geschieht relativ gegenüber etwas, das zurückbleibt bzw. relativ nach unten sinkt. Fehlt dabei die Balance, so geht das ganze System zu Boden, oder es muss mit Anstrengung gehalten werden. Dieses Sinken (*Ptose*) ist ein Zeichen von Dysfunktion und Krankheit und kann extrem beim Sterben wahrgenommen werden. Teilweise ist eine extreme und totale Ptose des viszeralen Systems fühlbar, die jedes Gleichgewicht verlässt und damit das Ende des Lebens anzeigt. Legt man jedoch innerhalb des Lebens nur alles „Überflüssige" ab und achtet dabei auf Balance, so gibt es keine Verzerrungen und Reibungen im Organismus und die aufsteigende Kraft kann frei wirken. Ein Osteopath unterstützt die Aufrichtung, indem er einen therapeutischen Lift beim Patienten anwendet. Ein Osteopath muss bei sich selbst Aufrichtung erfahren haben (bewusst oder unbewusst), um einen Lift ausführen zu können.

Üblicherweise schätzt man die Schwerkraft als statisches Hindernis der Aufrichtung ein, als eine Kraft die überwunden werden muss. Ein Körper, der auf unserem Planeten steht, unterliegt der Gravitationskraft. Aber er wird nur angezogen und nicht hineingezogen, da er an der Standfläche eine reaktive Gegenkraft erfährt, die in der Summe der Gravitationskraft gleicht. Diese Gegenkraft lässt uns aufrichten und liftet uns geradezu nach oben (➤ Abb. 7.12).

Physiologische Aufrichtung geschieht mit einem Sinken in der Peripherie und einem zentralen Aufsteigen. Durch eine externe Rotation der Peripherie/in die Beine spiralartig abwärts ziehend, wird die zentrale Achse/Mittellinie in die Aufrichtung unterstützt (➤ Abb. 7.13 und ➤ Abb. 7.14).

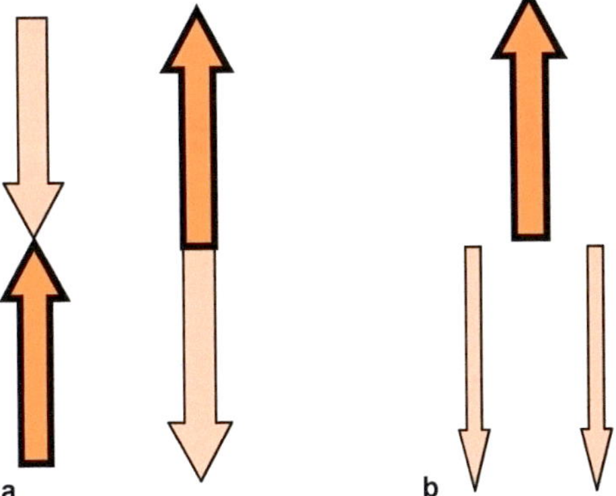

Abb. 7.12 **a** Gravitation (hellorange), Aufrichtung (dunkelorange). Ein Gegenstand sinkt solange (heller Pfeil), bis er den Boden erreicht hat und die Gegenkraft (dunkler Pfeil) den Gegenstand erfasst. Wird die Gegenkraft dann genau gleich groß, kommt er zur Ruhe. **b** Er bleibt bei ausgeglichenen Kraftvektoren aufrecht am Boden stehen, solange er in Balance ist. Die Aufrichtung ereignet sich physiologisch zentral, das Absinken peripher. [2]

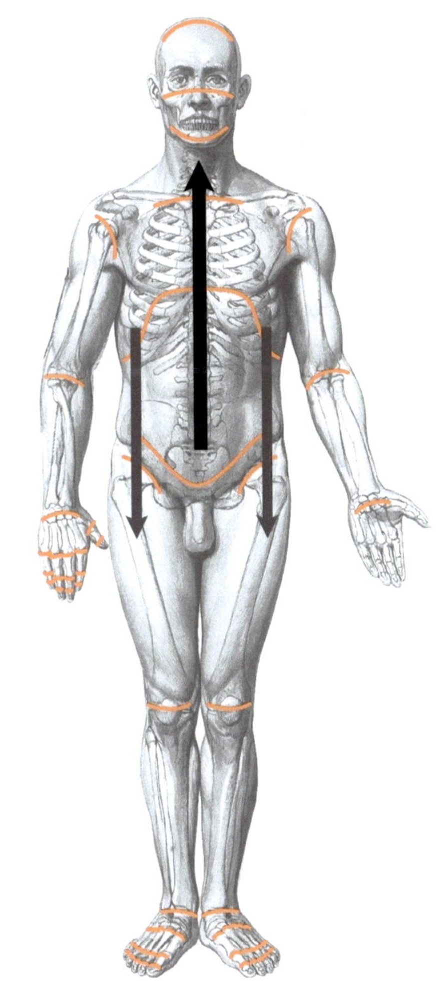

Abb. 7.13 Statik mit Kraftlinien der Schwerkraft (grau) und Aufrichtung (schwarz). Die orangen Linien zeigen die Diaphragmen. [14]

7

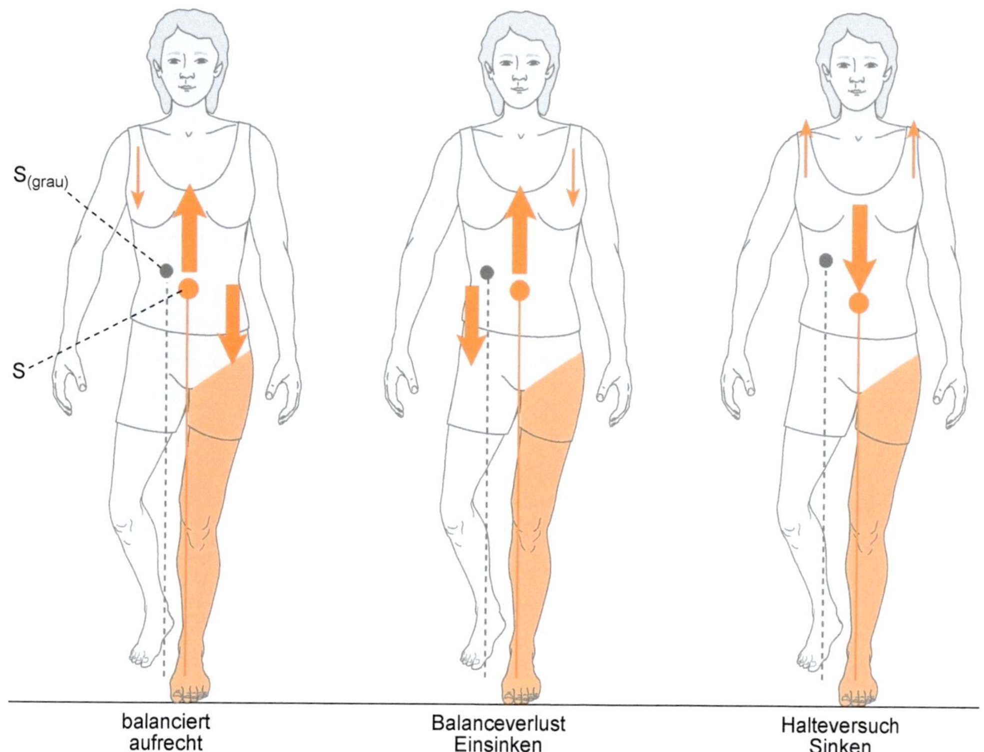

Abb. 7.14 Aufrichtung gestaltet sich dynamisch (orange = Kraftvektoren). Das Gewicht kann an unterschiedlichen Bereichen zur Balance eingesetzt werden. Je nach Einsatz verbraucht der Gehende unterschiedlich viel Kraft beim Gehen. Dynamik in Balance bringt Aufrichtung, Dysbalance bringt Einsinken. Beim Versuch, die Peripherie nach oben zu bringen, verringert man die Antigravitation und leitet eine Ptose ein. S = Schwerpunkt ganzer Körper, $S_{(grau)}$ = Schwerpunkt des Körpers ohne Standbein. [14]

Dies ist sehr leicht erfahrbar: Wenn man die Füße in den Boden nach unten drückt, so wird der Körper nach oben geschoben. Dieser Effekt ist ständig präsent und der „Fehler“ den wir alle machen ist, dass wir durch einen übermäßigen Tonus gewisse Körperteile nicht sinken lassen. Manchmal steht dahinter ein Konzept von „guter Haltung“, z. B. Schultern nach hinten zusammenziehen um nicht vornüber zu sinken. Dies verhindert aber, dass die Schultern auf den Thorax, das Abdomen, das Becken, die Beine und schließlich den Boden abgestützt werden, so dass der Körper eine reaktive aufrichtende Kraft erfahren könnte. Die Folge ist, dass die aufrichtende Kraft fehlt, wir ermüden mit der Zeit und verlieren unsere aufrechte Position. Kümmert man sich statt um ein „falsches Halten“ um eine differenzierte Balance, findet eine Aufrichtung mühelos statt. Wichtig ist Balance sowohl global als auch lokal, d. h., dass alle Einzelteile untereinander in einem balancierten Verhältnis zueinander stehen. So differenziert ist der Körper eine Einheit, ohne zu einem Block zu fusionieren.

Wird die externe Rotation der Peripherie übermäßig beansprucht oder ist sie steif und nicht mehr dynamisch in Balance, so ist eine Ermüdung die Folge und anschließend eine verminderte zentrale Aufrichtung. Die zentrale Aufrichtung wird durch periphere Dynamik in externer Rotation gestützt. Dabei findet die Aufrichtung zumeist in einem *Balance-Korridor* statt: Es sollte nicht zu viel Bewegung nach anterior-posterior oder externer-interner Rotation geben, was zur Dysbalance führen würde. Andererseits verliert der Körper ohne Bewegung seine Dynamik, versteift und wird kraftlos (➤ Abb. 7.15).

Ptose, Dysfunktion, Krankheit und Tod zeichnen sich durch eine Umkehr der Vektoren aus. Die Mittellinie weist eine zumindest teilweise nach unten zeigende Kraftrichtung auf, während die Peripherie zuerst mit Kraft zu kompensieren versucht, steif ist, oder in interner Rotation funktioniert.

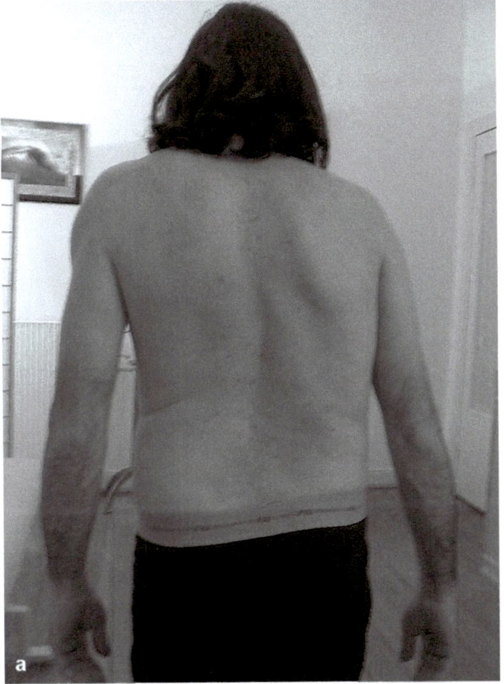

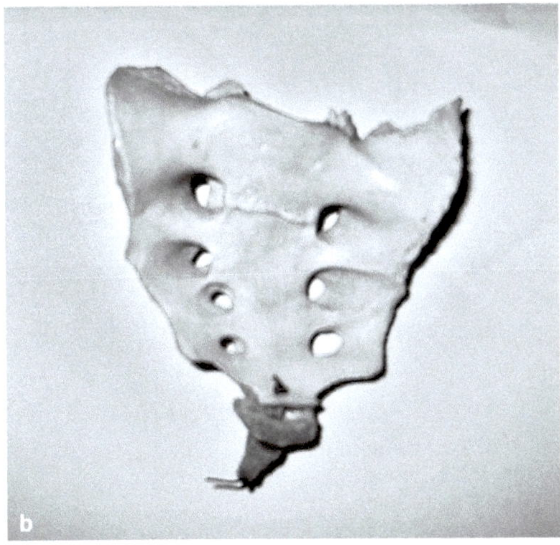

Abb. 7.15 **a** Massive Kyphoskoliose, **b** in Struktur verfestigte Ptose. [2]

Für jeden stellt es eine Herausforderung dar, Rigiditäten, die eine dynamische Unterstützung der Aufrichtung durch Rotationen behindern, wegzulassen. Physiologisches Sinkenlassen ist eine Relaxation, ist Weglassen von überflüssiger Spannung, Starrheit. Den Patienten hierin zu unterstützen ist Aufgabe eines Osteopathen.

Aufrichtung findet bereits während der Embryonalentwicklung statt (> Abb. 2.1 und > Abb. 7.16).

Aufrichtung ist ein Wachstums- und Entwicklungsprozess. Es gibt differenzierte Entwicklungsgestaltungen, die mit ihren unterschiedlichen Richtungen alle an der Aufrichtung teilnehmen. So bestimmt das zerebrale Wachstum den vermehrten Blutfluss nach kranial, die Entwicklungsbewegung des Herzens, der Leber und die gesamte Rotation des Abdomens die Aufrichtung des Rumpfes. Somit sind viele Gestaltungsbewegungen der Einzelkomponenten in unterschiedlichste Richtungen Bestandteil des einen Musters der Aufrichtung. Dieses Wachstum stellt die Selbstwerdung des Individuums dar.

Wie pflegt man Wachstum? Fügt man immer mehr hinzu oder lässt man etwas weg? Ein Gärtner in einem japanischen Garten überlegt eher, welche Pflanzen er entfernen kann, als welche er hinzufügen sollte. Durch Entfernen kommen die vorhandenen Pflanzen besser zur Geltung und werden in ihrem Wachstum optimal gefördert. Hierbei ist eine Balance von hinzufügen und wegnehmen zu beachten. In der menschlichen Entwicklung wechseln sich Flexions- und Extensionsphasen miteinander ab. Dieses dynamische Wechselspiel findet physiologischerweise ebenfalls in einem Balancekorridor statt und integriert immer neue Ebenen.

Dabei fördern sich Balance und Aufrichtung gegenseitig. Je aufgerichteter ein Körper ist, umso leichter lässt er sich balancieren, und umgekehrt führt Balance zur Aufrichtung.

Voraussetzung für Balance ist immer Wahrnehmung. Nur durch das Gefühl ist eine genaue Anpassung und Einstellung in der Balance zu erreichen. Hinderlich ist dagegen eine eingeschränkte Wahrnehmung, ein Tunnelblick, der oft durch rein intellektuelle Vorgehensweisen hervorgerufen wird. Einen Besenstiel kann man nur mit Gefühl balancieren und nicht mit intellektueller Kontrolle.

Auch wenn Aufrichtung im statischen Bereich am augenfälligsten ist, ist auch die psychische, kognitive, bioelektrische und biochemische Ebene Bestandteil der Aufrichtung.Aufrichtung beschreibt menschliche Entwicklung in allen Dimensionen, körperlich und geistig, in der äußeren und inneren Haltung

7

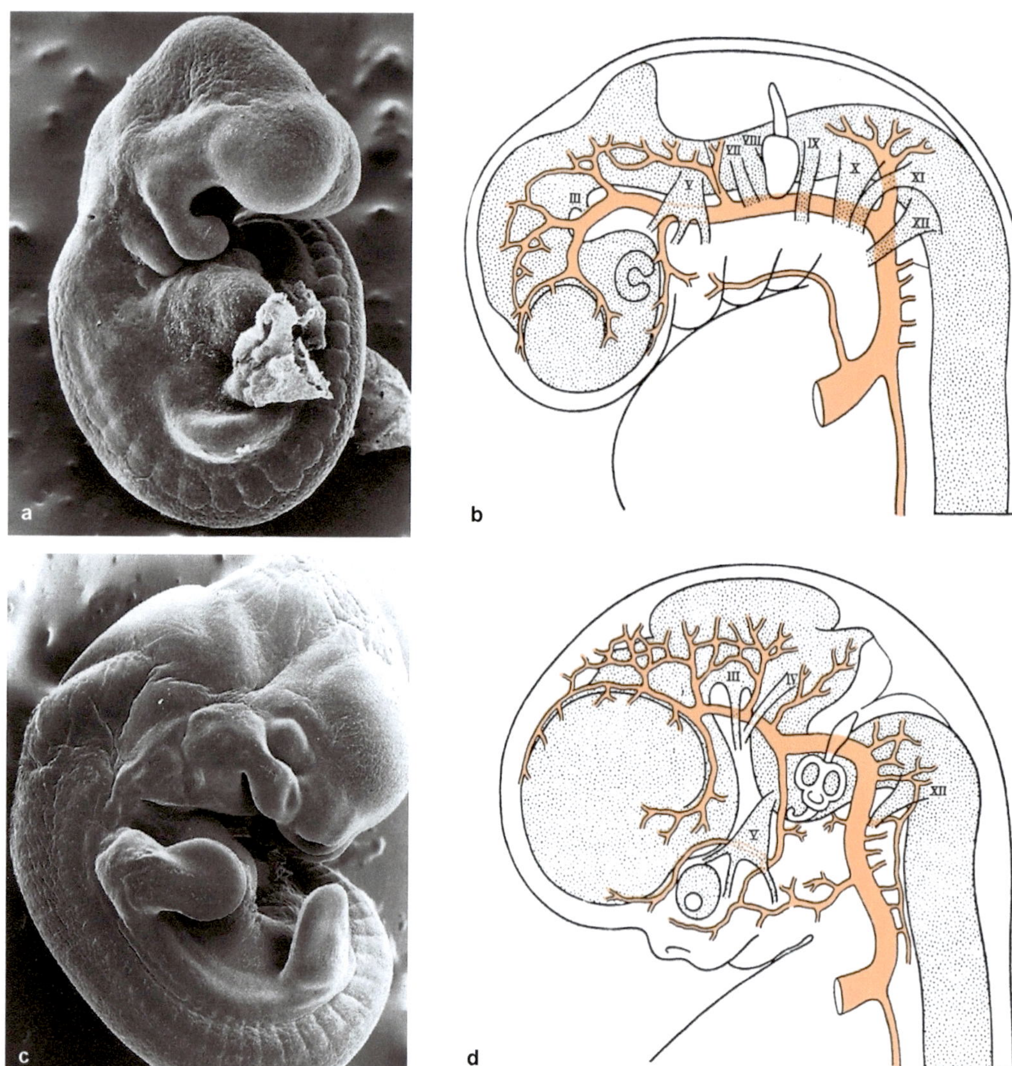

Abb. 7.16 Aufrichtung während der Embryonalentwicklung (auch > Abb. 2.1). [9]

Auf der kognitiven Ebene ist Aufrichtung z. B. das Auflösen eines starren Weltbildes, wo durch Wegnehmen von Überflüssigem oder zu festen Standpunkten eine Klarheit entsteht.

Aufrichtung ist mehrdimensional. Gelingt die Aufrichtung wirklich, kann man diesen Menschen als einen aufrechten Mensch bezeichnen.

Was soll man also weglassen? Was sinkt, relativ zu dem was aufsteigt?

7.10 Stille

Ein physiologischer Pulsschlag des Herzens bedeutet körperlich **Stille**. Unruhe entsteht bei zu langsamen oder zu schnellen Herzschlägen (z. B. Bradykardie von 30/min. oder Tachykardie von 220/min.). Stille ist somit nicht Abwesenheit von allem, sondern Abwesenheit des Falschen.

Stille ist einfach[1] – erfahrbar, indem man sich ihr zuwendet. Sie ist eine omnipräsente Potenz und durchdringt alles. Der gesamte Inhalt dieses Buches bezieht diesen Seinsaspekt mit ein.

Es ist besser still zu sein, als über Stille zu reden.

7.11 Freiheit körperlicher und geistiger Strukturen, Transmutation

Freiheit ist in seiner **absoluten Form** eine Erfahrung von Einheit und entzieht sich der Beschreibung ebenso wie der Geschmack einer Speise nicht durch Beschreibung dargestellt werden kann. Freiheit in seiner unabhängigen Form bedarf der Erfahrung des Ganzen als einer Einheit, dem ungetrennten Sein.

Dagegen kann man **relative Freiheit** als eine „Freiheit von …" verstehen, z. B. von Widerstand, Verdichtungen, „falschen" Aktionen, Disharmonie und Stenosen – etwa arteriellen Stenosen.

Freiheit ist nicht ein Maximum an wünschenswerten Zuständen, sondern ein Zufriedensein, ein im Frieden sein mit dem aktuellen Zustand. Das kann bedeuten, dass man Leid erst einmal aushalten und Kontrolle abgeben muss. Etwas Neuem zu begegnen kann ein Wagnis bedeuten und Angst muss erst überwunden werden. Doch erlangt man durch die Aufgabe von Kontrolle und Hingabe an unwillkürliche physiologische Prozesse im Endeffekt mehr Kontrolle. Ein Beispiel ist hier das Erlernen des Fahrradfahrens. Vorstellungen davon, wie es ablaufen soll, führen nicht zum Ziel, vielmehr muss man ein paar Stürze in Kauf nehmen, den Lenker nicht zu fest halten und Ausgleichsbewegung für das Gleichgewicht zulassen. Gleichgewichtsreaktionen laufen unwillkürlich ab, so dass sie, falls sie nicht zur Verfügung stehen, so oft gelernt werden müssen, bis sie automatisch vom Körper abgerufen werden können. Letztendlich erlangt man durch die Lockerung zu den Ausgleichsbewegungen am Fahrradlenker die

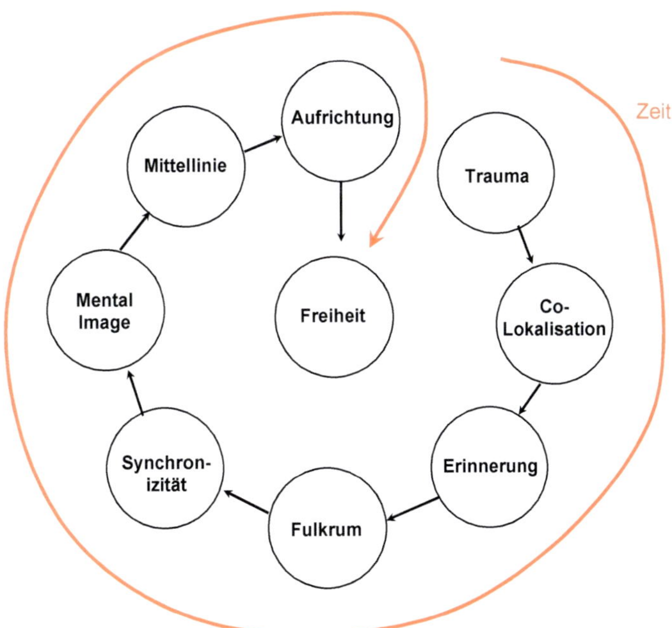

Abb. 7.17 Die einzelnen Parameter bauen aufeinander auf, so dass der therapeutische Prozess in einer sich selbst bestimmenden Zeit zur Freiheit führt. [2]

7

1 „Kunst zu machen ist einfach, einfach zu sein ist schwer."

Kontrolle über den großen Kurs der Fahrt – ein Beispiel für das Erlangen von Kontrolle durch die Aufgabe von übermäßiger Kontrolle. Aufgabe von Rigidität bedeutet eine neue Freiheit und ermöglicht Entwicklung von Neuem.

Den Moment, in dem mehr Freiheit entsteht, bezeichnet man als **Transmutation**.

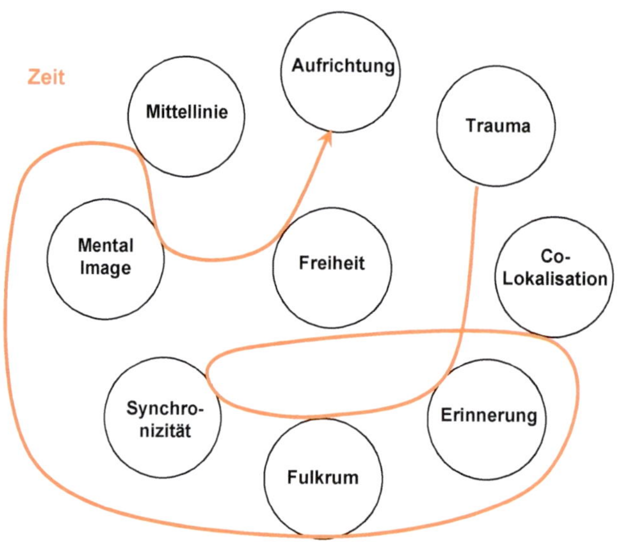

Abb. 7.18 Die einzelnen Parameter können in unterschiedlicher Reihenfolge in der Zeit aktiv werden. Sie werden in den therapeutischen Prozess eingebunden, sobald sie zum Ausdruck kommen. [2]

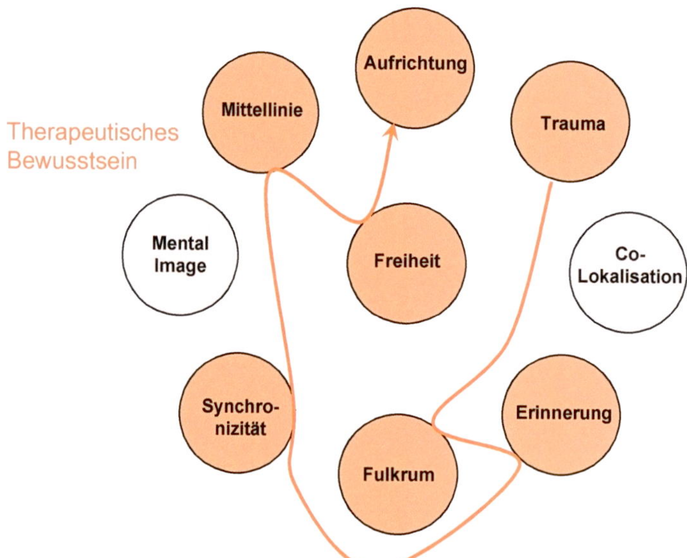

Abb. 7.19 Nicht immer nutzt der Osteopath alle Parameter bewusst, sie sind aber trotzdem stets am Prozess beteiligt. [2]

KAPITEL

8 Praktische Anwendung

As long as I can remember I feel I have had this great creative and spiritual force within me that is greater than faith, greater than ambition, greater than confidence, greater than determination, greater than vision. It is all these combined. My brain becomes magnetized by this dominating force which I hold in my hand.
(Seit ich mich erinnern kann fühle ich, dass ich diese große kreative und spirituelle Kraft in mir gehabt habe, welche größer ist als Glauben, größer als Streben, größer als Zuversicht, größer als Bestimmung, größer als eine Vision. Sie ist all dies zusammen. Mein Gehirn wird magnetisiert durch diese dominierende Kraft, welche ich in meiner Hand halte.)

Bruce Lee

Die Praxis fordert vom Osteopathen eine Öffnung der eigenen Ebenen der Wahrnehmung. Dadurch kann man innere Welten entdecken und erfahren, die eine extrem hohe Präzision in der Einstellung erfordern. Akzeptiert man erst einmal die neue Wendung zu diesem Erlebnisraum, braucht es eine Entschlossenheit, diesen besonders feinen Differenzierungen Raum zu geben. Beschreibungen der Vorgehensweise können einem Orientierung geben, sind jedoch von der praktischen Erfahrung ähnlich weit entfernt wie das Lesen eines Reiseführers von dem eigentlichen Reiseerlebnis.

Eine osteopathische Behandlung ähnelt sehr dem Anbinden eines Botenstoffes (Makromolekül mit multiplen elektrischen Ladungsschwerpunkten und einer dementsprechenden speziellen Form) an einen Rezeptor (der den Botenstoff durch die elektrischen Ladungen wie ein Raumschiff zum andocken passend heranzieht): Man passt seine multiplen „Ladungen" an die des Patienten an, indem man sich äußerlich und innerlich entsprechend räumlich strukturiert, so dass man zusammenpasst wie beim Schlüssel – Schloss – Prinzip. Ebenso erinnert die Reaktion des Patienten an die Reaktion des Rezeptors.

8.1 Entwicklung von Sensibilität

Für die Entwicklung von Sensibilität führt man einen Dialog mit dem Gewebe, der einem Ansprechen und Hören auf Antwort entspricht. Auf einen angemessenen Gewebekontakt mit einer gewissen Aktivierung (Engagement) gibt das Gewebe eine Antwort. Dieser Dialog (gr. *dia logos*, d. h. hindurch – Gesetz) ist wie ein Spiel mit dem Gewebe. Dies setzt voraus, dass man nicht weiß was kommen wird und dem Unerwarteten offen begegnet.

Die Entwicklung von Sensibilität ist ein fortwährender Prozess. Eine Erweiterung der palpatorischen, wahrnehmenden Kompetenz ist nie abgeschlossen. Die Entwicklung setzt eine stete praktische Übung voraus, welche mindestens in den ersten Jahren eine kompetente praktische Anleitung benötigt. Dabei kommt es auf eine bewusste Steuerung der Aufmerksamkeit und des eigenen Ver*haltens* an. Ein bestimmender Faktor im Austauschprozess mit dem Gewebe ist die **Balance des Osteopathen**. Die Präzision der Haltung des Osteopathen bestimmt die Empfangsbereitschaft und das Maß an Resonanzfähigkeit. Eine gute Haltung macht einen guten Osteopathen aus.

Auch wenn die Praxis im Wesentlichen von Hand zu Hand vermittelt wird, so sollen doch Eckpunkte erwähnt und beachtet werden. Diese Eckpunkte können analytisch einzeln betrachtet werden, gehören jedoch in der Praxis zusammen und lassen sich kaum trennen.

Das A und O für eine gelingende Interaktion mit dem Patienten ist ein **angemessener Kontakt**. Das Gewebe ist sehr sensibel und reagiert schnell auf kleine Änderungen wenn sie einen adäquaten Reiz darstellen. Zumeist wird für einen guten Kontakt die afferente Seite zu wenig beachtet, und die therapeutischen Absichten werden allein ins efferente Handeln gelegt. Dies ist besonders dann der Fall, wenn einem bei der Behandlung von Patienten der scheinbare Druck im Nacken sitzt, eine Verbesserung eines Zustands erreichen zu müssen.

Als Osteopath sollte ein Ziel stets die geteilte Aufmerksamkeit sein. Dabei werden alle Bereiche gleichschwebend wahrgenommen und die Wahrnehmung verhält sich wie die Physiologie der visuellen Wahrnehmung. Es gibt sowohl einen Fokus wie ein peripheres Gesichtsfeld, welches gleichzeitig beachtet wird. Fehlt der Fokus oder die Peripherie in der Wahrnehmung, so entspricht dies jeweils unterschiedlichen Pathologien. Dabei kann man die Gewichtung des Aufmerksamkeitsschwerpunktes unterschiedlich an die Gegebenheiten anpassen. Dies ist ein Akt, der Bestandteil der gesamten Balance ist.

Da wir unser eigenes Zentrum einnehmen, müssen wir uns weder auf dem Patienten abstützen noch verlieren wir den Kontakt. Wir behalten das zu Beobachtende fast beiläufig im „Auge" und dehnen unsere Wahrnehmung auf die Peripherie aus. Es ist so, als ob man sich auf das periphere Blickfeld konzentrieren würde. Dann verlegen wir uns auf die Wahrnehmung des Momentanen und schließen für diesen Prozess jegliche Interpretationen des Geschehens aus. Wir weiten die Zeit auf einen Punkt. So merkwürdig das klingen mag, so ist es doch eine Erfahrung, die jeder machen kann. Nun können wir erste Eindrücke gewinnen. Man beachtet Gewebe in seiner Qualität (Elastizität, Turgor, Dichte) und Kraftrichtung, Wärme, Bewegung, Bewegung in Qualität und Quantität und Bewegungsrhythmen in Frequenz. Eine gewisse Schwierigkeit besteht darin, die Aufmerksamkeit nicht zu sehr auf einen dieser Aspekte zu fokussieren. Auf einer groben Ebene spielt das keine allzu große Rolle, bei feineren Ebenen wird ein zu starker Fokus den Prozess schon manipulieren. Dies überrascht zuerst, wird mit zunehmender Erfahrung aber selbstverständlich. Für dieses Problem ist es eine große Hilfe, eine afferente Haltung einzunehmen. Anschließend vergleichen wir mit der Gegenseite und mit vorhergehenden Erfahrungen bei anderen Patienten, um einen Bezug zu einer „Normalität" zu bekommen.

Nachdem sich der Therapeut zur Zentrierung geführt hat, folgen weitere Schritte, um in den Prozess der Aufnahme von Informationen zu gelangen. Die Informationen können sich in sehr unterschiedlichen Qualitäten ausdrücken. (> Abb. 8.1)

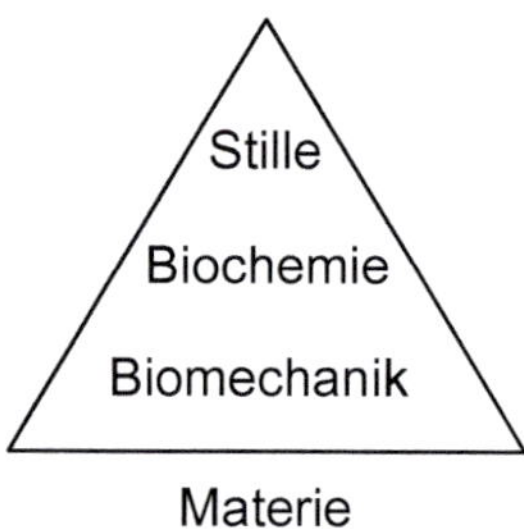

Abb. 8.1 Pyramide von Angus Cathie. [2]

Zunächst sollte der Therapeut akzeptieren, dass der Abbau bestehender Spannungsmuster chronologisch vom Patienten selbstständig durchgeführt wird. Das Ziel dieses ersten Schrittes ist der *Neutralzustand* des Patienten.

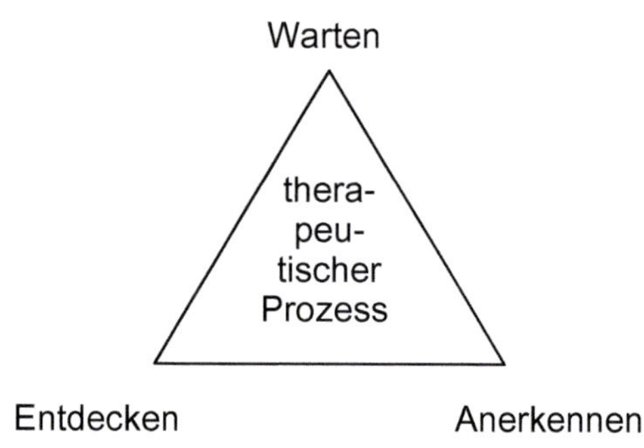

Abb. 8.2 Der therapeutische Prozess verlangt vom Osteopathen Interesse, Respekt und Geduld. Er besteht anders ausgedrückt aus: Entdecken, Anerkennen und Warten. [2]

Im Zustand der Neutralität ist alles eine homogene Masse, aus der die Informationen auf den Therapeuten zukommen können. Der Weg zum Neutralzustand kann über das „Sammeln und Verbinden" von verschiedenen Fulkren im Körper entstehen. Wie kann der Therapeut dem Patienten die nötige Unterstützung anbieten, um die verschiedenen Muster in Spannungsgleichgewichtspunkte umzubauen? Unserer Meinung nach ist es wichtig, innerhalb eines bestehenden Musters etwas physische Kraft hinzuzuführen. Der ideale Punkt ist irgendwo im Körper, wo sich das Muster des Patienten mit der zugeführten Kraft des Therapeuten trifft. Dabei fühlt es sich an wie eine Art „Tanz" um einen verlässlichen Ruhepunkt herum. Im Moment der Auflösung des Musters entsteht das Gefühl, als wenn sich Spannungen treffen, sich erneut vermischen und schließlich aus den Händen fließen. Wir sollten uns darüber klar sein, dass der Körper im Moment der Auflösung des Musters bereits ein neues Fulkrum aufbaut. Dies bedeutet, dass wir in jedem Moment des Behandlungsprozesses unsere Aufmerksamkeit nicht fokussieren, sondern mehr und mehr darauf achten, dass sich verschiedene Reaktionen gleichzeitig ausdrücken. Demnach sollten wir unsere Aufmerksamkeit teilen und alle Reaktionen wahrnehmen. Erfreuen wir uns nur der Gewebsentspannung, verlieren wir den Kontakt zur Dynamik des Geschehens und verpassen was vorgeht oder vorgehen will.

Was passiert im Moment der Spannungsverteilung? Was können wir als Therapeuten beobachten? Innerhalb der Verwandlung (*Transmutation*) verändert sich die Form des Musters durch eine Potenzierung von Kraft, die sich anfühlt wie das Aufblasen eines Ballons während der Inhalationsphase der Primäratmung. In diesem Moment wird dem Therapeuten die Verbindung zur Mittellinie bewusst. Das bestehende Fulkrum kann sehr nahe der Mittellinie, in der Peripherie des Körpers oder sogar außerhalb des Körpers sein. Letztgenannte Fulkren entstehen oft nach physischem Trauma, wo starke Kräfte auf den Körper gewirkt haben. Während der Exhalationsphase der Primäratmung entsteht die Integration zur Neutralität. Der Patient reduziert mehr und mehr die Spannung in den Extremitäten und der Körperwand. Erst im Neutralzustand kann die Primäratmung Systeme verändern. Dies ist der Beginn der Mittellinienfunktion.

Ein Prozess, der uns aus unserer täglichen Arbeit mit den Patienten längst bekannt ist. Bis zu diesem Zeitpunkt haben wir den Körper unterstützt, mechanische Spannungen zu reduzieren, um von der Peripherie zur Mittellinie des Körpers zurückzukehren. Eine Referenz dafür, dass wir dort angekommen sind, ist, dass sich die Primäratmung wiederholt – ohne ein Fulkrum zur Umgebung zu bilden – ausdrückt. Laut E. Blechschmidt entspricht dieser Prozess der embryologischen Entwicklung, wo Differenzierungsbewegungen außen beginnen und von dort nach innen einwirken. Auf diesem Weg zum Neutralzustand des Patienten werden sich Patient und Therapeut unbewusst mehr und mehr synchronisieren. Was bedeutet die Synchronisierung zwischen Therapeut und Patient? Ein Zustand, in dem wir als Therapeuten von der mechanischen Betrachtung mehr in den fluidalen Bereich eintreten. Eben auf jene Bildungskräfte, die uns im Laufe der Embryogenese an Funktion – Struktur – Form gebend erinnern. Hier werden offenbar Grundlagen geschaffen, die für Regeneration, Regulation und Homöostase eine Voraussetzung sind. Der ideale Moment entsteht, wenn sich die Mittellinie des Therapeuten und die des Patienten in Resonanz befinden.

Warten ist die größte Schwierigkeit.

Indem man zum Gewebe Kontakt aufnimmt, können unterschiedlich tiefe Empfindungen auftreten. Man kann seine Hand spüren wie schwimmend auf der Wasseroberfläche, wie schwimmend im Wasser oder als ob die Hand selbst Wasser wäre (➤ Abb. 8.3). Jede der drei Qualitäten beinhaltet unterschiedliche Möglichkeiten der Behandlung, die der Osteopath für sich entwickeln sollte. Während der Beobachtung der drei Tiefen werden unterschiedliche Bereiche der Physiologie ausgedrückt.

8

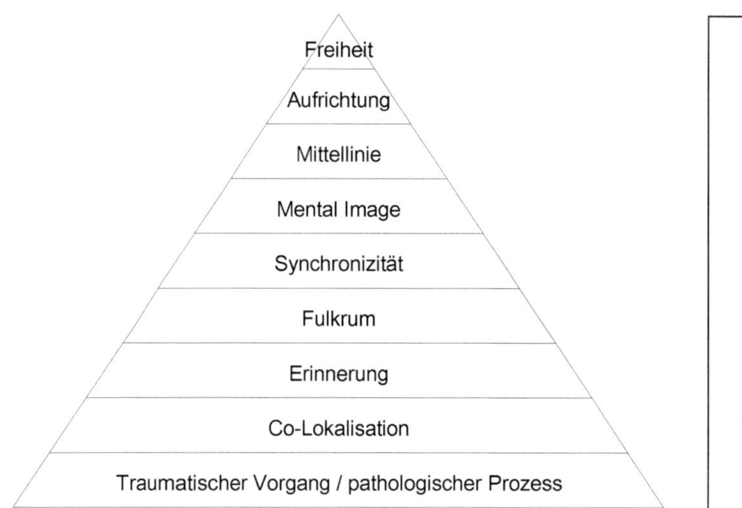

Abb. 8.3 Die Pyramide des therapeutischen Prozesses und die Säule der Sensibilität. [2]

8.2 Osteopathische Praxisprinzipien

Nach Anthony Chila sollte sich der Osteopath, nachdem er die Funktionsstörung im Gewebe festgestellt hat, durch sanfte Gewebsmobilisationen an die Funktionsstörung heranarbeiten.

Für den Osteopathen ist der aktuelle Gewebezustand wichtiger für die Wahl der richtigen Technik als die Bekämpfung einer so genannten Ursache.

Wir betrachten dies als zielführend, da Ursachen multifaktoriell und nicht linear kausal zu sehen sind, so dass der aktuelle Gewebezustand die mulitfaktoriellen Ursprünge besser beschreibt, als ein reduktionistisch lineares Schubladendenken. Es gibt für einen Zustand immer eine Summation von Bedingungen, wobei es möglich ist, dass man einen Faktor als den entscheidenden Auslöser bestimmt. Trotzdem wird die Entstehungsgeschichte mit nur einem Auslöser nicht exakt wiedergegeben.

Anthony Chila zeigt einen fließenden Übergang von Diagnose und Behandlung. Das Anlegen der Hand zur Diagnose ist die Verlängerung der Hand zur Behandlung, d. h. die zur Diagnose angelegte Hand ist zugleich die Hand zur Behandlung. Der Therapeut muss alle seine Techniken synchron und simultan zum Körper ausführen.

Das ist der Weg, in dem der Patient den Kontakt akzeptiert. Wenn der Patient nicht akzeptiert was der Osteopath durchführt, spielt es keine Rolle wie viel behandelt wird, das Gewebe antwortet einfach nicht. Offenbar will der Osteopath Bewegung testen, aber wenn die therapeutischen Hände auf den Patient gelegt werden, dirigiert der Patient die Behandlung. Blockieren Sie nicht, was der Patient ausdrückt. Man sollte seine eingefahrenen Wege verlassen.

„Wenn der Patient zum Mittelpunkt der Behandlung wird, auch wenn die Mitarbeit nicht perfekt erscheint, können sich die Funktionen verbessern und die Behandlung wird erfolgreich."

(Anthony Chila)

Nach William Garner Sutherland übernimmt der unwillkürliche Mechanismus des Patienten selbst die Direktion, vergleichbar einem Kapitän, der sein Schiff kommandiert.

Um das Gewebe zu behandeln, muss der Osteopath mit dem Gewebe in Resonanz sein. Die Hand des Therapeuten ist das angemessene Werkzeug um diese Resonanz herzustellen. Ohne Resonanz kann weder das Gewebe noch der Körper oder der Patient etwas erkennen oder an etwas teilnehmen.

Schon W. G. Sutherland führt aus, dass die Schädelbehandlung die mechanische Behandlung erleichtert, indem die ligamentären Strukturen dazu gebracht werden, nachzugeben. Wichtig ist hier wie immer, das Fulkrum präzise einzustellen.

Kranielle Behandlung in der Osteopathie sollte unserer Erfahrung nach nicht mit mechanischen Konzepten erklärt werden. Der sensorische Eindruck eines Bewegungsmusters sollte nicht mechanistisch verstanden werden. Wenn es überhaupt Bewegung im kraniellen Bereich gibt, kann man das nicht wie einen Ausdruck von Gelenkmechanik verstehen. Der konkrete Kontakt am Kopf basiert auf dem gleichen Prinzip der reziproken Signaltransduktion zur Informationsübermittlung wie es an jedem anderen Körperteil auch der Fall ist. Dabei kann die Signaltransduktion sowohl im kraniellen Bereich des Patienten stattfinden wie auch an den Händen des Osteopathen.

8.3 Annäherungen zur Behandlung

Die Auflistung der folgenden Befundmöglichkeiten und Annäherungen sind nur Fragmentaufnahmen eines sich selbst organisierenden Behandlungsablaufs (➤ Kap. 2). Dieser soll sich an dem permanenten Dialog und stetem, neu auftretendem Befund in der Behandlung anpassen, um der Heilung zu dienen. Die Wahl des Zugangs wird also durch die Kunst der Annahme des Angebotes des Körpers bestimmt. Je größer das Vertrauen darin wird, desto stärker wird die Evidenz bei der Wahl des Zugangs.

Die folgenden Annäherungen werden nicht als ein feststehender technischer Ablauf (Technik) beschrieben, sondern sollen Ideen für Möglichkeiten des Zugangs und der Intention zeigen. Die Intentionen und Horizonte wurden in den vorstehenden Kapiteln beschrieben.

„Once the hands are on the body, the body is on command."

(Sind einmal die Hände auf dem Körper, gibt der Körper die Anweisungen.)

Anthony Chila

8.3.1 Befundaufnahme

Gute anatomische und physiologische Kenntnisse eine wichtige Voraussetzung, um das Mental Image präzise nutzen zu können sind. Hierzu ist ein Studium dieser Fächer unumgänglich. Das Mental Image muss jedoch lebendig während der Kontaktaufnahme zum Patienten entstehen. Weiterhin ist es abhängig von der Fragestellung, mit der man seine Beobachtung beginnt. Die Fragen sollten so offen gestellt werden, dass der Patient in seinem Ausdruck frei bleibt und die Fragestellung selbst mitbestimmt.

Stand

Wir beobachten:

- Gewebequalität und Kraftrichtungen mit verschiedenen Zugängen/Kontakten als unterschiedliche Blickwinkel auf den ganzen Körper/Patienten
- Die Verteilung von lokaler und globaler Körperspannung:
  - links – rechts
  - oben – unten
  - vorne – hinten
  - Rotation:
    - Aufsteigender, absteigender, spiraliger Spannungsaufbau
    - Peripherie zu den Mittellinien

  Hierbei spielt die Anpassung des Körpers an die Gravitation eine führende Rolle. Die Spannung wird nicht allein statisch bestimmt, sondern auch durch die Wechselbeziehung von internen Vorgängen wie z. B. Emotionen und Anforderungen durch die Umwelt (Gravitation in wechselseitiger Beziehung zu vegetativem Tonus, Stress, myofaszialem Trainingszustand, Ernährungszustand, Ptose, …). Letztlich nehmen wir die Reduktion von Anpassungsfähigkeit des Körpers wahr. Durch die verschiedenen Beobachtungen erhält man unterschiedliche Informationen. Erst dann ist man in der Lage ein Gesamtbild zusammenzustellen und zu interpretieren.
- Nachgiebigkeit vom Gewebe (Tension)
- Test mit oszillierenden Bewegungen zum Screenen der dynamischen Orientierung der Region und ihrer Umgebung. Dadurch werden Konden-

sationsfelder, d. h. Felder mit Regionen der Verdichtung erkennbar.

Weitere Kriterien:

- Temperatur
- Feuchtigkeit
- Oberflächenqualität
- Ödeme
- Puls.

1 Aufnahme von Tonus in lateraler Richtung

Man kann zwei große funktionelle Einheiten unterscheiden:

1. HWS/BWS – Schultergürtel – Arm
2. LWS – Becken – Bein.

- An proximalen Oberarmen lateral (➤ Abb. 8.4)
- An Unterarmen lateral (➤ Abb. 8.5)
- An proximalen Oberschenkeln lateral. Gleichartiger Kontaktes auch an der Mitte der Oberschenkel (➤ Abb. 8.6)
- An Unterschenkeln lateral (➤ Abb. 8.7).
- Mittels oszillierender Bewegung Test der dynamischen Orientierung des Schultergürtels/Thorax (➤ Abb. 8.8)
- Mittels oszillierender Bewegung Test der dynamischen Orientierung des Beckenbereiches (➤ Abb. 8.9).

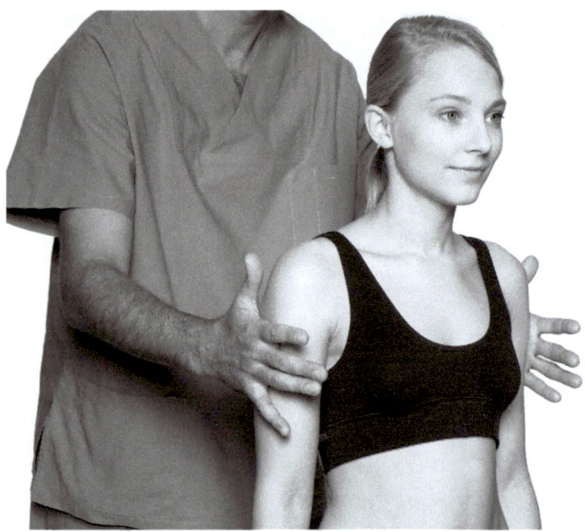

Abb. 8.4 Aufnahme von Tonus an proximalen Oberarmen lateral.

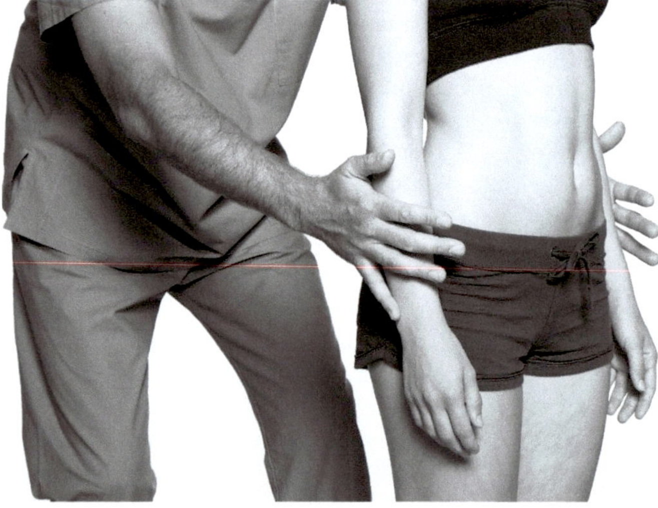

Abb. 8.5 Aufnahme von Tonus an Unterarmen lateral.

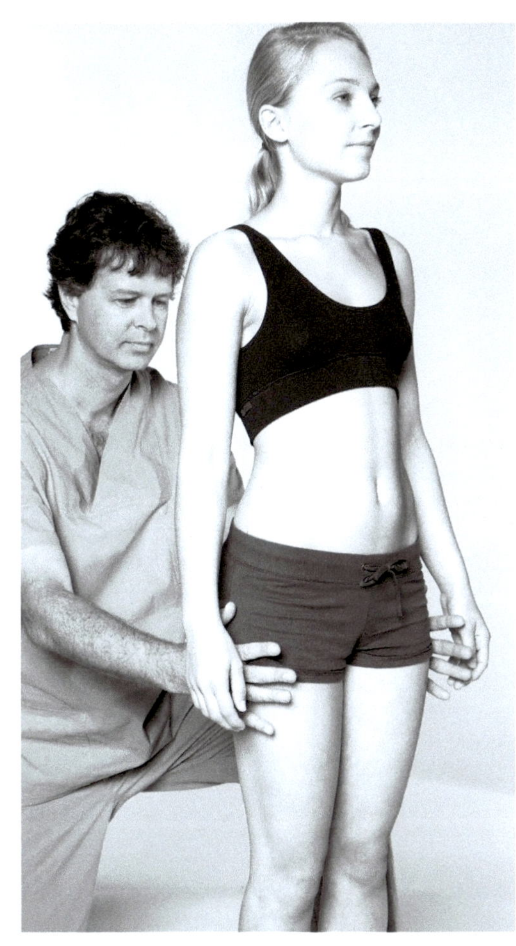

Abb. 8.6 Aufnahme von Tonus an proximalen Oberschenkeln lateral. Gleichartiger Kontaktes auch an der Mitte der Oberschenkel.

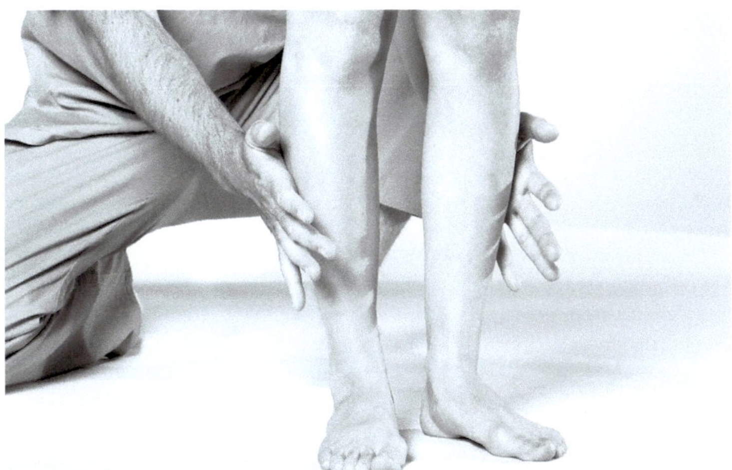

Abb. 8.7 Aufnahme von Tonus an Unterschenkeln lateral.

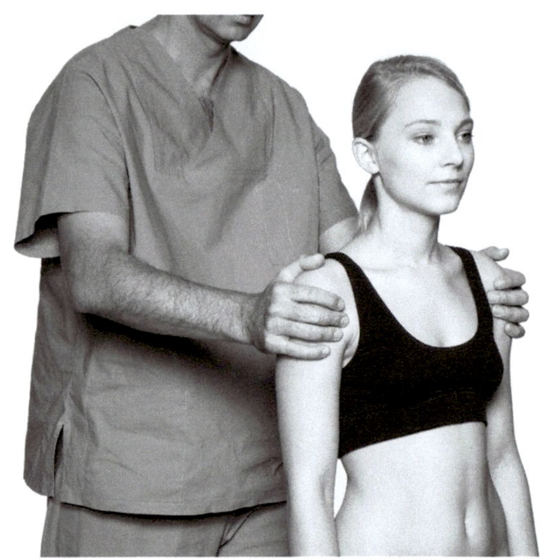

Abb. 8.8 Mittels oszillierender Bewegung Test der dynamischen Orientierung des Schultergürtels/ Thorax.

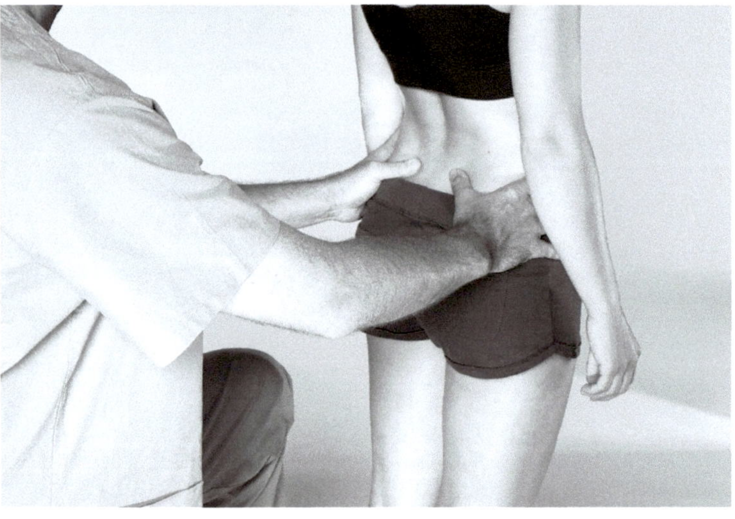

Abb. 8.9 Mittels oszillierender Bewegung Test der dynamischen Orientierung des Beckenbereiches.

2 Aufnahme von Tonus in a–p Richtung

- Kranial frontooccipital (➤ Abb. 8.10)
- Sternothorakal (➤ Abb. 8.11)
- Abdomen in Bezug zum Cranium (Occiput; ➤ Abb. 8.12)

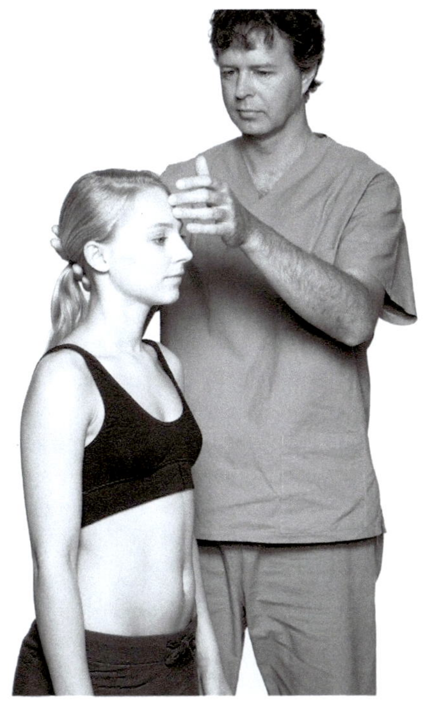

Abb. 8.10 Aufnahme von Tonus in a–p Richtung kranial.

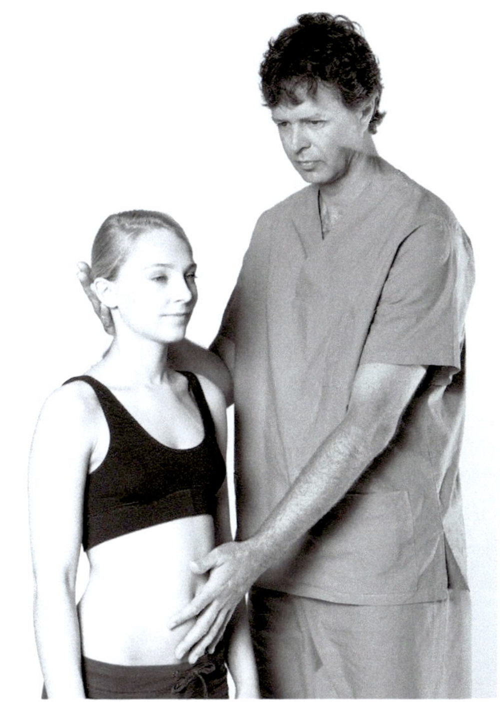

Abb. 8.12 Aufnahme von Tonus in a–p Richtung Abdomen.

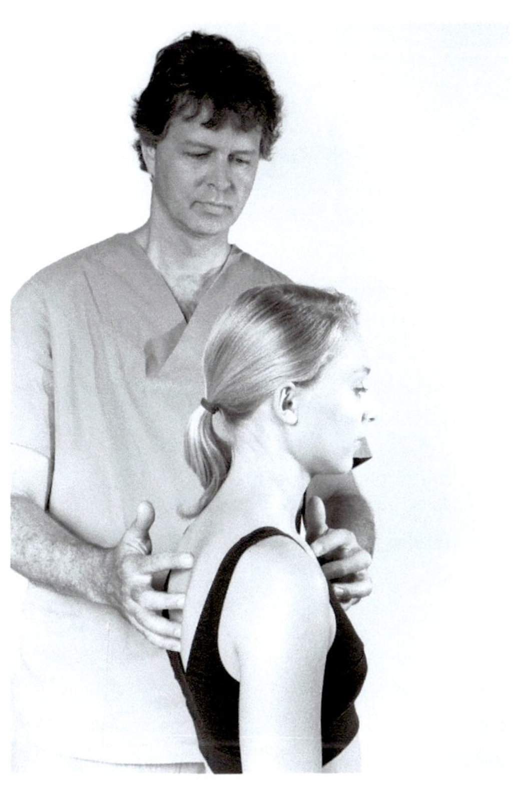

Abb. 8.11 Aufnahme von Tonus in a–p Richtung sternothorakal.

Liegend

Kontaktaufnahme ist der erste wesentliche und qualitativ wichtige Schritt zur Befundaufnahme.

Wie organisiert der Organismus seine Balance unter verschiedenen Bedingungen?

Im Liegen präsentiert sich die Spannung ohne die Anpassungsnotwendigkeit an die Schwerkraft. Während im Stand die Anpassung an die Gravitation überwiegt, wird das gezeigte Muster im Liegen mehr innere Anpassungsvorgänge anzeigen.

Damit ist der Unterschied in der Orientierung von Spannung vom Stand zum Liegen ein interessantes Forschungsfeld für die Behandlung.

Wir beobachten dieselben Kriterien wie beim Stand (➤ Kap. 8.3.1 Befundaufnahme, Stand):

1. Globaler Eindruck der Füße als Spiegel einer globalen Körperspannung, da sich in den Füßen das gesamte Feld des Körpers und seinen Funktionen kondensiert. (➤ Abb. 8.13)
2. Füße und Beine zum Becken. Longitudinale Verschiebungen der Extremitäten. Dreieck von Beinen mit Becken (➤ Abb. 8.14)
3. Plantarfaszie mit Arcus phalangealis: mediales, zentrales und laterales Kompartiment. (➤ Abb. 8.15–8.18). Unterschiede beim Vergleich geben Aufschluss über Belastungszonen, Kräfte- und Spannungsverteilung und die allgemeine Reboundfähigkeit gegenüber der Schwerkraft und anderen belastenden Einflüssen. Wie wird der Stand im Leben organisiert? Wie viel Kraft wird dafür aufgewendet, wie viel Kraftpotenzial ist vorhanden und wie viel Flexibilität/Rigidität gibt es? Bleibt der Kraftaufwand auch bei Rückenlage, also unter Entlastung spürbar bzw. reicht im Stehen das Kraftpotenzial für das Gewölbe aus oder sinkt es unter Belastung ein?
4. Faszien Unterschenkel von anterior, Fascia superficialis, periostale Umhüllung. Die periostale Umhüllung bildet ein kontinuierliches Beutelsys-

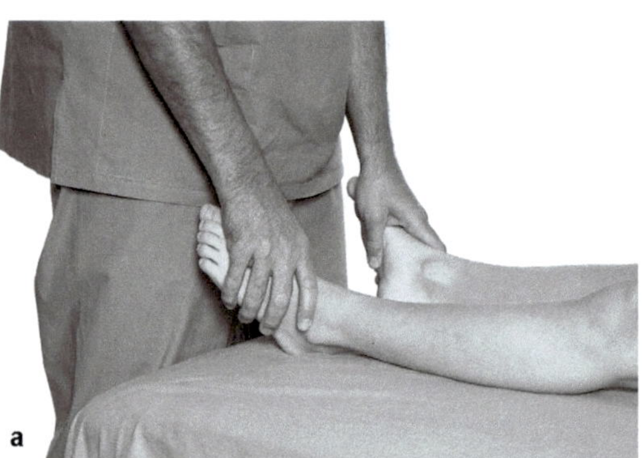

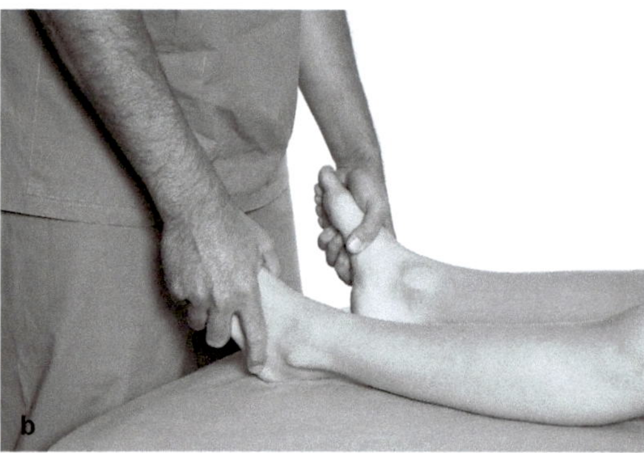

Abb. 8.13 Globaler Eindruck der Füße als Spiegel einer globalen Körperspannung. **a** Mehr medialer Aspekt, **b** mehr lateraler Aspekt.

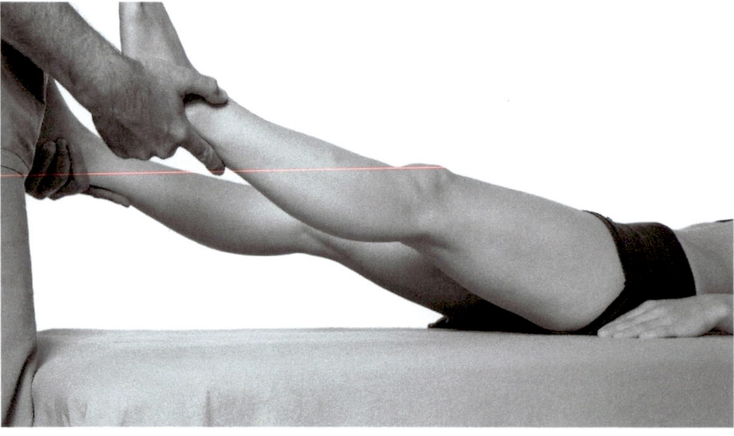

Abb. 8.14 Füße und Beine zum Becken. Longitudinale Verschiebungen der Extremitäten.

tem, welche das gesamte Skelett umschließt (➤ Abb. 8.19)
5. Becken, räumliche Füllung oder Leere? (➤ Abb. 8.20)
6. Diaphragma, räumliche Füllung oder Leere? (➤ Abb. 8.21)
7. Obere Thoraxapertur, räumliche Füllung oder Leere? (➤ Abb. 8.22)
8. Obere Extremität: Innenrotation-Außenrotation – Traktion → fluidaler Response, d. h. wie reagiert das fluidale Feld auf den Impuls? (➤ Abb. 8.23 und ➤ Abb. 8.24)
9. Schädelfaszien, räumliche Füllung oder Leere? (➤ Abb. 8.25).

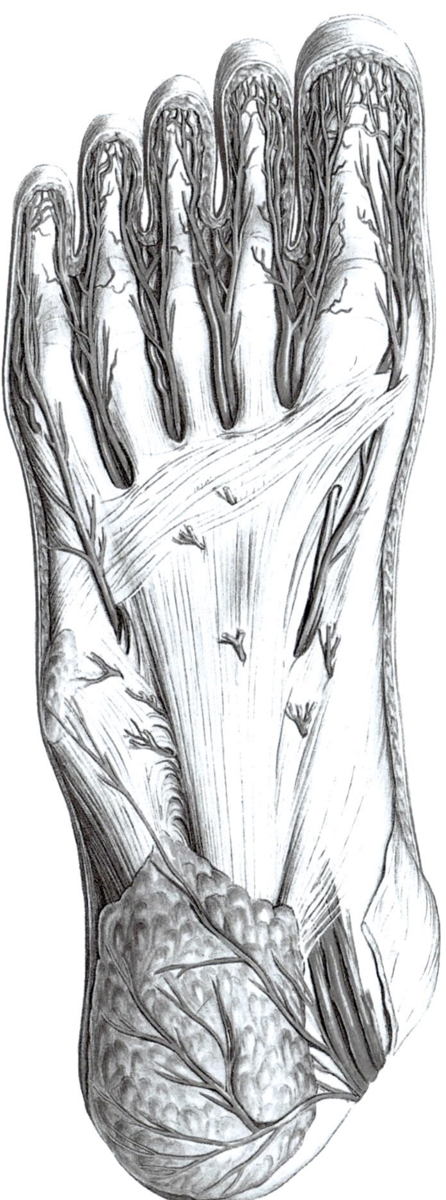

Abb. 8.15 Arterien und Nerven zur Aponeurosis plantaris (oberflächliche Schicht).

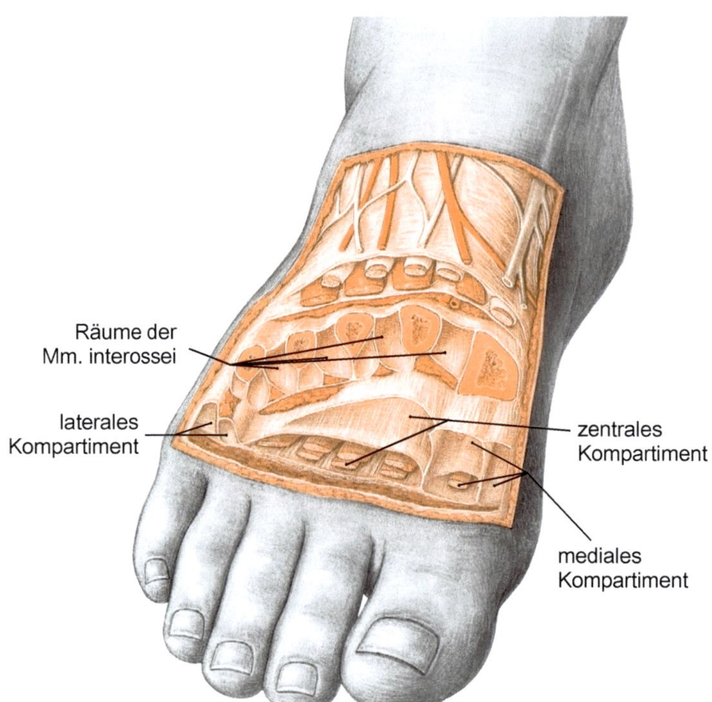

Abb. 8.16 Osteofibröse Röhren des rechten Fußes. Mit medialem, zentralem/mittlerem, lateralem Kompartiment und Loge der Mm. interossei.

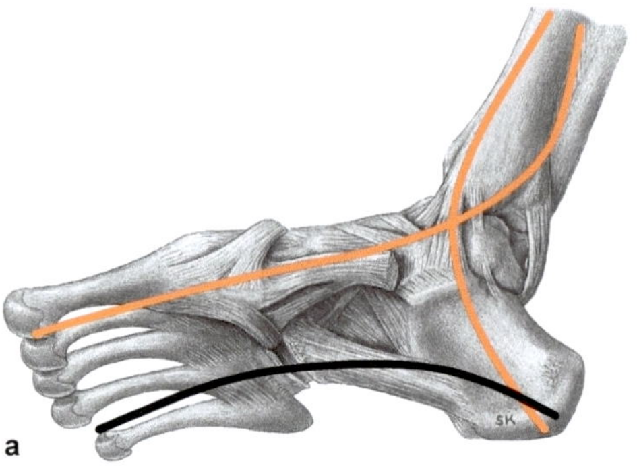

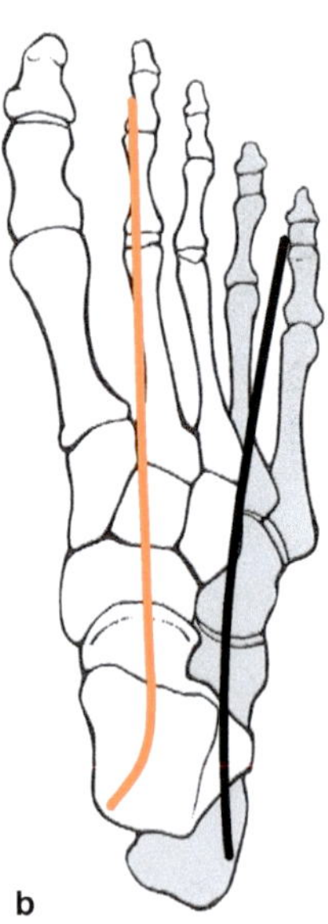

Abb. 8.17 Rechter Fuß von **a** schräg kaudal und **b** kranial. Krafttrajektoren des Fußgerüstes: orange – medial, schwarz – lateral. Der Fuß lässt sich als ein gegliederter zweiteiliger Hebelarm auffassen, dessen Arme im Talus zusammenlaufen. Der Talus wirkt als Drehpunkt. Durch seine Vermittlung wird das Körpergewicht auf beide Hebelarme übertragen. Im Vorfuß wird der Hebel von fünf Strahlen getragen. Fersenwärts vereinfacht sich die fünffache Fächerung. Insbesondere dem Lig. talocalcaneum interosseum kommt eine große statische Bedeutung zu. Seine Verspannung bewirkt, dass der Hintertarsus als einheitlicher Hebelarm wirkt. [13]

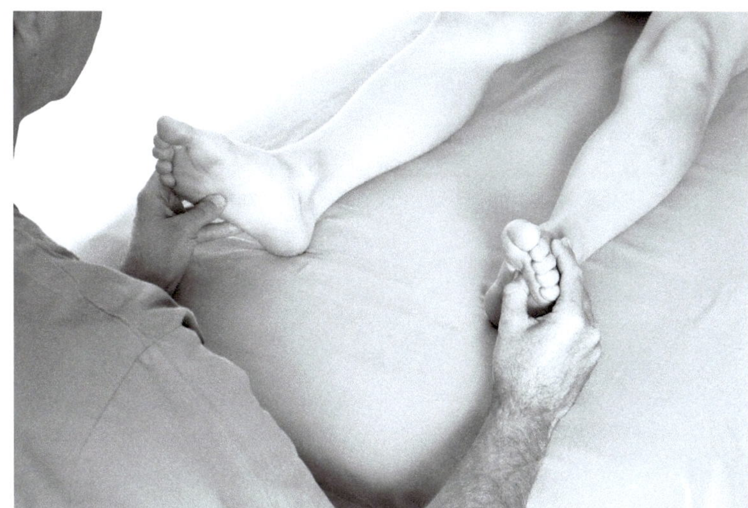

Abb. 8.18 Plantarfaszie mit Arcus phalangealis. Hier Kontakt laterales Kompartiment des linken und zentrales Kompartiment des rechten Fußes.

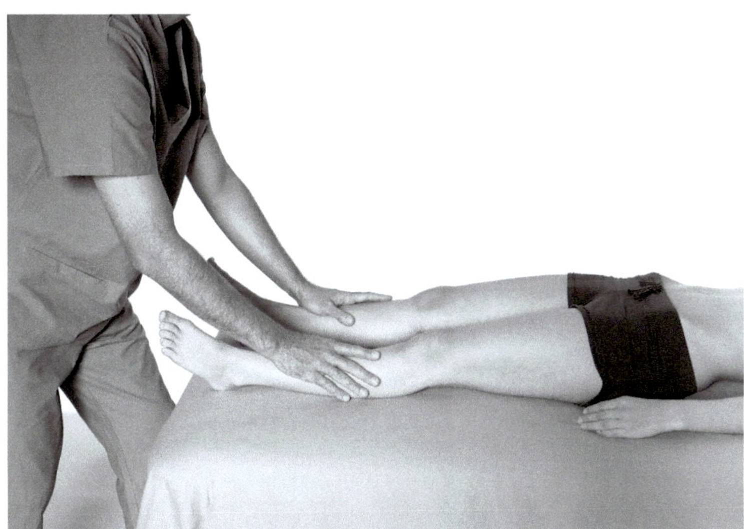

Abb. 8.19 Faszien Unterschenkel von anterior, Fascia superficialis, periostale Umhüllung. Die periostale Umhüllung bildet ein kontinuierliches Beutelsystem, welche das gesamte Skelett umschließt.

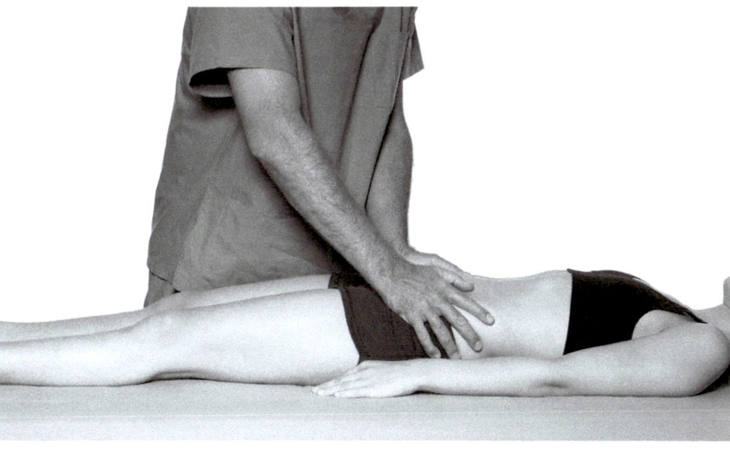

Abb. 8.20 Becken, räumliche Füllung oder Leere?

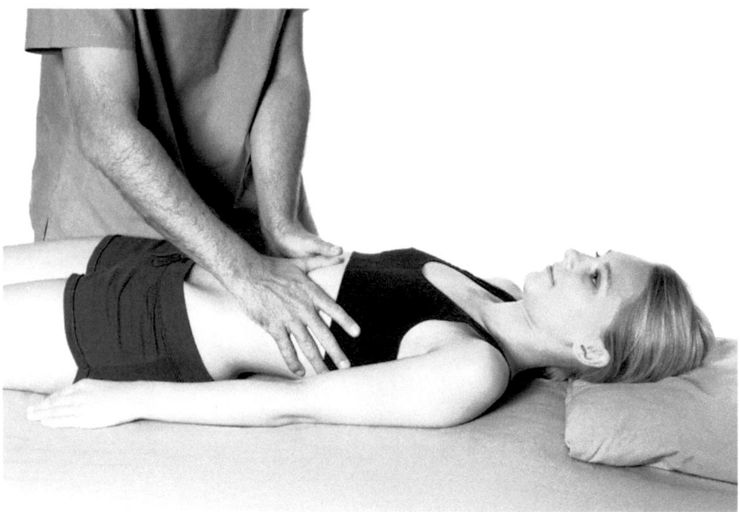

Abb. 8.21 Diaphragma, räumliche Füllung oder Leere?

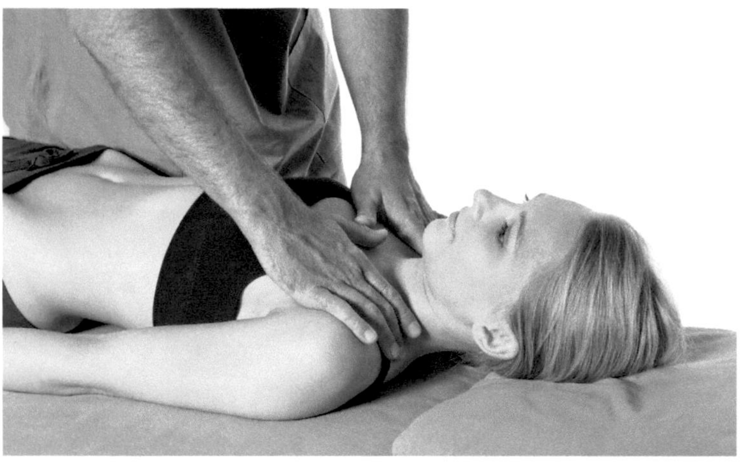

Abb. 8.22 Obere Thoraxapertur, räumliche Füllung oder Leere?

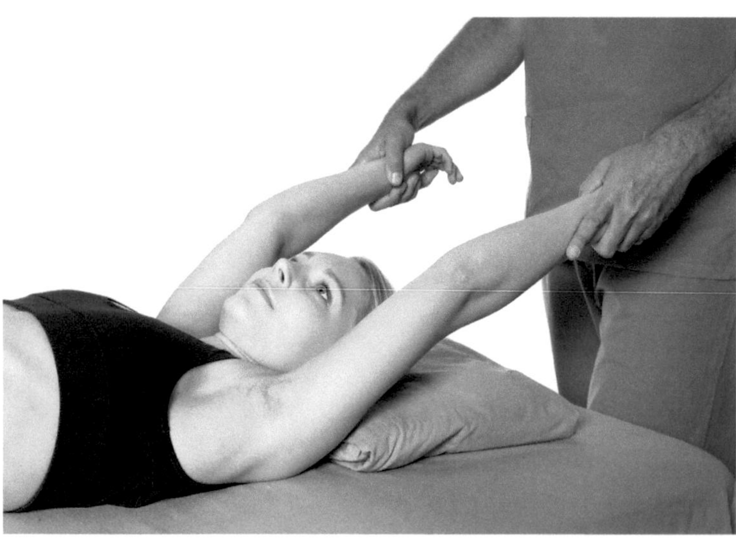

Abb. 8.23 Obere Extremität: Innenrotation-Außenrotation – Traktion → fluidaler Response, d. h. wie reagiert das fluidale Feld auf den Impuls?

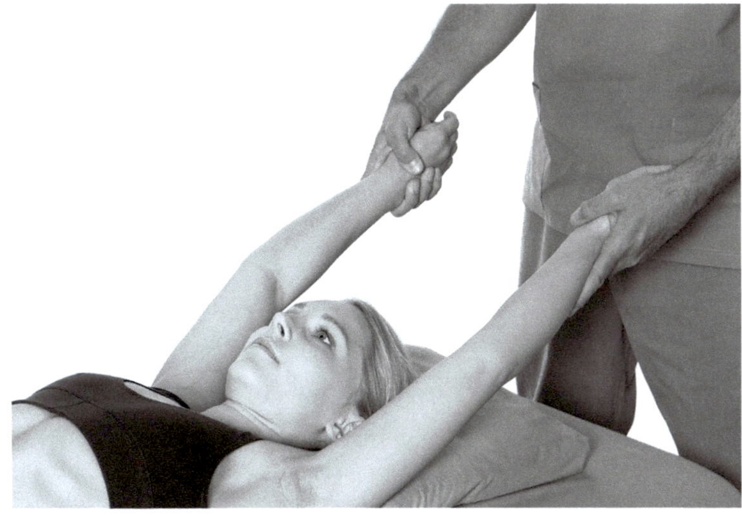

Abb. 8.24 Obere Extremität: Innenrotation-Außenrotation – Traktion → fluidaler Response, d. h. wie reagiert das fluidale Feld auf den Impuls?

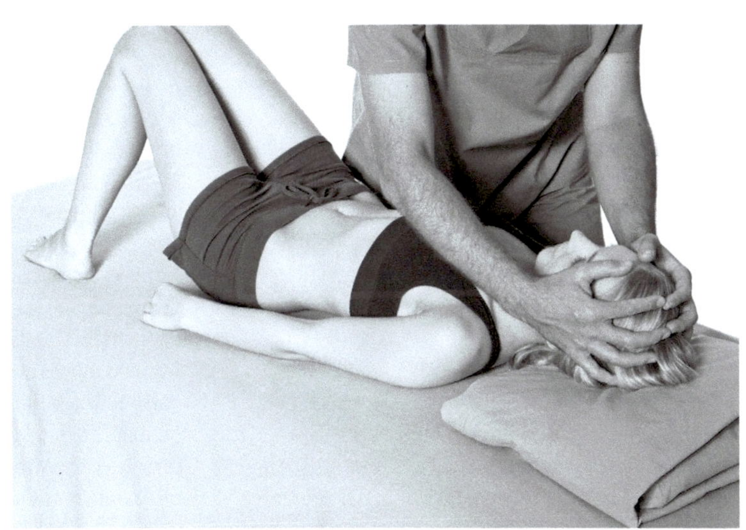

Abb. 8.25 Schädelfaszien, räumliche Füllung oder Leere?

8

8.3.2 Periphere Annäherungen

Aufsuchen einer Balance zwischen den mechanischen, fluidalen und elektromagnetischen Kräften (➤ Kap. 3, ➤ Kap. 7 und ➤ Kap. 8.2). Aktivierung des Gewebes und Bereitschaft zur Resonanz. Austausch der Peripherie zu den Mittellinien. Aufnahme der Verschiebung des Fulkrums zu einer neuen Balance.

Untere Extremität

- Faszilitation und Balance Beine und Becken (➤ Abb. 8.14)
- Distal verschiedene Fußwurzelknochen fassen (➤ Abb. 8.18)
- Proximal verschiedene Ossa metatarsalia (I–V) fassen (➤ Abb. 8.18)
- Proximale und distale Kontakte synchron anwenden (➤ Abb. 8.18)
- Posteriorer longitudinaler Faszienzug (➤ Abb. 8.26)

- Flexion der Beine/Aufbau von Dreiecken, anteriore (Fußrücken) und posteriore (Poplitea) Faszienanteile (➤ Abb. 8.27)
- Flexion der Beine/Aufbau von Dreiecken anteriore (Knie) und posteriore (Sacrum) Faszienanteile (➤ Abb. 8.28)
- Anteriore longitudinale Faszien (➤ Abb. 8.29)
- Dreiecke Unterschenkel betont (➤ Abb. 8.30)
- Dreiecke Knie – Becken betont (➤ Abb. 8.31)
- Unterschenkel Kompartimente, Fuß-Knie/Cuboid als Kuppel des Rückfußes zu medialer Tibia und Fibula, d. h. Unterschenkel mediales und laterales Kompartiment (➤ Abb. 8.32)
- Untere Extremität dorsales Kompartiment mit Bezug zum Becken. Kontakt am Sacrum und myofaszialen Anheftungen medial am (Pes anserinus). Alternativ Knie lateral (Fibula, M. biceps femoris, ➤ Abb. 8.33) oder Kniekehle (M. popliteus)
- Faszien aufspannen (spiralförmiges Wringen), Druck (ohne Einengung) → Biopolymere verflüssigen, elektrische Resonanz (➤ Abb. 8.35)
- Griffposition Trochanter minor (➤ Abb. 8.36). Daumen gibt Fulkrum an Trochanter minor = Psoasinsertion. Bein nach Innenrotation (IR), Adduktion (ADD). Fluidale Response des Rumpfes zum Bein. Mediales Kompartiment des Oberschenkels (➤ Abb. 8.37).
- Beine – Trochanter major/Hüften zu Fascia perinealis (➤ Abb. 8.39 und ➤ Abb. 8.40)
- Kontakt auf Faszie des M. iliacus. Zum Aufspannen machen Finger eine Rotation in der Frontalebene auf der Faszie bis zur elastischen Grenze. Linkes Ilium Rotation gegen Uhrzeigersinn, rechtes Ilium Rotation im Uhrzeigersinn. Inspiration mit anschließender Apnoe zum Erhöhen der Spannung. Die Tiefe der Inspiration wird durch Schmerzempfindung begrenzt. Bei Exspiration reduziert sich die Spannung, dabei wird das Bein passiv etwas gestreckt, wobei sich die Spannung erneut erhöht. Streckung bis zur neuen Elastizitätsgrenze. Wiederholung der Prozedur von Inspiration und Exspiration mit Streckung bis zur vollständigen Extension des Beins (➤ Abb. 8.41a und ➤ Abb. 8.41b)
- Psoas Pumpe mit Sacrum. Flexion – Extension von Psoas und Sacrum gegen- und gleichsinnig. (Drainage von Nierenloge und Ureter; ➤ Abb. 8.42)
- Psoas zu 12. Rippe/Perirenale Faszie (Drainage von Nierenloge und Ureter; ➤ Abb. 8.43 und ➤ Abb. 8.44)
- Psoas im Sitzen (hier links). Kontakt von lateral (➤ Abb. 8.45)
- Gluteale und piriforme Faszien (➤ Abb. 8.46)
- Technik für Lig. inguinale. (Denke z. B. an subklinische Schenkelhernien; ➤ Abb. 8.47)
- Balance des Beins zu den Mittellinien (➤ Abb. 8.48)
- Bein global/alle Kompartimente mit Kontakt von lateral. Os cuboideum bis Sacro-Iliakal-Gelenk bzw. M. tibialis posterior bis M. glutaeus medius, M. tensor fasciae latae. Achten auf aufsteigenden, absteigenden oder spiraligen Spannungsausdruck (➤ Abb. 8.49)
- Kontakt auf Faszie des M. glutaeus maximus und dem Unterschenkel. Gewebe mit Druck und Längstraktion aufspannen (➤ Abb. 8.50)
- Kontakt am Os cuboideum, dem zentralen Kompartiment des Fußes in Bezug zum Peritoneum im diaphragmalen Bereich. Dort kreuzen die Fasern über die Mitte. Variation der Annäherung mit Kontakt am medialen oder lateralen Kompartiment (➤ Abb. 8.51)
- Kontakt an Fuß (Phalanx, Metatarsale oder Fußwurzelknochen) und Hand (Phalanx, Metacarpale oder Handwurzelknochen) zu den Faszien von Bein und Arm sowie deren Einflusssphären: Lumbopelviner Raum und Thorax. Balance der jeweiligen Extremität in sich und relativ zueinander sowie zu den Mittellinien und zur Globalität (➤ Abb. 8.52).

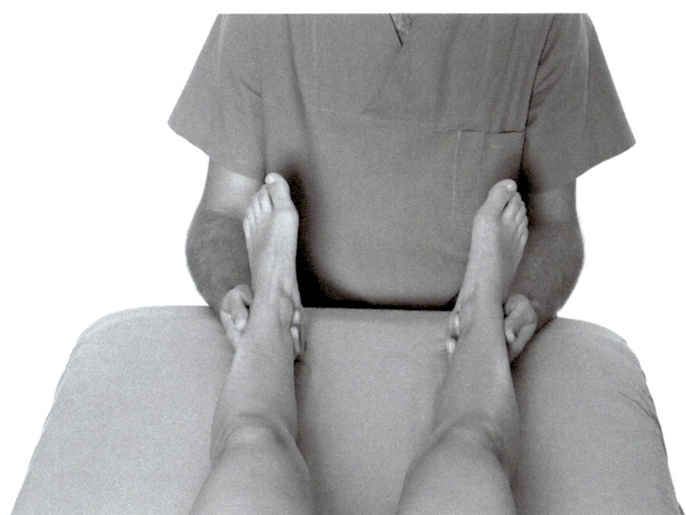

Abb. 8.26 Posteriorer longitudinaler Faszienzug.

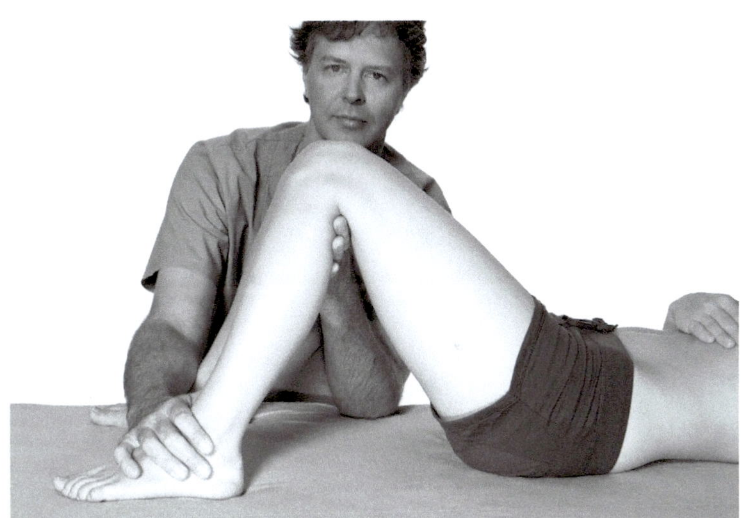

Abb. 8.27 Flexion der Beine/ Aufbau von Dreiecken, anteriore (Fußrücken) und posteriore (Poplitea) Faszienanteile.

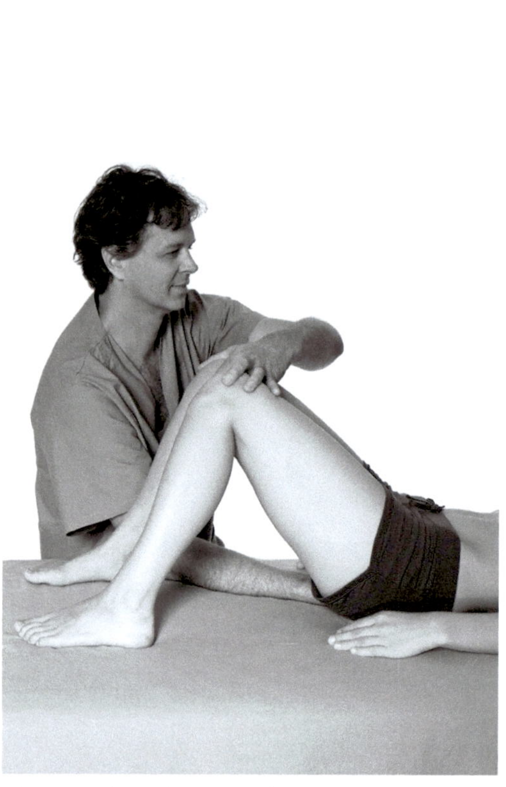

Abb. 8.28 Flexion der Beine/Aufbau von Dreiecken, anteriore (Knie) und posteriore (Sacrum) Faszienanteile.

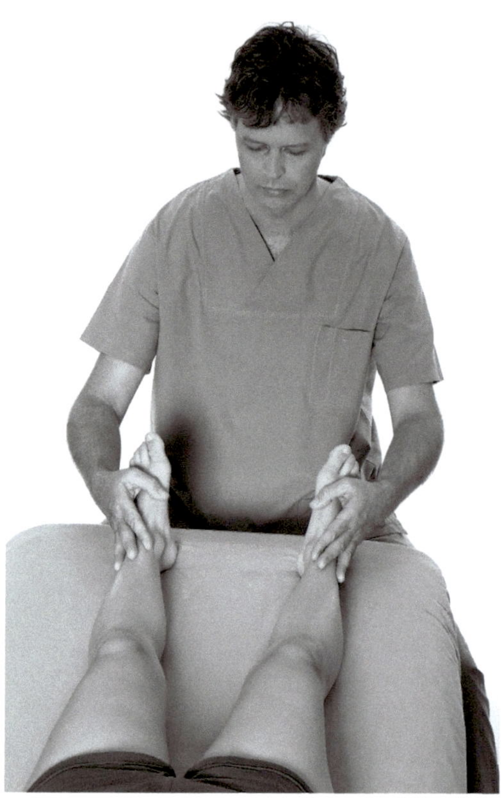

Abb. 8.29 Anteriore longitudinale Faszien.

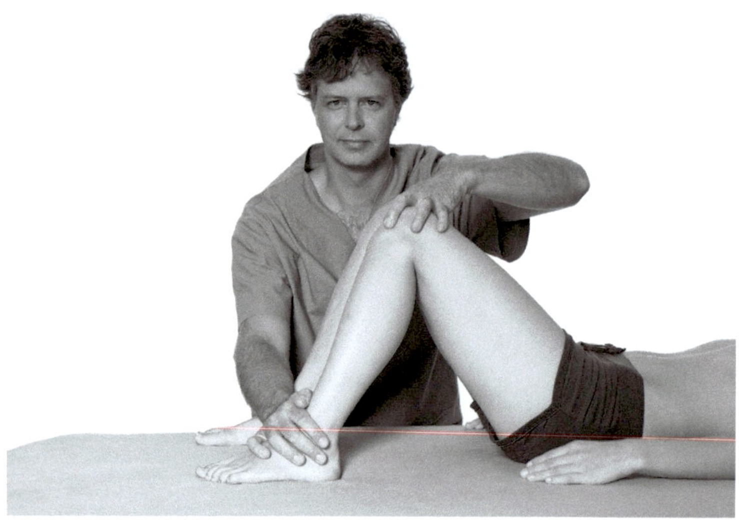

Abb. 8.30 Dreiecke Unterschenkel betont.

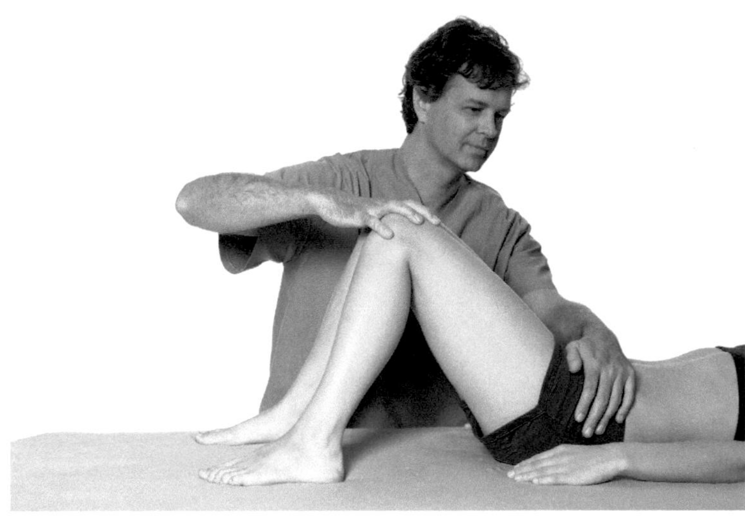

Abb. 8.31 Dreiecke Knie – Becken betont.

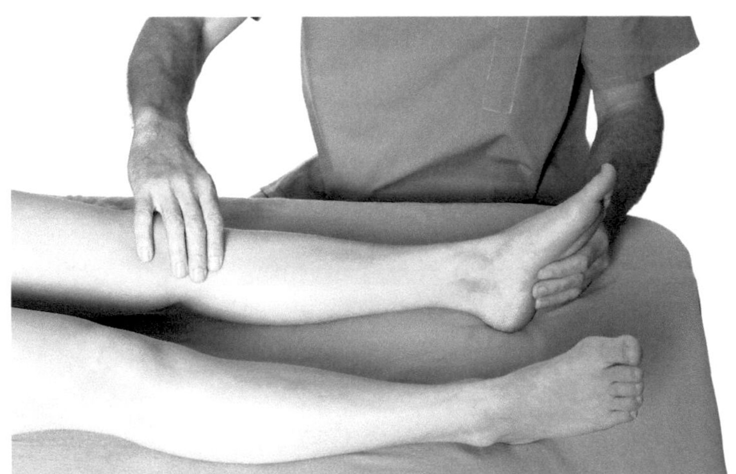

Abb. 8.32 Unterschenkel Kompartimente, Fuß-Knie/Cuboid als Kuppel des Rückfußes zu medialer Tibia und Fibula, d. h. Unterschenkel mediales und laterales Kompartiment.

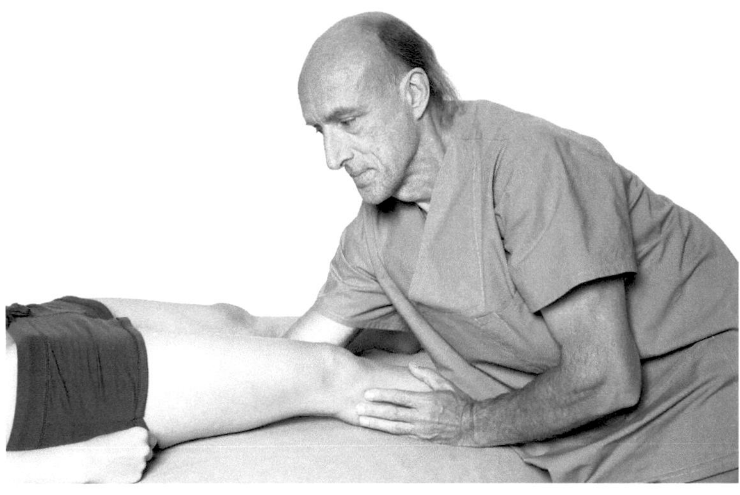

Abb. 8.33 Untere Extremität dorsales Kompartiment mit Bezug zum Becken. Kontakt am Sacrum und myofaszialen Anheftungen lateral am Knie bzw. an der Fibula (M. biceps femoris). Alternativ Knie medial (Pes anserinus) oder Kniekehle (M. popliteus).

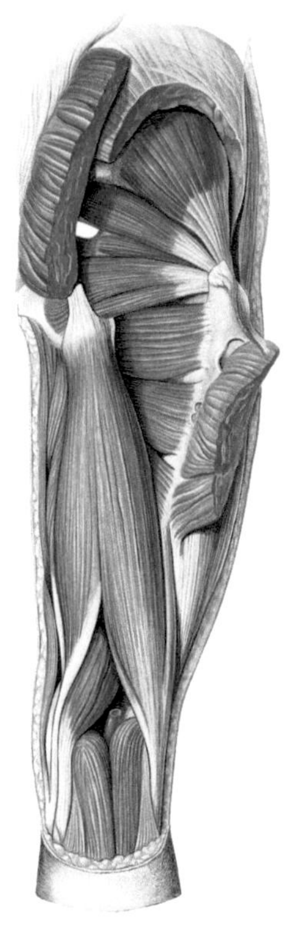

Abb. 8.34 Dorsales Kompartiment des Oberschenkels. [13]

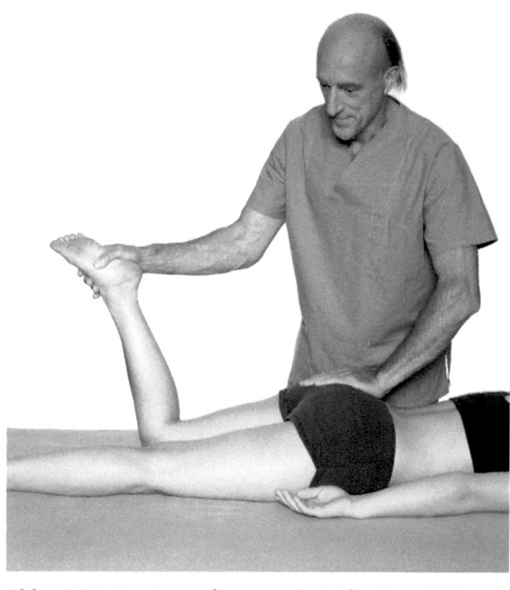

Abb. 8.35 Faszien aufspannen (spiralförmiges Wringen), Druck* (ohne Einengung) → Biopolymere verflüssigen, elektrische Resonanz.

* *Angemessener Druck* weckt das Gewebe zum Dialog auf. Zu wenig Druck weckt das Gewebe nicht auf, zu viel Druck unterbindet den Dialog, engt ein, komprimiert. Immer vorsichtig und afferent!

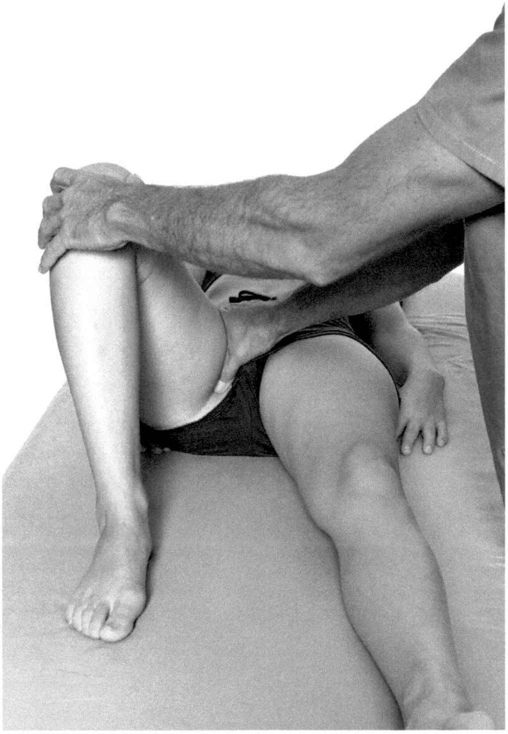

Abb. 8.36 Griffposition Trochanter minor.

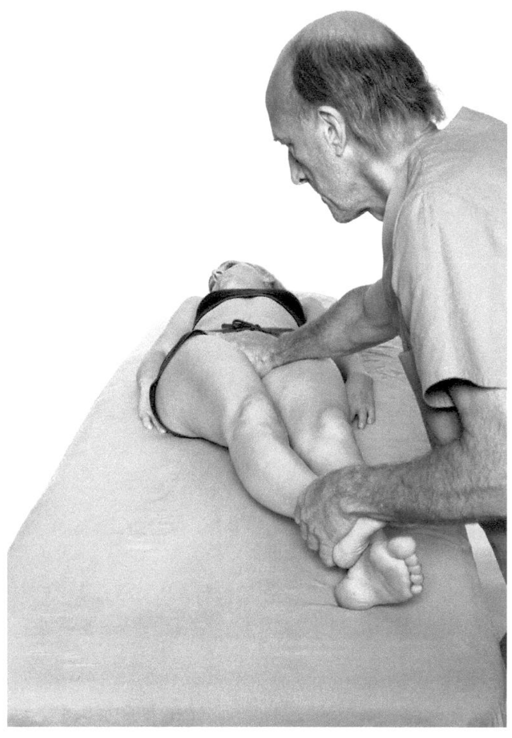

Abb. 8.37 Daumen gibt Fulkrum an Trochanter minor = Psoasinsertion. Bein nach Innenrotation (IR), Adduktion (ADD). Fluidale Response des Rumpfes zum Bein. Mediales Kompartiment des Oberschenkels.

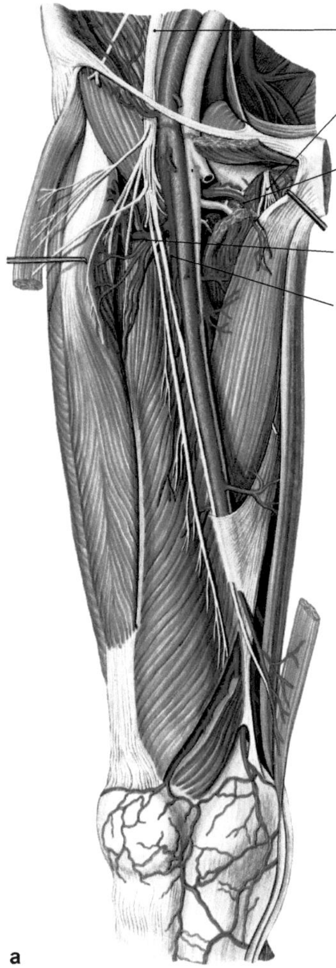

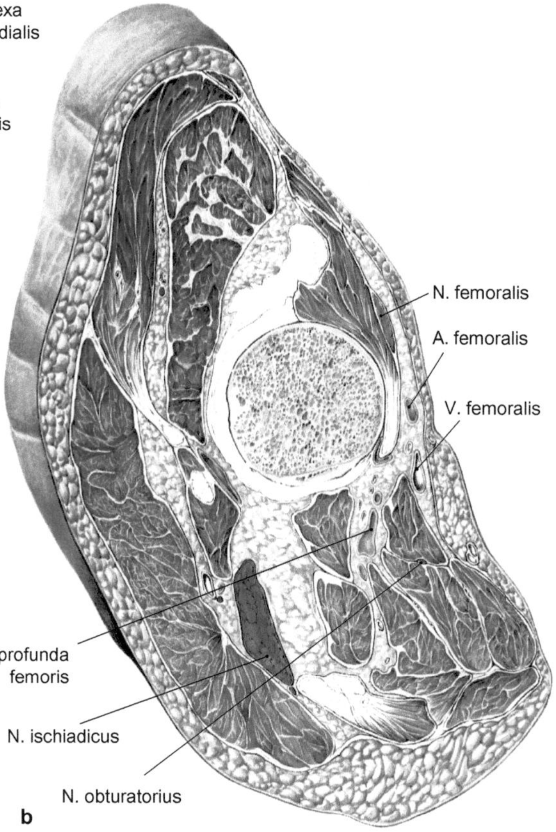

Abb. 8.38 **a** und **b** Kontakt am Oberschenkel in Höhe des Trochanter minor. Dort befindet sich der Gefäß-Nervenstrang mit der A. femoralis profunda, der wichtig für die Behandlung ist und sich in einem sensitiven Bereich befindet. [13]

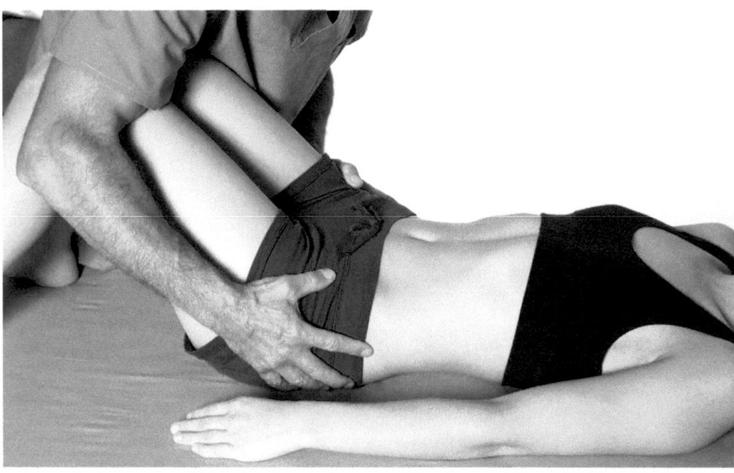

Abb. 8.39 Beine – Trochanter major/Hüften zu Fascia perinealis.

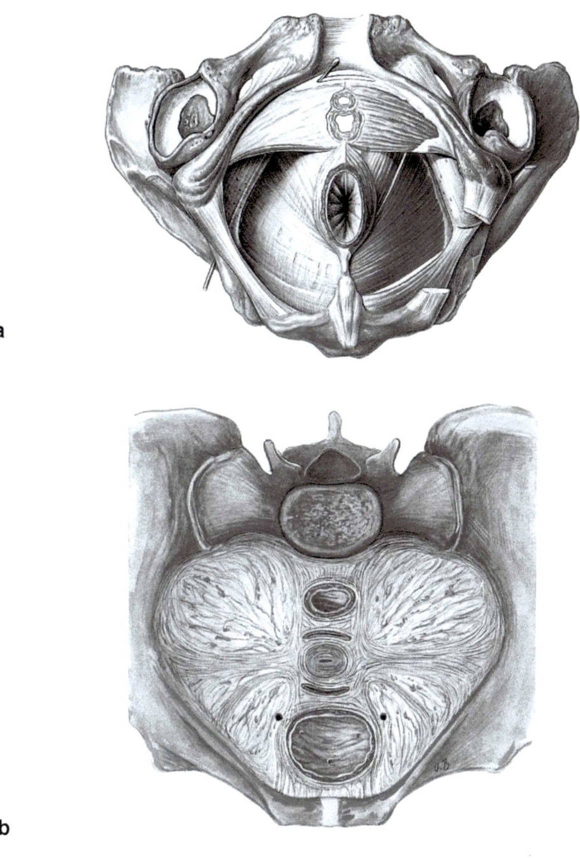

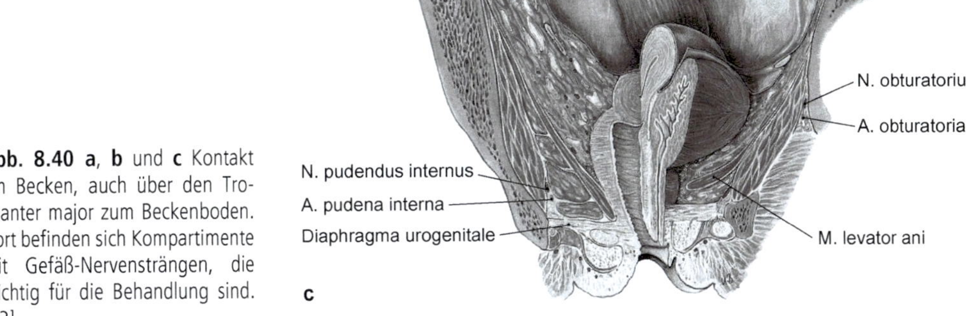

Abb. 8.40 a, **b** und **c** Kontakt am Becken, auch über den Trochanter major zum Beckenboden. Dort befinden sich Kompartimente mit Gefäß-Nervensträngen, die wichtig für die Behandlung sind. [13]

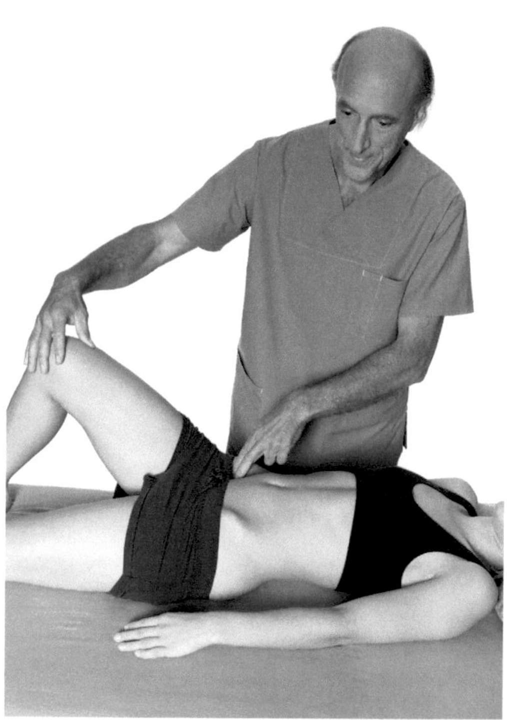

Abb. 8.41a Kontakt auf Faszie des M. iliacus. Zum Aufspannen machen Finger eine Rotation in der Frontalebene auf der Faszie bis zur elastischen Grenze. Linkes Ilium Rotation gegen Uhrzeigersinn, rechtes Ilium Rotation im Uhrzeigersinn. Inspiration mit anschließender Apnoe zum Erhöhen der Spannung. Die Tiefe der Inspiration wird durch Schmerzempfindung begrenzt. Bei Exspiration reduziert sich die Spannung, dabei wird das Bein passiv etwas gestreckt.

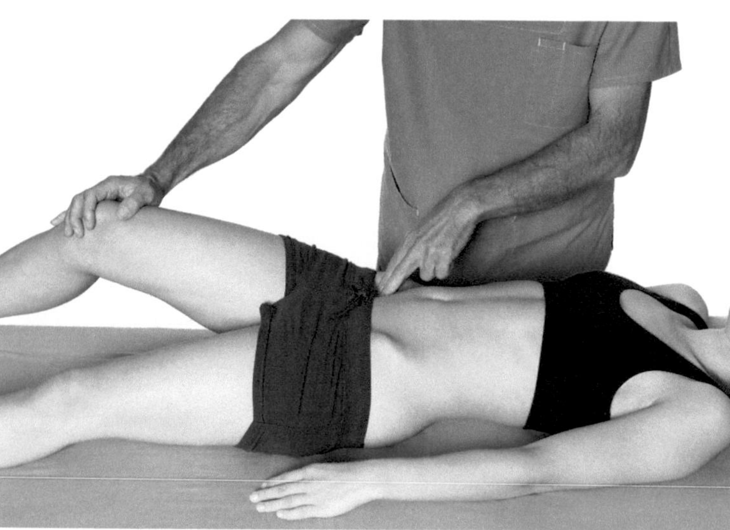

Abb. 8.41b Kontakt auf Faszie des M. iliacus. Die Spannung erhöht sich erneut. Streckung bis zur neuen Elastizitätsgrenze. Wiederholung der Prozedur von Inspiration und Exspiration mit Streckung bis zur vollständigen Extension des Beins.

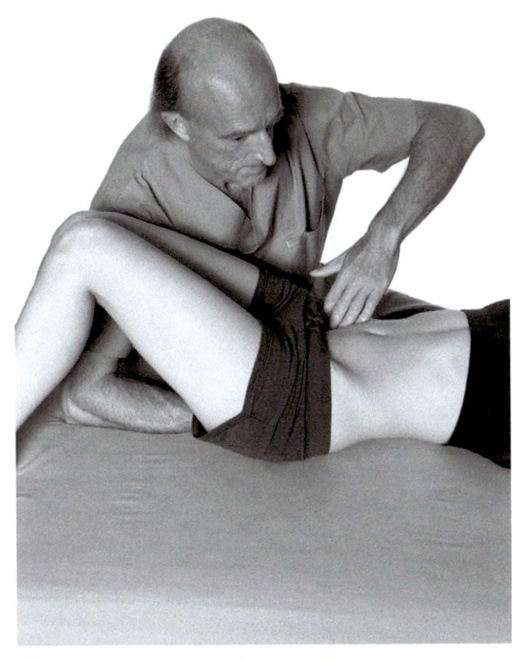

Abb. 8.42 Psoas Pumpe mit Sacrum. Flexion – Extension von Psoas und Sacrum gegen- und gleichsinnig (Drainage von Nierenloge und Ureter).

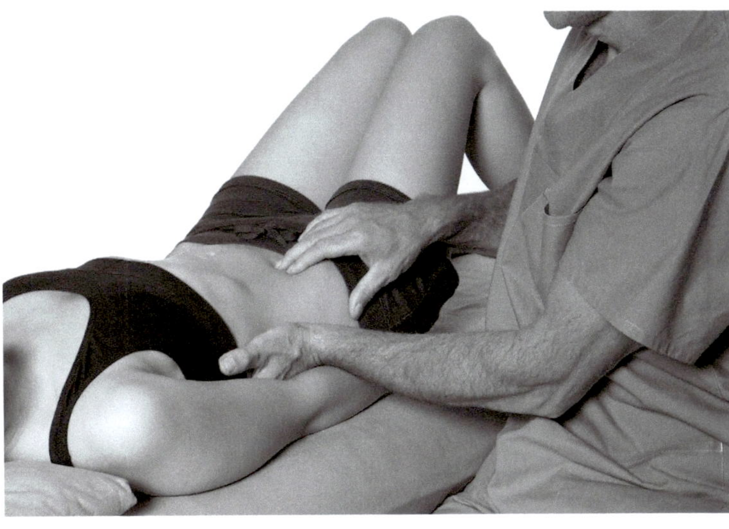

Abb. 8.43 Psoas zu 12. Rippe/ Perirenale Faszie (Drainage von Nierenloge und Ureter).

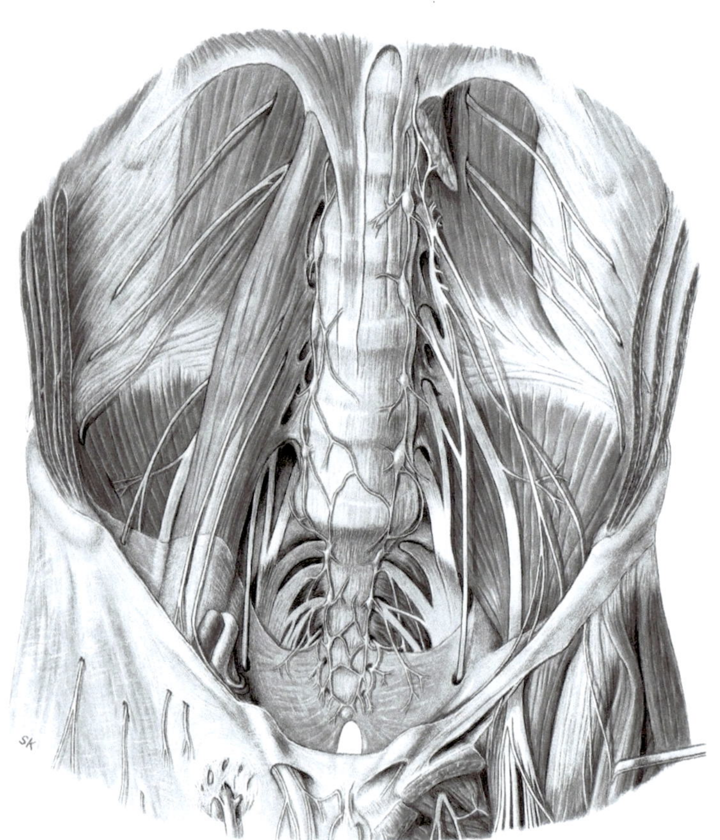

Abb. 8.44a M. Psoas mit seinen Verbindungen im paralumbalen Verlauf von zwölfter Rippe zum Trochanter minor. [13]

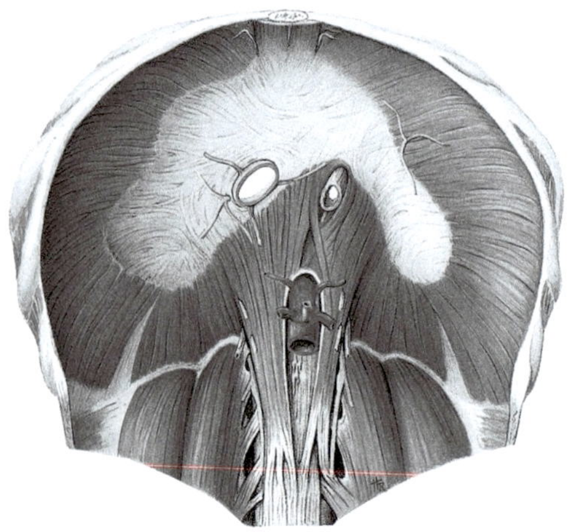

Abb. 8.44b M. Psoas mit seinen Verbindungen im paralumbalen Verlauf von zwölfter Rippe zum Trochanter minor. [13]

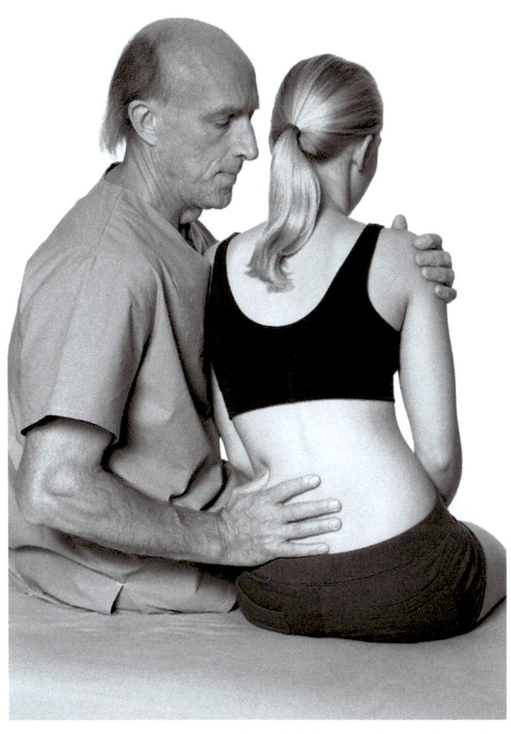

Abb. 8.45 Psoas im Sitzen (hier links). Kontakt von lateral.

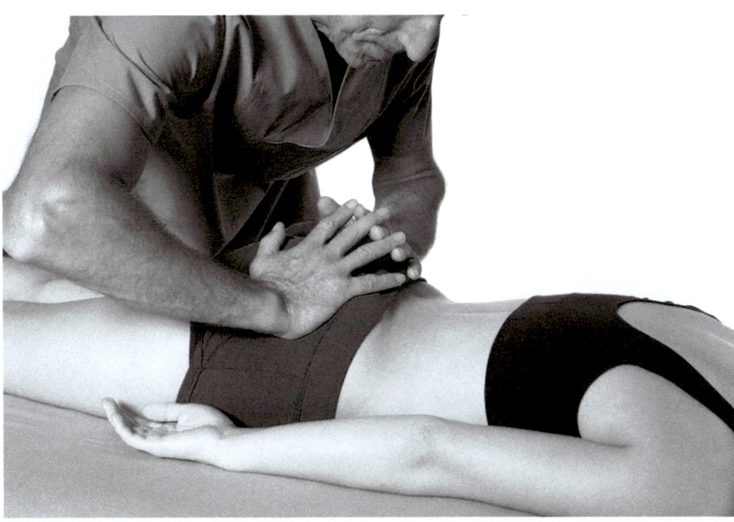

Abb. 8.46 Gluteale und piriforme Faszien.

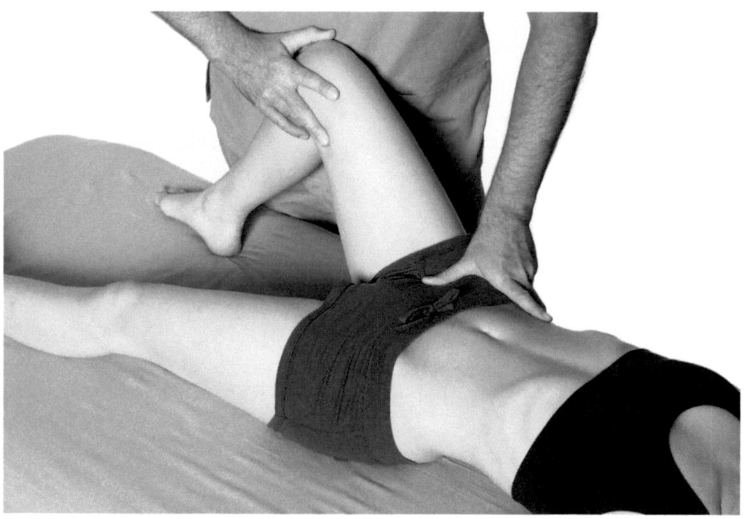

Abb. 8.47 Technik für Lig. inguinale. (Denke z. B. an subklinische Schenkelhernien).

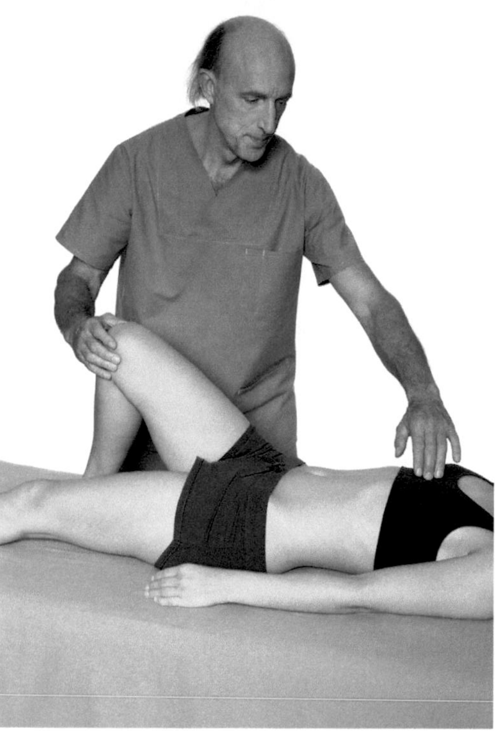

Abb. 8.48 Balance des Beins zu den Mittellinien.

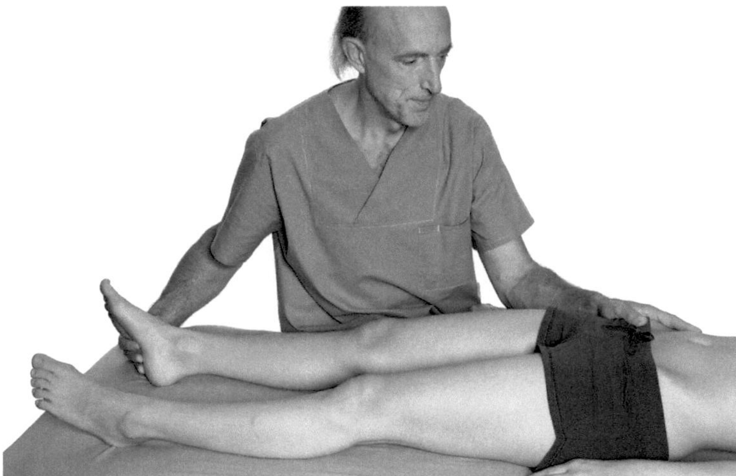

Abb. 8.49 Bein global/alle Kompartimente mit Kontakt von lateral. Os cuboideum bis Sacro-Iliacal-Gelenk beziehungsweise M. tibialis posterior bis M. glutaeus medius, M. tensor fasciae latae. Achten auf aufsteigenden, absteigenden oder spiraligen Spannungsausdruck.

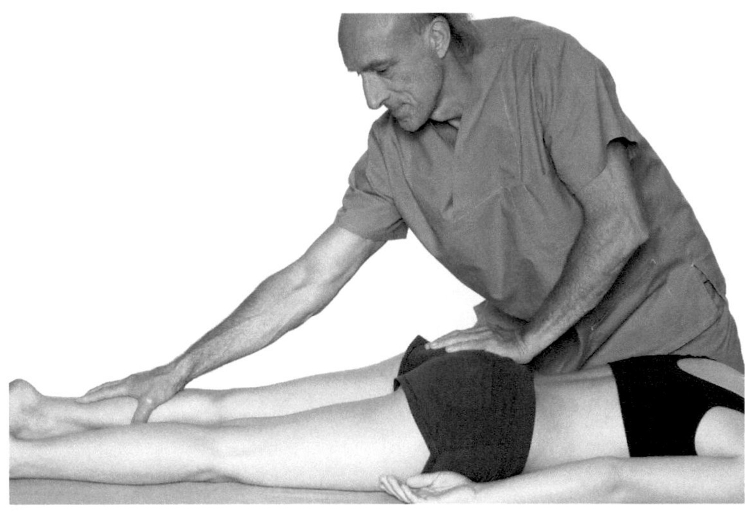

Abb. 8.50 Kontakt auf Faszie des M. glutaeus maximus und dem Unterschenkel. Gewebe mit Druck (siehe Legende ➢ Abb. 8.35) und Längstraktion aufspannen.

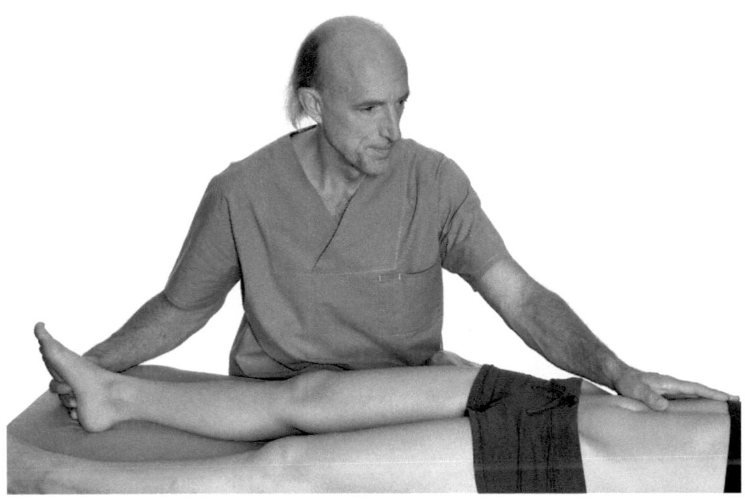

Abb. 8.51 Kontakt am Os cuboideum, dem zentralen Kompartiment des Fußes in Bezug zum Peritoneum im diaphragmalen Bereich. Dort kreuzen die Fasern über die Mitte. Variation der Annäherung mit Kontakt am medialen oder lateralen Kompartiment.

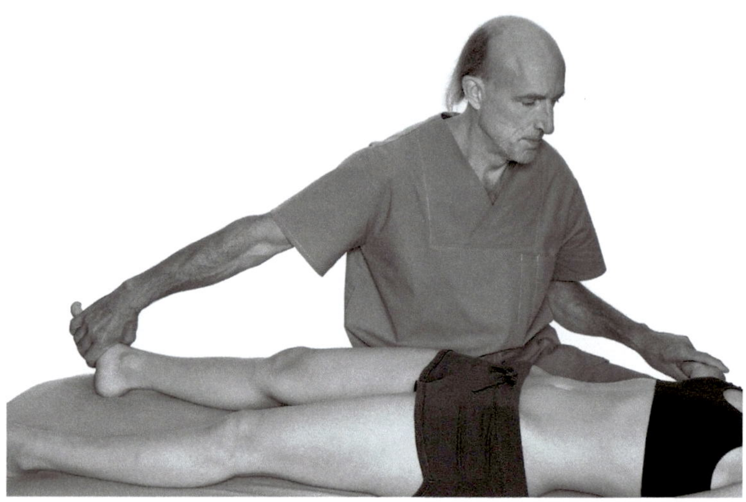

Abb. 8.52 Kontakt am Fuß (Phalanx, Metatarsale oder Fußwurzelknochen) und Hand (Phalanx, Metacarpale oder Handwurzelknochen) zu den Faszien von Bein und Arm sowie deren Einflusssphären: Lumbopelviner Raum und Thorax. Balance der jeweiligen Extremität in sich und relativ zueinander sowie zu den Mittellinien und zur Globalität.

Obere Extremität

- Traktion M. pectoralis/anteriore Axilla nach anterior superior (➤ Abb. 8.53)
- Faszie des Latissimus/dorsale Axilla (➤ Abb. 8.54)
- Fascia clavipectoralis und endothoracica, z. B. mit Recoil der Faszie (➤ Abb. 8.55)
- Scapula zu dorsalen Faszien; Kontakt und Zugang (➤ Abb. 8.56a und ➤ Abb. 8.56b)
- Anteriore Mittellinie. Sternum als Ansatz der Extremitätenknospen (➤ Abb. 8.57)
- Faszien auswringen (➤ Abb. 8.58)
- Spirale Arm zu Mittellinie/Sternum. Balance von Arm, Sternum, Mittelllinie – und fluidalen und elektrischen Feldern (➤ Abb. 8.59). Variante: mit Druck (aber nicht eingengen!) auf Sternum und faszialer spiraliger Längstraktion Arm und Handgelenk (HG)
- Innenrotation oder Außenrotation (IR/AR) Balance: Arme – Sternum – Mittellinie – Fluida (➤ Abb. 8.60)
- Korrespondenz von Armen – Latissimus und Sacrum – Biceps femoris (➤ Abb. 8.61)
- Arm zu Nasion/Falx (➤ Abb. 8.62)
- Balance Arm – Occiput Mittellinie fluidale und elektrische Felder (➤ Abb. 8.63).

8

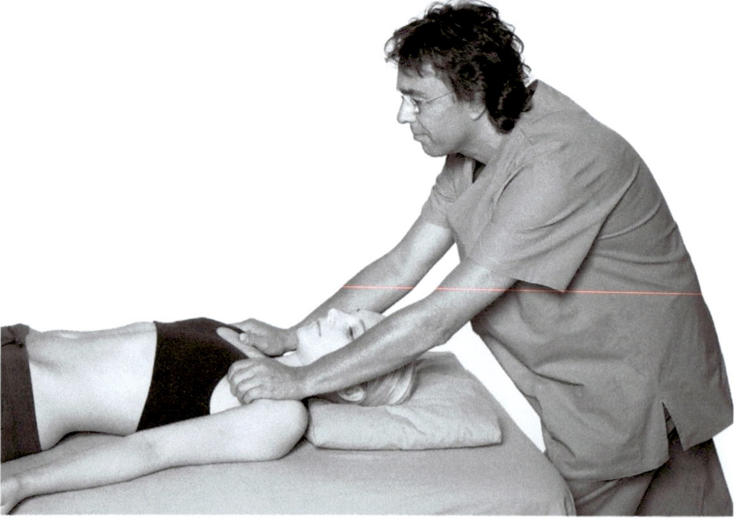

Abb. 8.53 Traktion M. pectoralis/anteriore Axilla nach anterior superior.

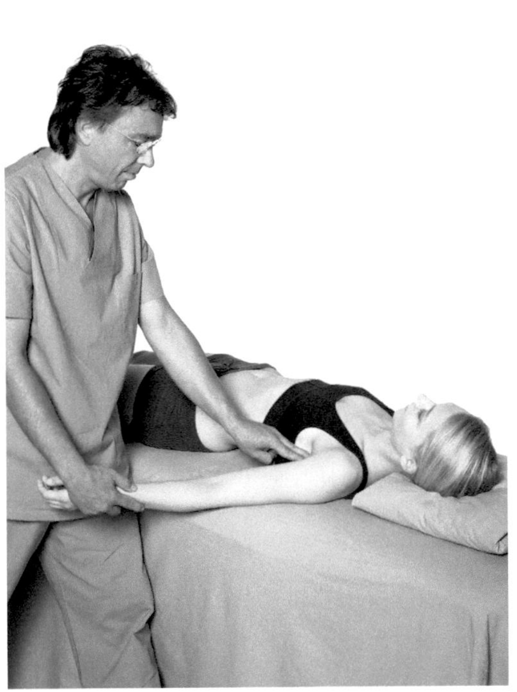

Abb. 8.54 Faszie des Latissimus/dorsale Axilla.

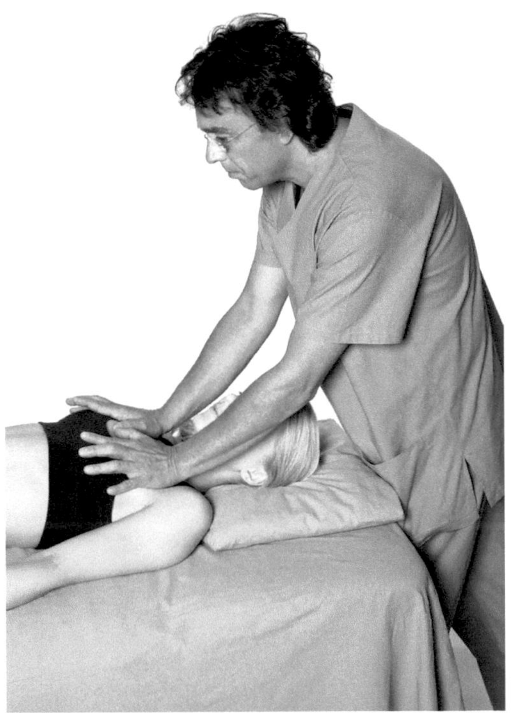

Abb. 8.55 Fascia clavipectoralis und endothoracica. Z. B. auch mit Recoil der Faszie ausführen.

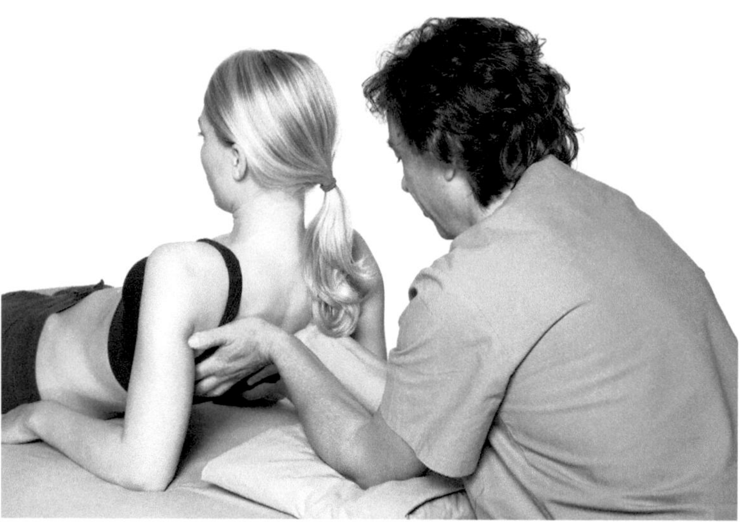

Abb. 8.56a Scapula zu dorsalen Faszien; Kontakt.

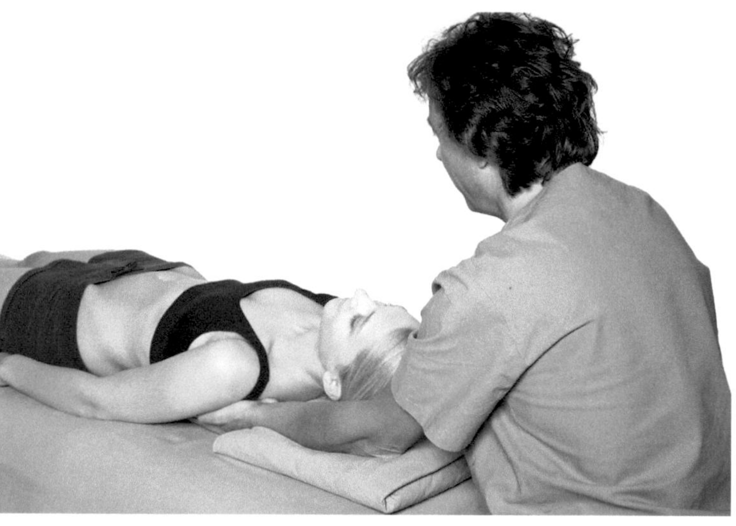

Abb. 8.56b Scapula zu dorsalen Faszien; Zugang.

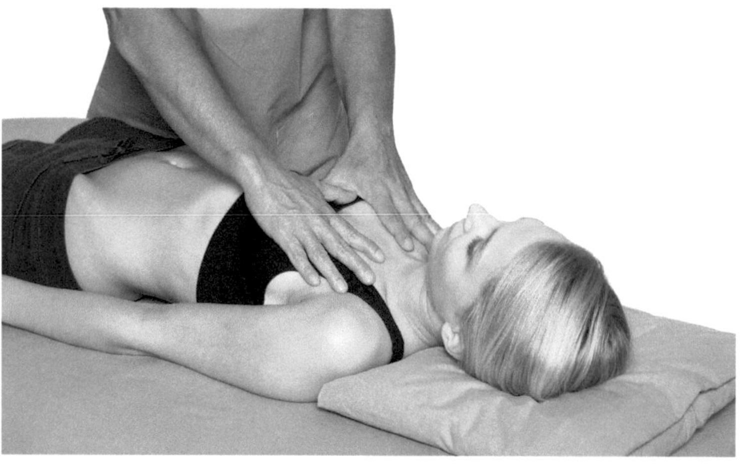

Abb. 8.57 Anteriore Mittellinie. Sternum als Ansatz der Extremitätenknospen.

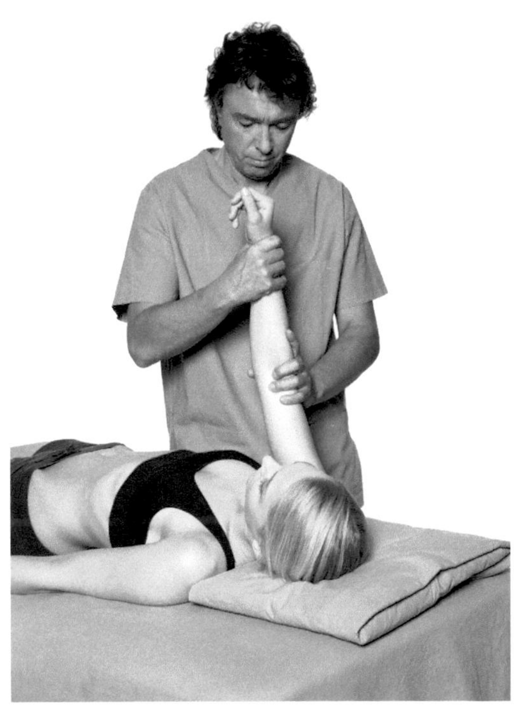

Abb. 8.58 Faszien auswringen.

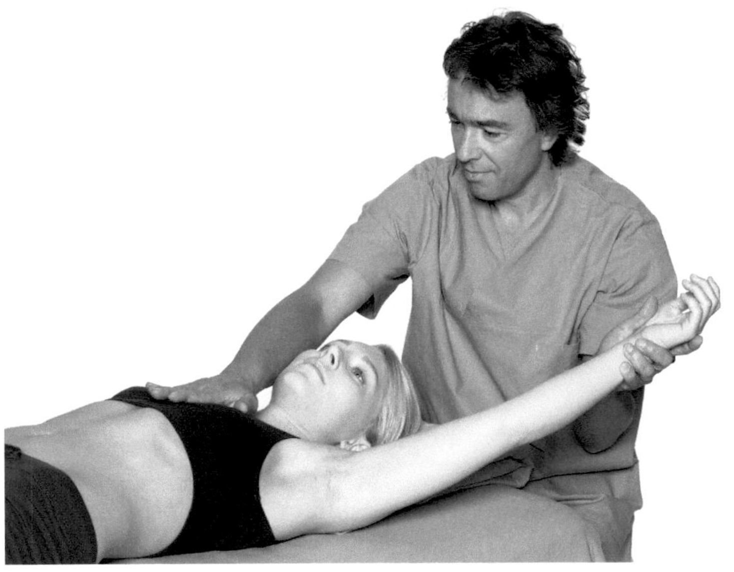

Abb. 8.59 Spirale Arm zu Mittellinie/Sternum. Balance von Arm, Sternum, Mittelllinie – und fluidalen und elektrischen Feldern.

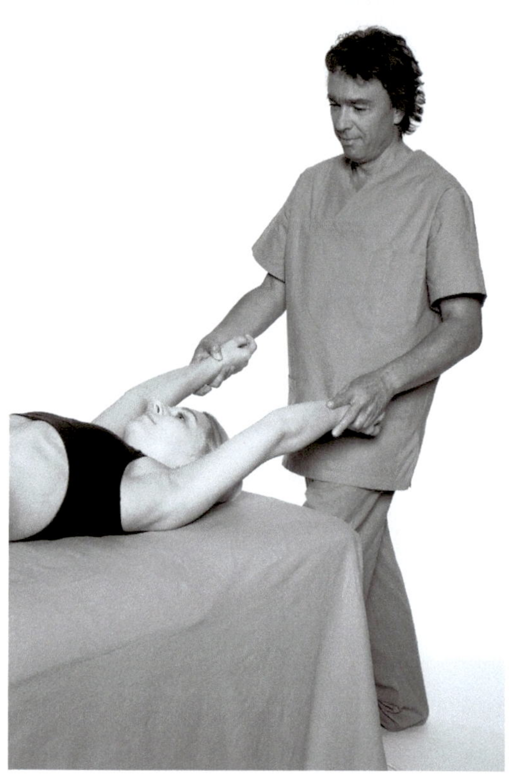

Abb. 8.60 Innenrotation oder Außenrotation (IR/AR) Balance: Arme – Sternum – Mittellinie – Fluida.

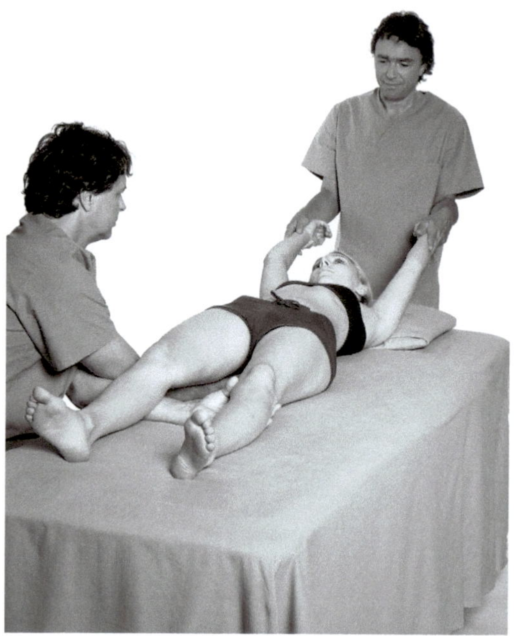

Abb. 8.61 Korrespondenz von Armen – Latissimus und Sacrum – Biceps femoris.

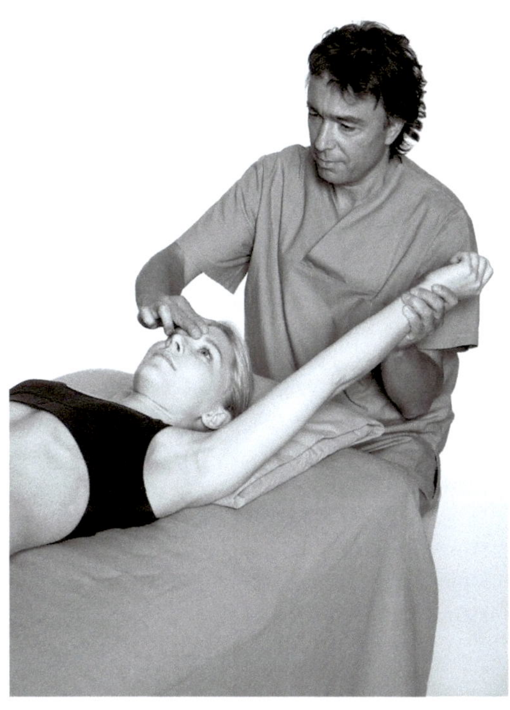

Abb. 8.62 Arm zu Nasion/Falx.

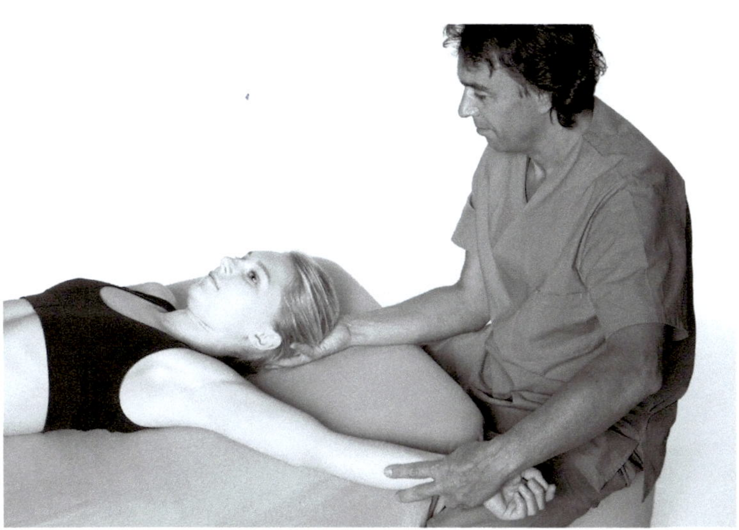

Abb. 8.63 Balance Arm – Occiput Mittellinie fluidale und elektrische Felder.

8.3.3 Diaphragma Annäherungen, Lifts

- Diaphragma pelvis mit Kontakt medial der Tuber/Rami ossis ischii, Lift, rechts gegen links (> Abb. 8.64)
- Diaphragma pelvis mit Kontakt Pubis beidseits und Peritoneum, Lift, rechts gegen links (> Abb. 8.65)
- Diaphragma pelvis mit Balance des gesamten Becken und der Beine (> Abb. 8.31)
- Peritoneum als Ballon zum Diaphragma pelvis (> Abb. 8.66)
- Peritoneum als Ballon zum Diaphragma thoraxis, Rhythmus (> Abb. 8.67 und > Abb. 8.68)
- Anteriore Mittellinie Diaphragma fluidaler Ausdruck (> Abb. 8.21).
- Diaphragma, Rippen/Thorax global, posteriore Faszie (> Abb. 8.69, a). Hände werden von der Daumenseite an den Thorax gelegt (> Abb. 8.69, b) und dann mit Supination unter den Thorax geklappt (> Abb. 8.69, c)
- Diaphragma im Sitzen (> Abb. 8.70a). Variante: Patient hat Hände unter den Händen des Therapeuten, um Empfindlichkeit zu reduzieren (> Abb. 8.70b)
- Thorakolumbale Faszie oder höher: Crus diaphragma und R. costodiaphragmaticus (> Abb. 8.71)
- Crus diaphragma global – rechts gegenüber links oder zur thorakolumbalen Faszie (> Abb. 8.72)
- Diaphragma – Lunge – anteriore Mittellinie (> Abb. 8.73)
- Diaphragma Hemikuppel links mit Lunge/Pleuromediastinalraum (> Abb. 8.74)
- Diaphragma Hemikuppel links mit Cavum nasi/maxillae (> Abb. 8.75)
- Dorsale Halsfaszien (> Abb. 8.76)
- Arcus atlantis: Atlas zu Occiput (Foramen magnum; > Abb. 8.77)
- C2 zu Occiput (Foramen magnum; > Abb. 8.78).

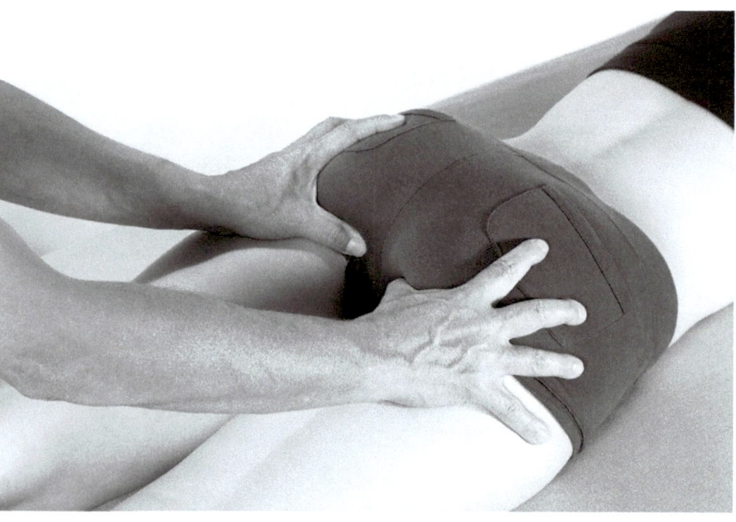

Abb. 8.64 Diaphragma pelvis mit Kontakt medial der Tuber/Rami ossis ischii, Lift, rechts gegen links.

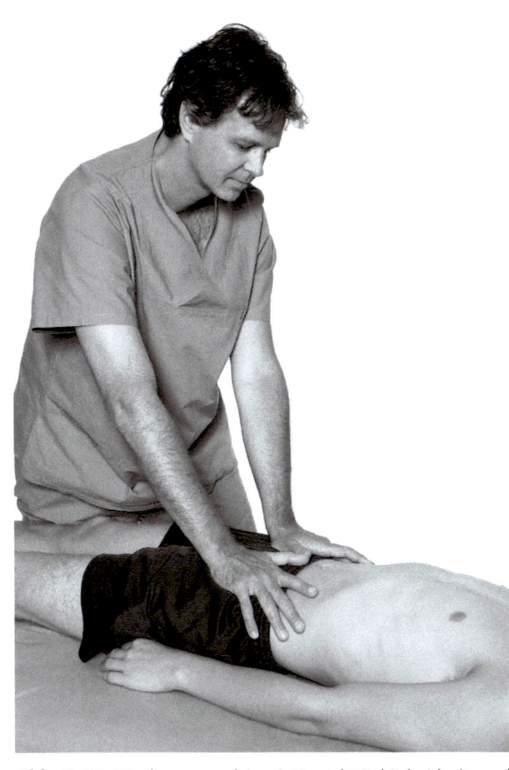

Abb. 8.65 Diaphragma pelvis mit Kontakt Pubis beidseits und Peritoneum, Lift, rechts gegen links.

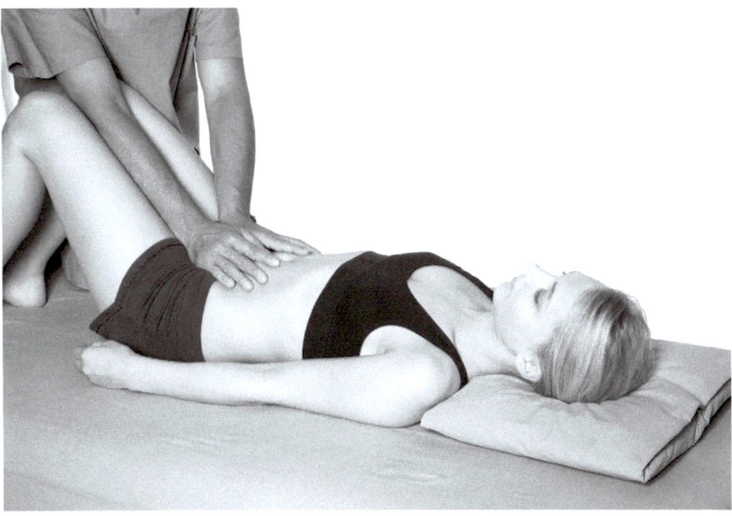

Abb. 8.66 Peritoneum als Ballon zum Diaphragma pelvis.

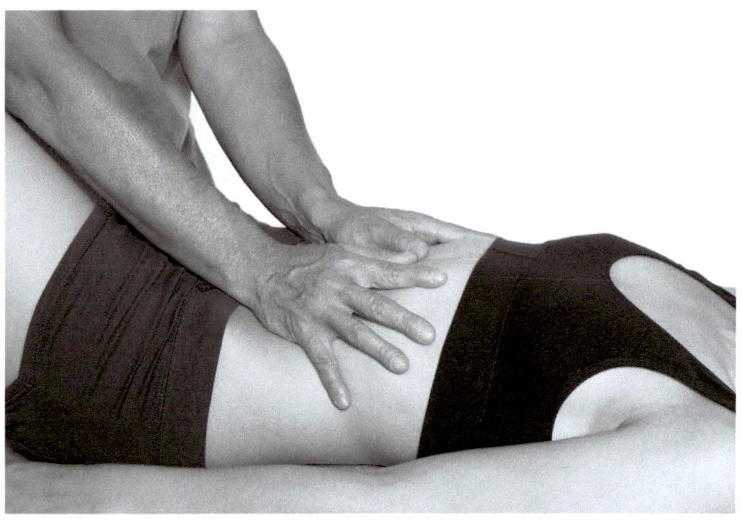

Abb. 8.67 Peritoneum als Ballon zum Diaphragma thoraxis, Rhythmus.

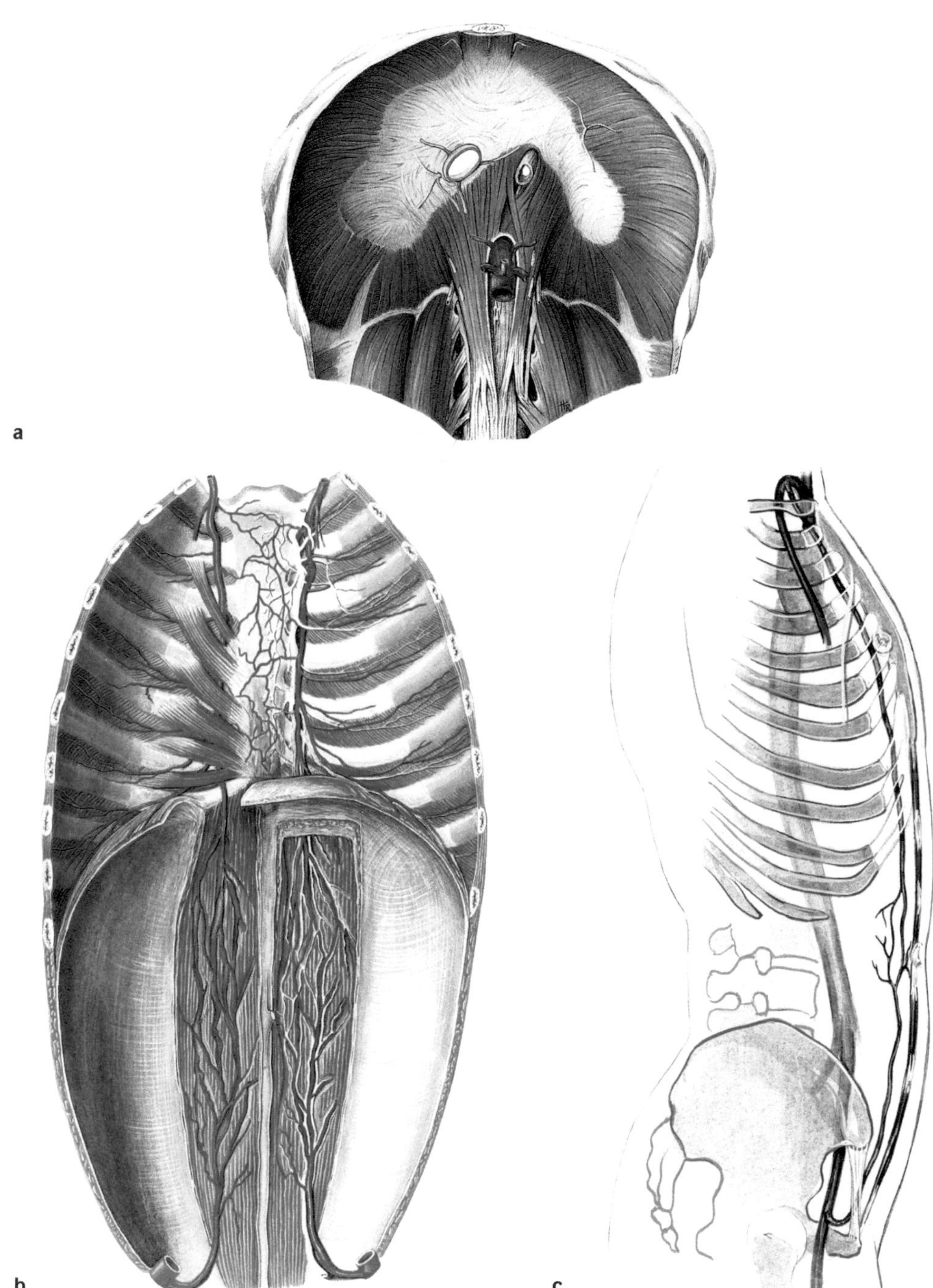

Abb. 8.68 a–c Anteriore Rumpfwand mit Kontakt am Diaphragma thoracis und seinen Bezügen. [13]

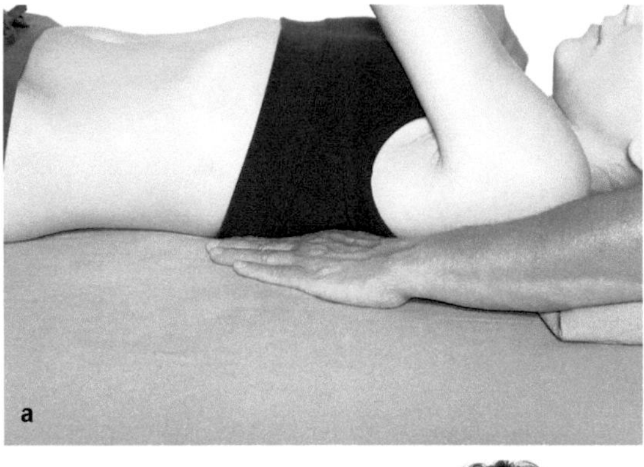

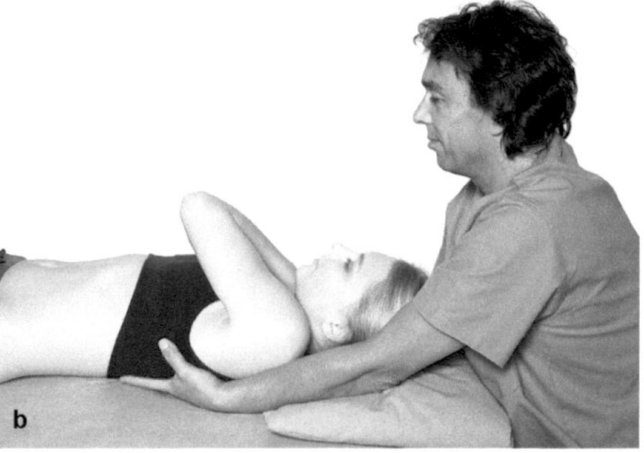

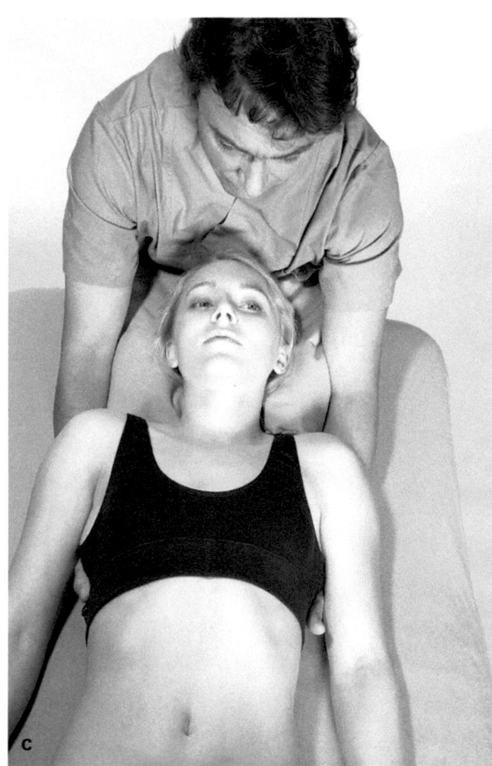

Abb. 8.69 **a** Diaphragma, Rippen/Thorax global, posteriore Faszien. **b** Hände werden von der Daumenseite an den Thorax gelegt und **c** dann mit Supination unter den Thorax geklappt.

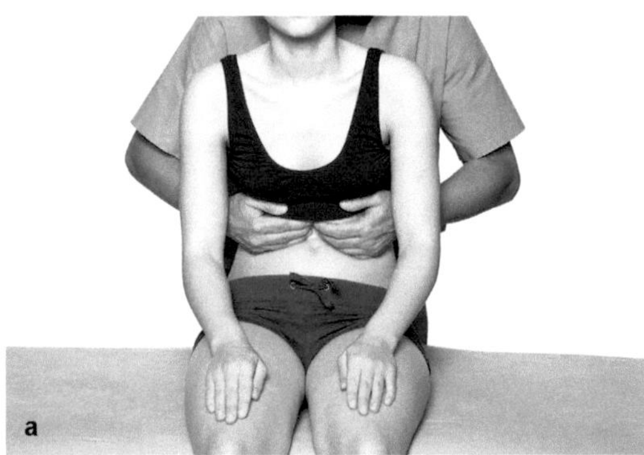

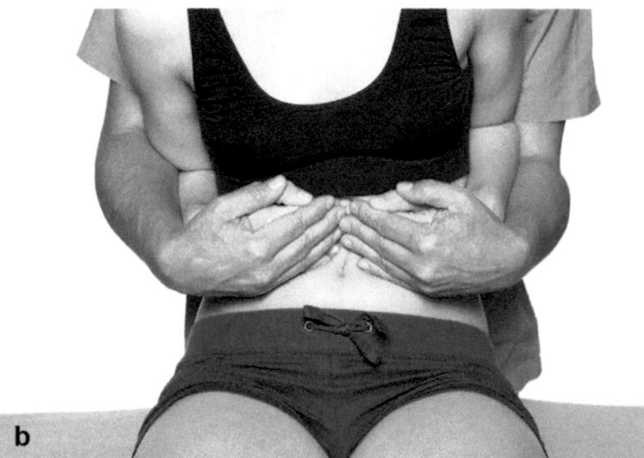

Abb. 8.70 **a** Diaphragma im Sitzen. **b** Variante: Patient hat Hände unter den Händen des Therapeuten, um Empfindlichkeit zu reduzieren.

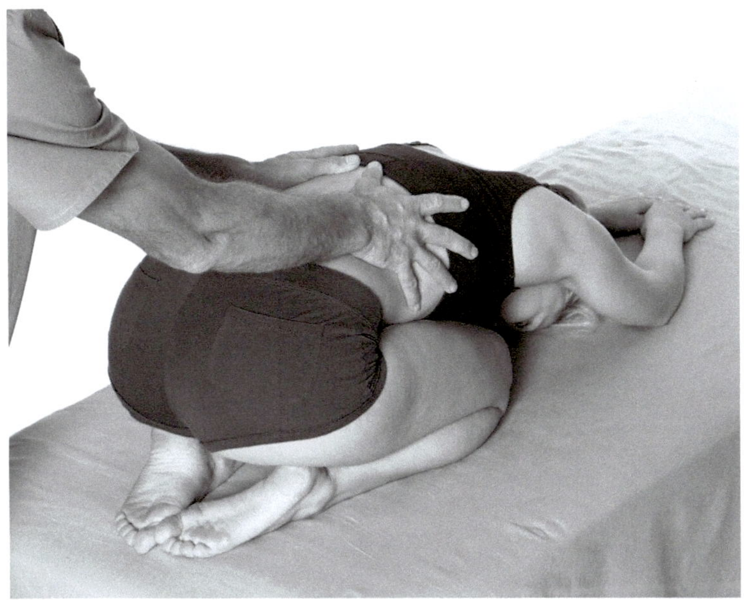

Abb. 8.71 Thorakolumbale Faszie oder höher: Crus diaphragmae und R. costodiaphragmaticus.

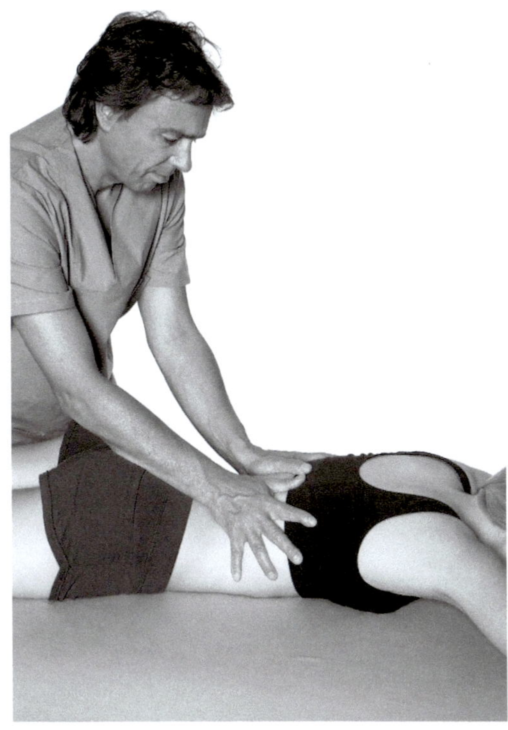

Abb. 8.72 Crus diaphragma global – rechts gegenüber links oder zur thorakolumbalen Faszie.

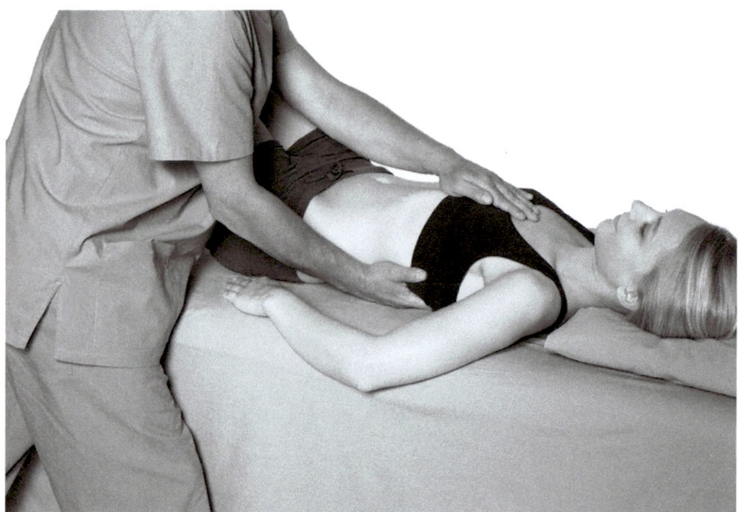

Abb. 8.73 Diaphragma – Lunge – anteriore Mittellinie.

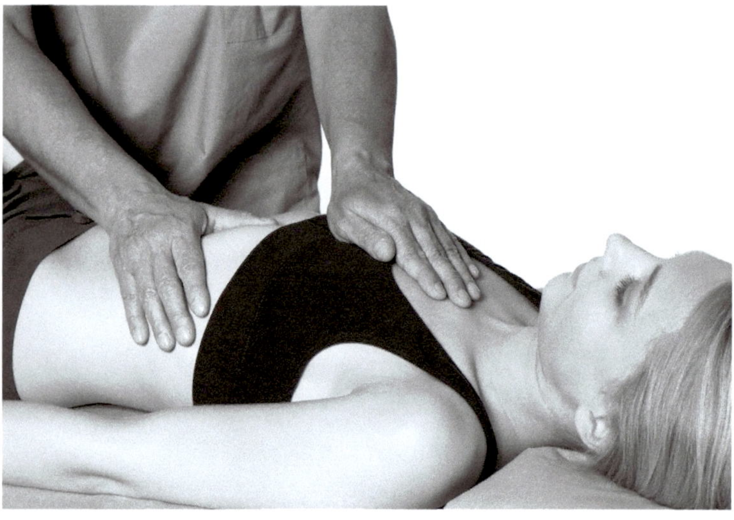

Abb. 8.74 Diaphragma Hemikuppel links mit Lunge/Pleuromediastinalraum.

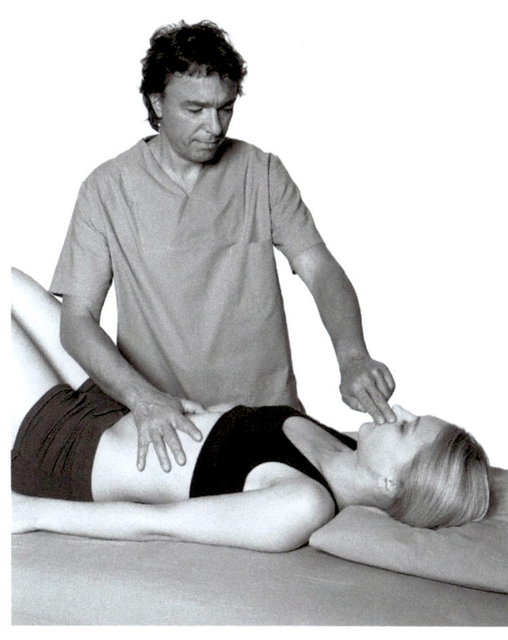

Abb. 8.75 Diaphragma Hemikuppel links mit Cavum nasi/ maxillae.

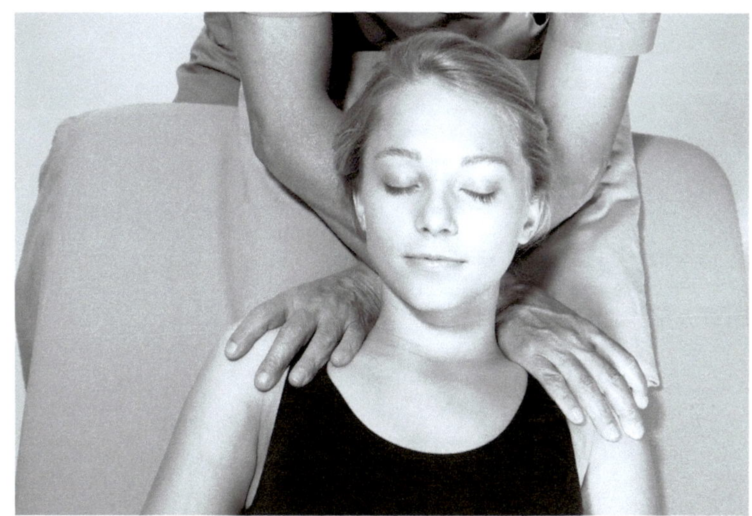

Abb. 8.76 Dorsale Halsfaszien.

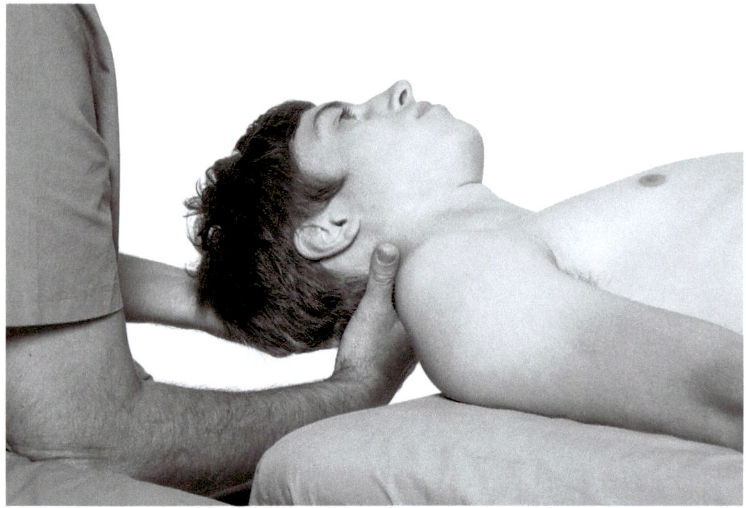

Abb. 8.77 Arcus atlantis: Atlas zu Occiput (Foramen magnum).

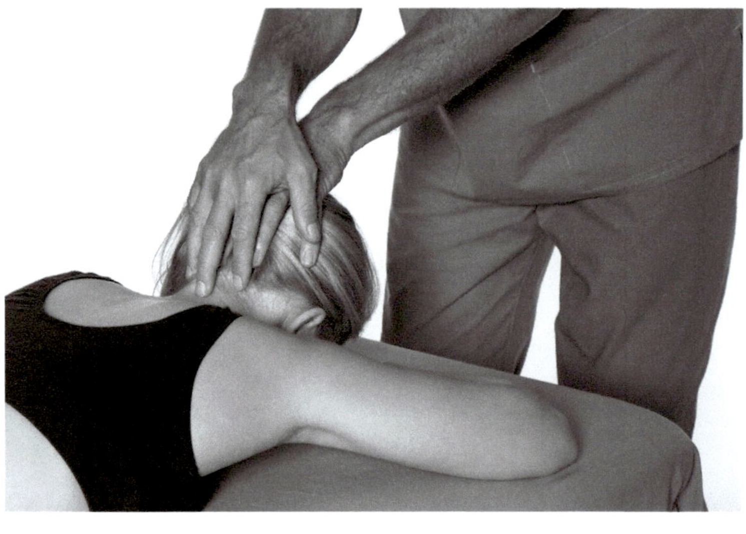

Abb. 8.78 C2 zu Occiput (Foramen magnum).

8.3.4 Annäherungen an die Mittellinien

Dorsale Mittellinie

- Coxis – Cornuae sacralis, dorsale Mittellinie (➤ Abb. 8.79)
- Lumbosacraler Übergang (L5/S1) dorsale Mittellinie (➤ Abb. 8.80)
- LWS Kompression homogenisieren, dorsale Mittellinie (➤ Abb. 8.82). Der Kontakt kann über verschiedene Höhen der dorsalen Mittellinie variieren
- Coxis bis Axis (Dens = Chorda dorsalis) dorsale Mittellinie (➤ Abb. 8.82)
- Druck (nicht einengen!) Sacrum Occiput aufspannen – Widerstand (➤ Abb. 8.83)
- Druck (nicht einengen!) Sacrum zu Scapula (Zona ingrata) aufspannen – Widerstand (➤ Abb. 8.84)
- Fascia thorakolumbalis aufspannen mit Druck (nicht einengen! ➤ Abb. 8.85)
- Quadratus lumborum (➤ Abb. 8.86)
- Sacrum zum Diaphragma balancieren (➤ Abb. 8.87)
- Arcus atlantis: Atlas zu Occiput, dorsale Mittellinie (➤ Abb. 8.88)
- C2 zu Occiput, dorsale Mittellinie (➤ Abb. 8.89).

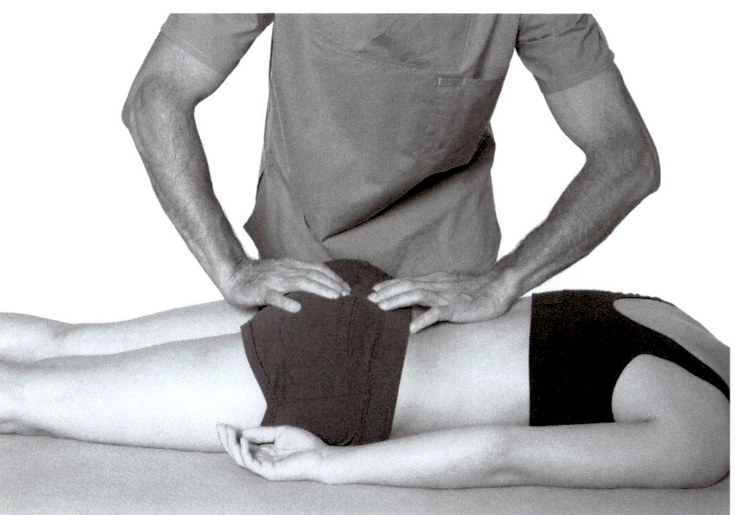

Abb. 8.79 Coxis – Cornuae sacralis, dorsale Mittellinie.

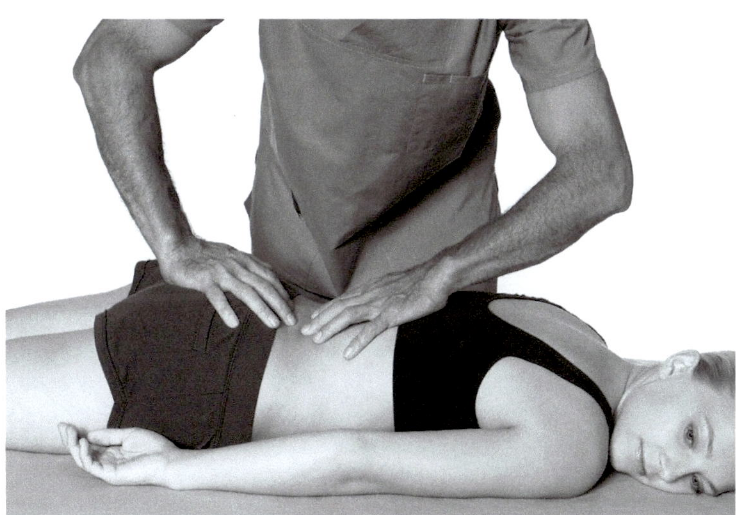

Abb. 8.80 Lumbosakraler Übergang (L5/S1) dorsale Mittellinie.

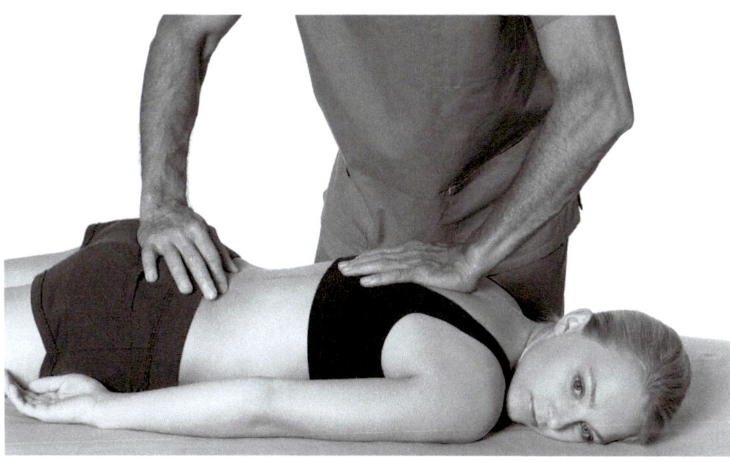

Abb. 8.81 LWS Kompression homogenisieren, dorsale Mittellinie.

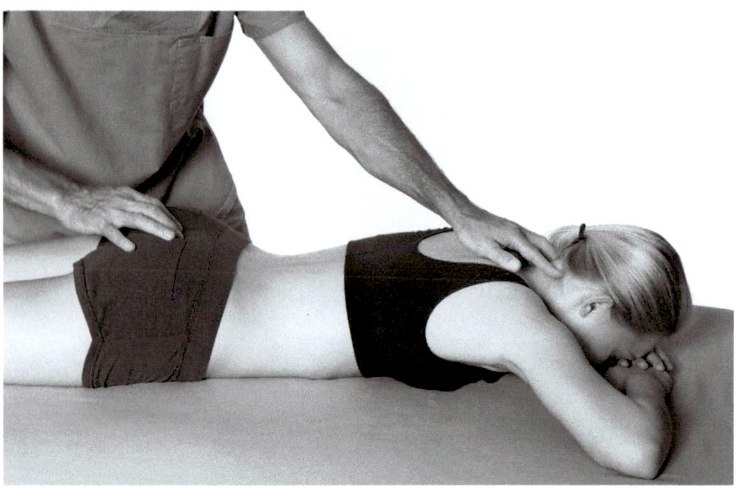

Abb. 8.82 Coxis bis Axis (Dens = Chorda dorsalis) dorsale Mittellinie.

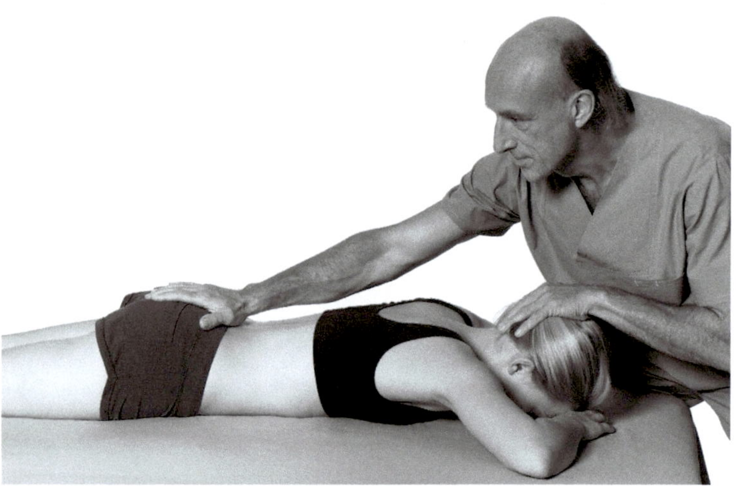

Abb. 8.83 Druck (cave: nicht einengen! Siehe Legende ➤ Abb. 8.35) Sacrum Occiput aufspannen – Widerstand.

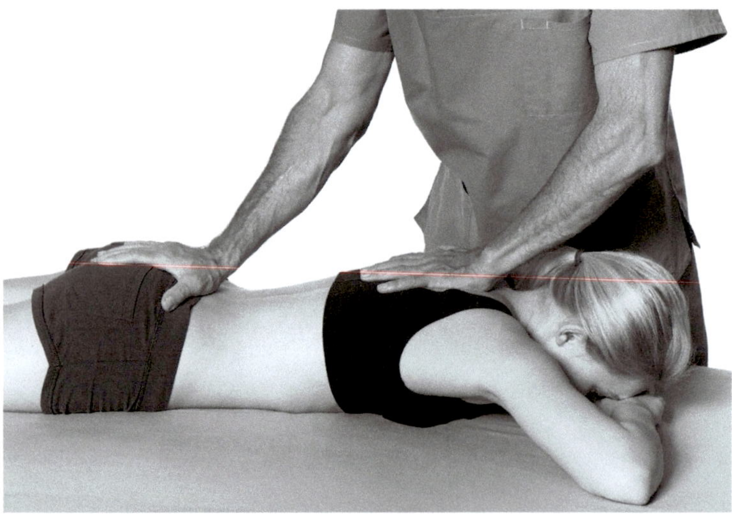

Abb. 8.84 Druck (cave: nicht einengen! Siehe Legende ➤ Abb. 8.35) Sacrum zu Scapula (Zona ingrata) aufspannen – Widerstand.

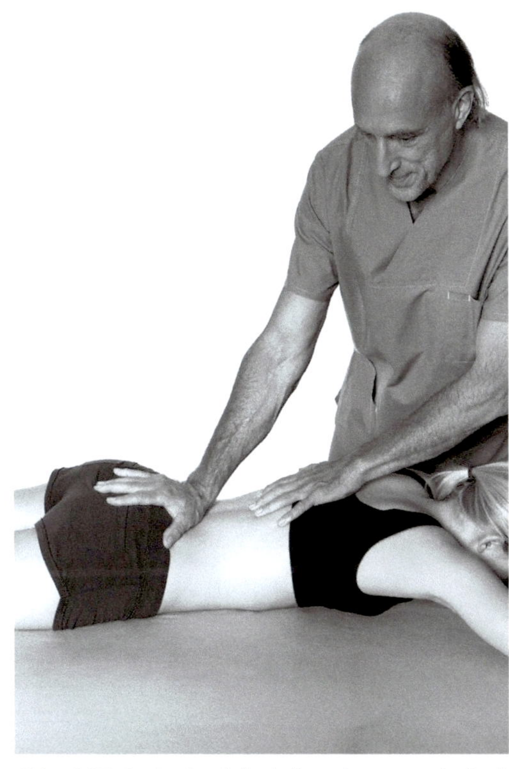

Abb. 8.85 Fascia thorakolumbalis aufspannen mit Druck (nicht einengen! Siehe Legende ➤ Abb. 8.35).

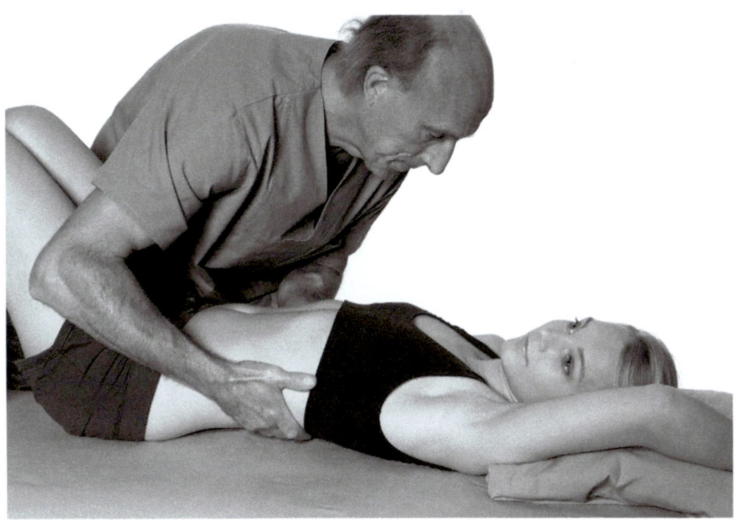

Abb. 8.86 Quadratus lumborum.

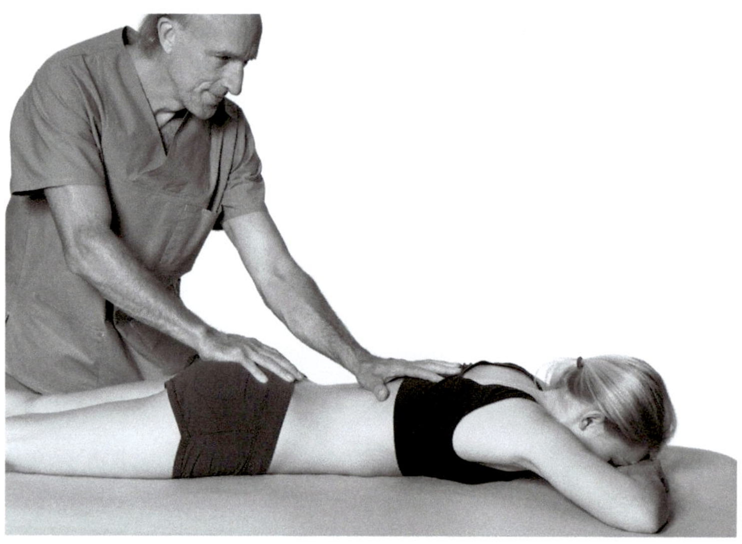

Abb. 8.87 Sacrum zum Diaphragma balancieren.

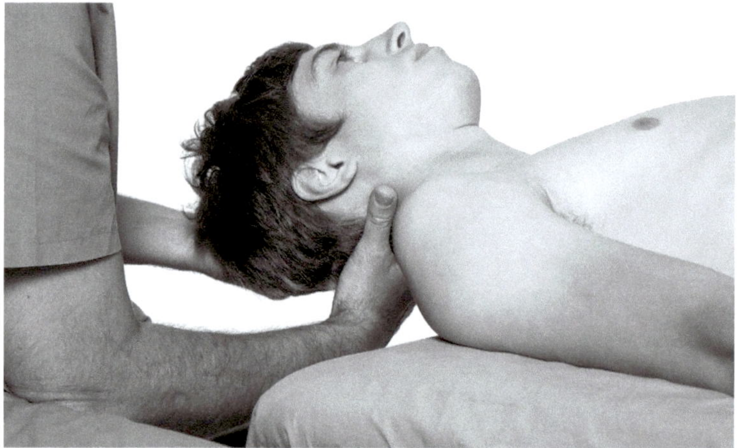

Abb. 8.88 Arcus atlantis: Atlas zu Occiput, dorsale Mitteline.

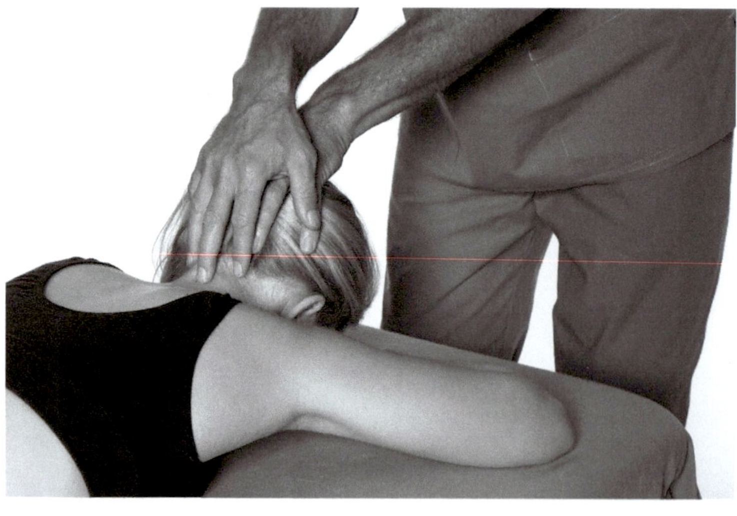

Abb. 8.89 C2 zu Occiput, dorsale Mittellinie (auch ➤ Abb. 8.78).

Anteriore Mittellinie

- Beine, Becken zu Sternum (> Abb. 8.90)
- Anteriore Mittellinie zwischen variierenden Verdichtungsregionen. Im Verlauf freisetzen zum optimalen Austausch innerhalb der Mittellinie (> Abb. 8.91)
- Anteriore Mittellinie Pubis rechts gegenüber links, Verdichtung, Rebound in die Tiefe (> Abb. 8.92)
- Peritoneum anteriore Mittellinie (> Abb. 8.93)
- Sternum/anteriore Mittellinie zu pleuromediastinalem Übergang (> Abb. 8.94) → Sternum/anteriore Mittellinie zur Lunge (> Abb. 8.95)
- Thymus, z. B. mit Recoil (> Abb. 8.96)
- Thymus Thyreoidea zur anterioren Mittellinie (> Abb. 8.97)
- Sternum anteriore Mittellinie zu Occiput dorsale Mittellinie (> Abb. 8.98)
- Sternum, Frontale mit Nasion, Occiput fascial mit Druck. Achten auf Balance! (> Abb. 8.99)
- Septum Nasi und Maxillae zu Nasion Mittellinie (> Abb. 8.100)
- Spina nasalis mit Maxillae zu Nasion. Kiefer zur anterioren Mittellinie (> Abb. 8.101)
- Septum Nasi zum Occiput, anteriore zu dorsaler Mittellinie (> Abb. 8.102)
- Nasion zu Occiput, anteriore zur dorsalen Mittellinie (> Abb. 8.103).

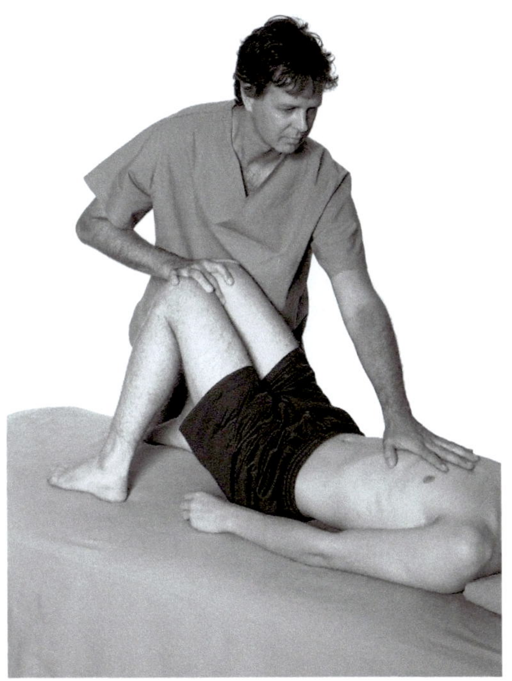

Abb. 8.90 Beine, Becken zu Sternum.

8

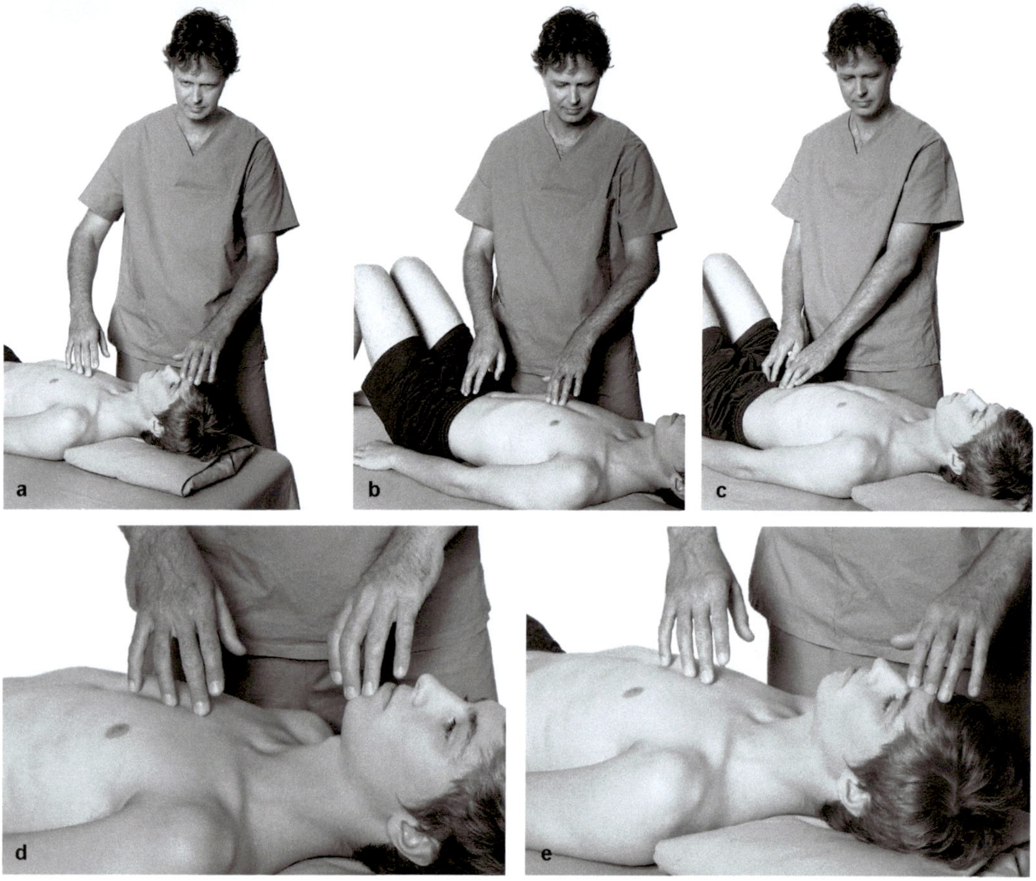

a b c d e

Abb. 8.91 a–e Anteriore Mittellinie zwischen variierenden Verdichtungsregionen. Im Verlauf freisetzen zum optimalen Austausch innerhalb der Mittellinie.

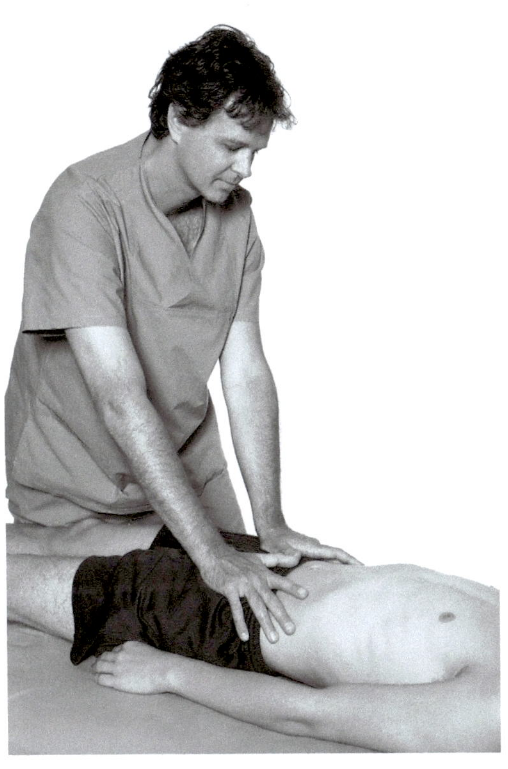

Abb. 8.92 Anteriore Mittellinie Pubis rechts gegenüber links, Verdichtung, Rebound in die Tiefe.

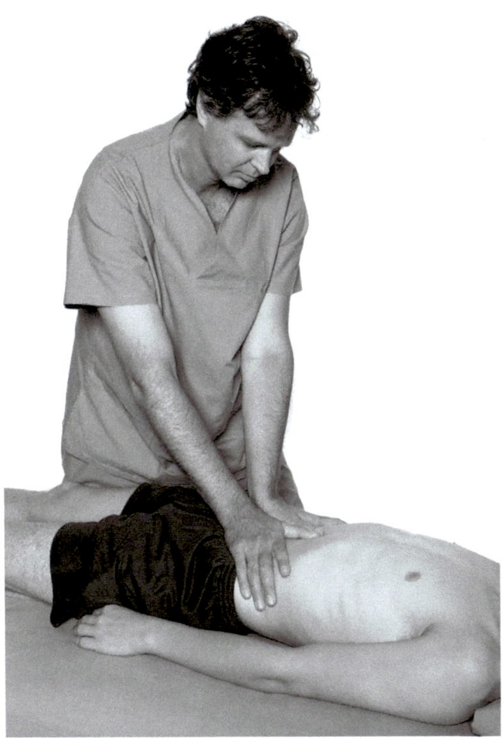

Abb. 8.93 Peritoneum anteriore Mittellinie.

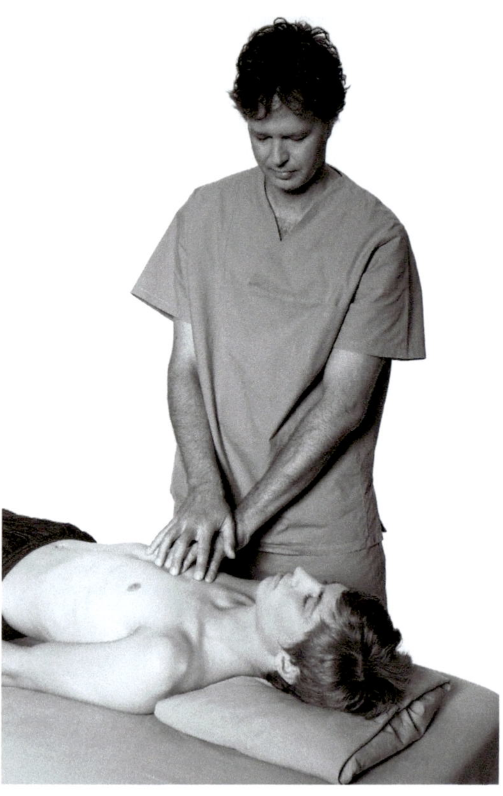

Abb. 8.94 Sternum/anteriore Mittellinie zu pleuromediastinalem Übergang.

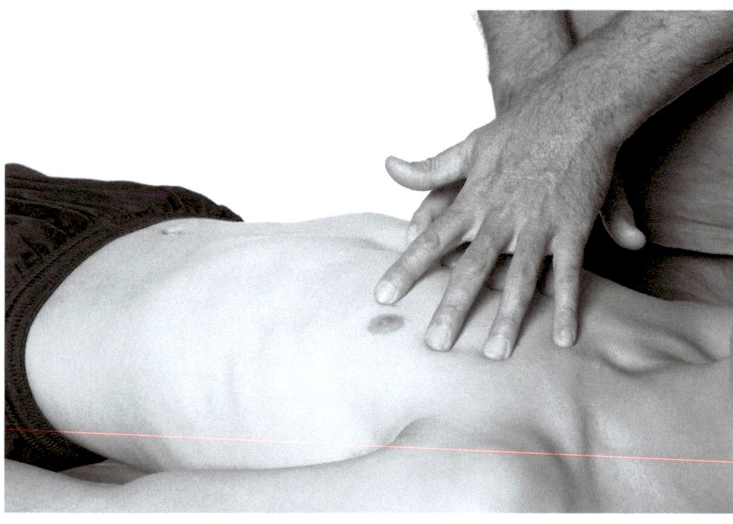

Abb. 8.95 Sternum/anteriore Mittellinie zur Lunge.

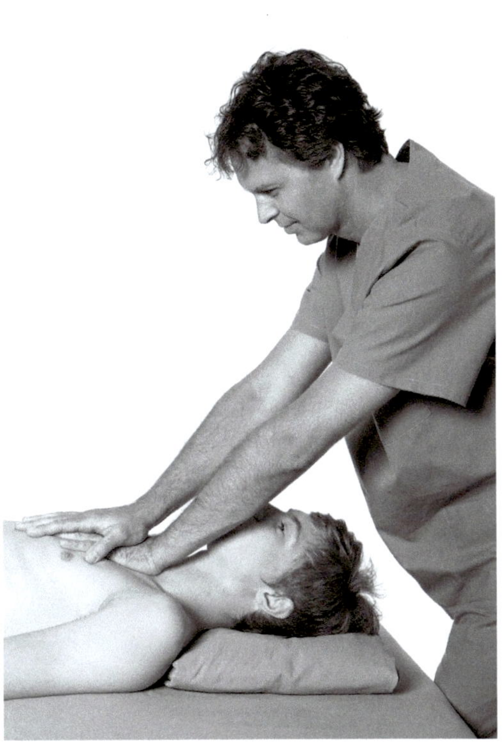

Abb. 8.96 Thymus, z. B. mit Recoil.

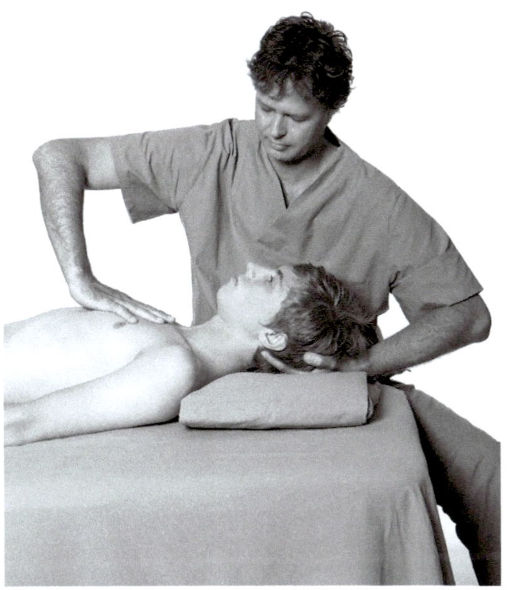

Abb. 8.98 Sternum anteriore Mittellinie zu Occiput dorsale Mittellinie.

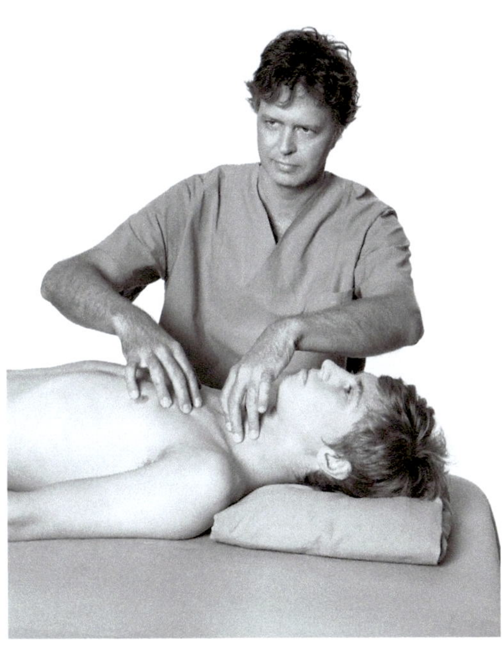

Abb. 8.97 Thymus Thyreoidea zur anterioren Mittellinie.

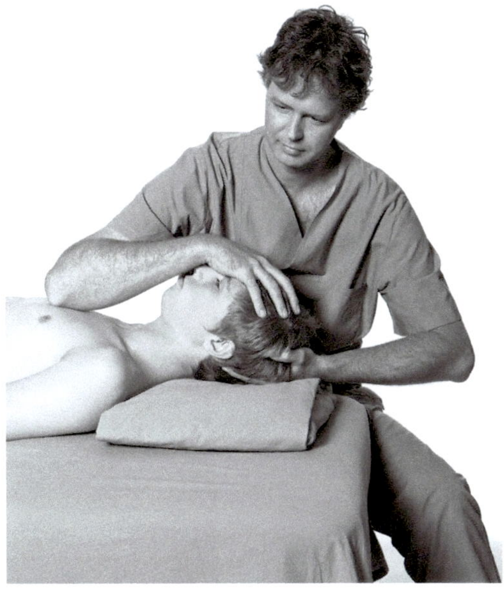

Abb. 8.99 Sternum, Frontale mit Nasion, Occiput fascial mit Druck (siehe Legende ➤ Abb. 8.35). Achten auf Balance!

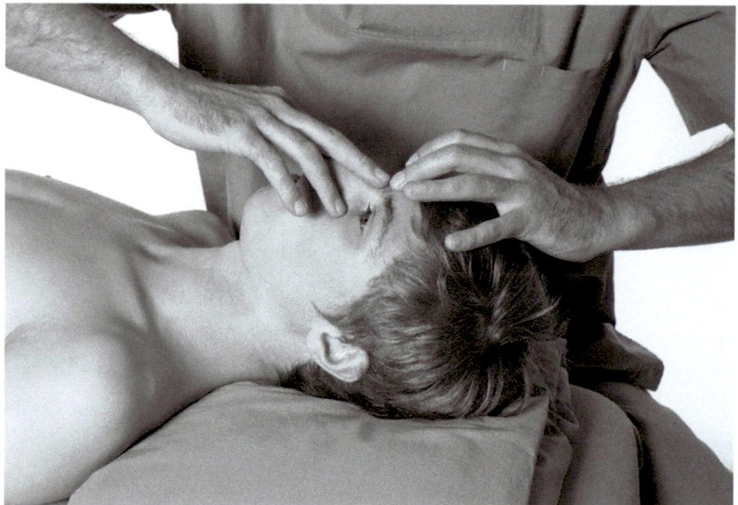

Abb. 8.100 Septum Nasi und Maxilla zu Nasion Mittellinie.

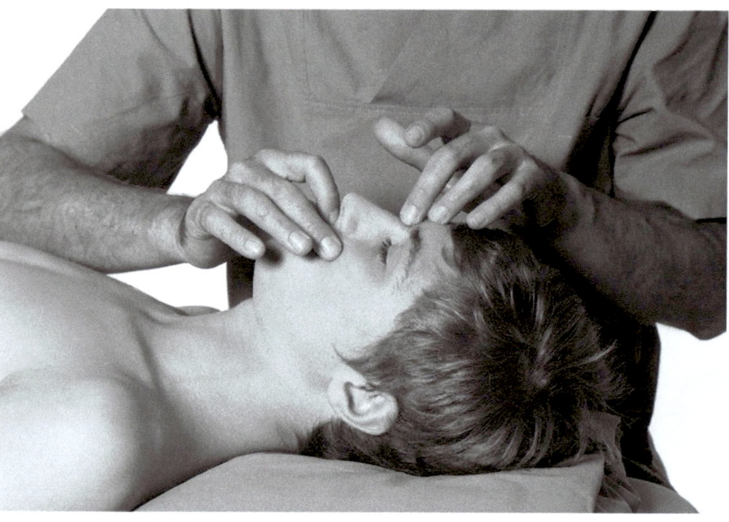

Abb. 8.101 Spina nasalis mit maxillae zu Nasion. Kiefer zur anterioren Mittellinie.

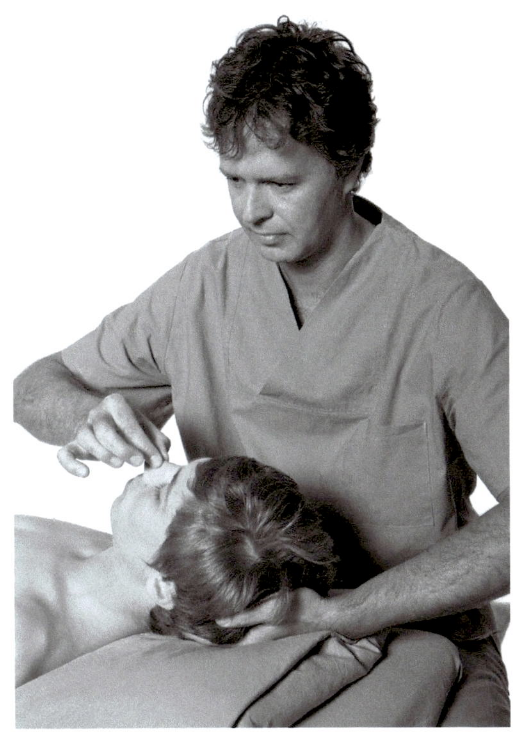

Abb. 8.102 Septum Nasi zum Occiput, anteriore zu dorsaler Mittellinie.

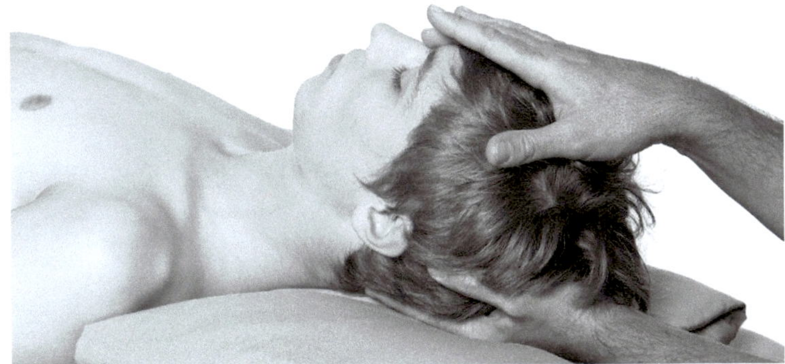

Abb. 8.103 Nasion zu Occiput, anteriore zur dorsalen Mittellinie.

Zentrale Mittellinie

- Plexus hypogastricus superior (➤ Abb. 8.104)
- Plexus mesentericus inferior (➤ Abb. 8.105)
- Plexus mesentericus superior (➤ Abb. 8.106)
- Plexus coeliacus (➤ Abb. 8.107)
- Plexus coeliacus nach R. Fulford (➤ Abb. 8.108). Variante für Plexus coeliacus nach R. Fulford, auch unter Einbeziehung des Diaphragmas und seiner Crura (➤ Abb. 8.109a), Handposition dorsal gezeigt (➤ Abb. 8.109b)
- Mediastinum Thorax, Plexus pulmopericardiacus (➤ Abb. 8.110).

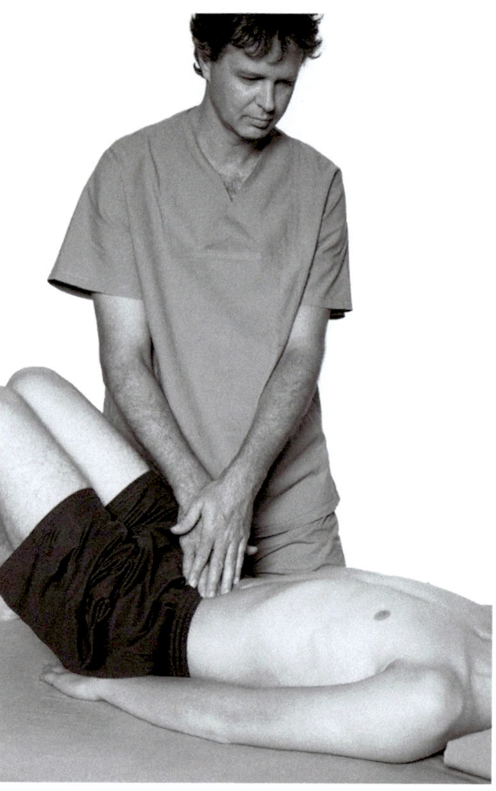

Abb. 8.104 Plexus hypogastricus superior.

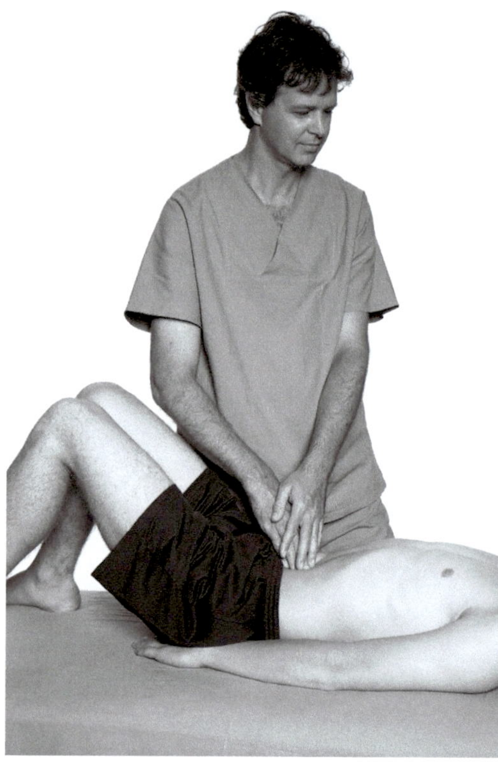

Abb. 8.105 Plexus mesentericus inferior.

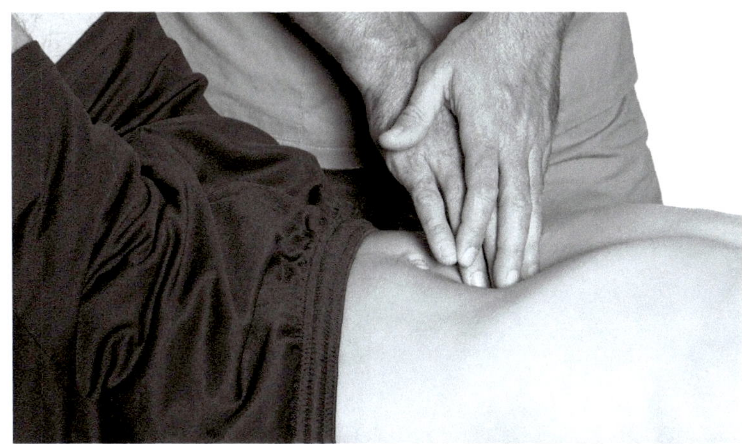

Abb. 8.106 Plexus mesentericus superior.

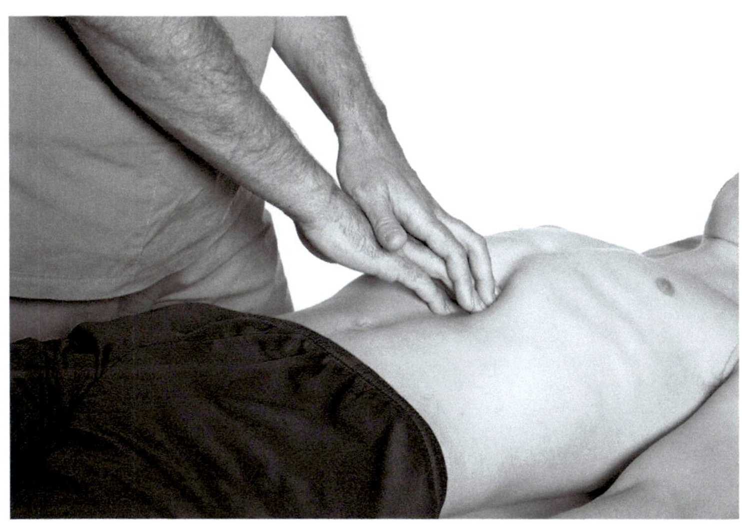

Abb. 8.107 Plexus coeliacus.

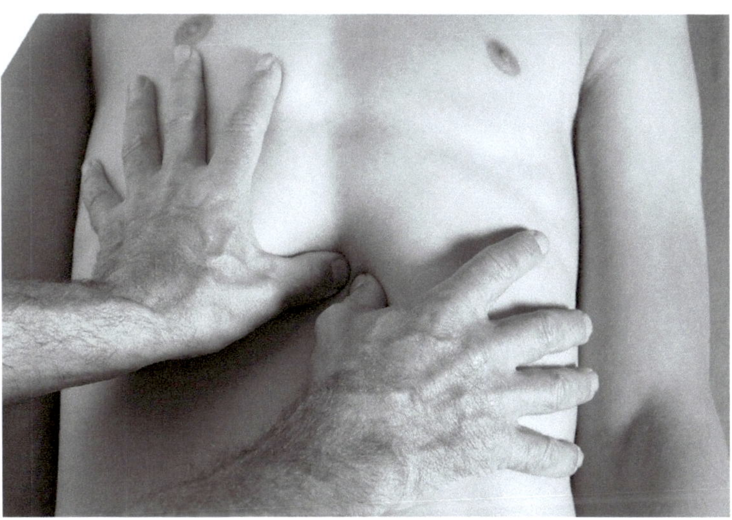

Abb. 8.108 Plexus coeliacus nach R. Fulford.

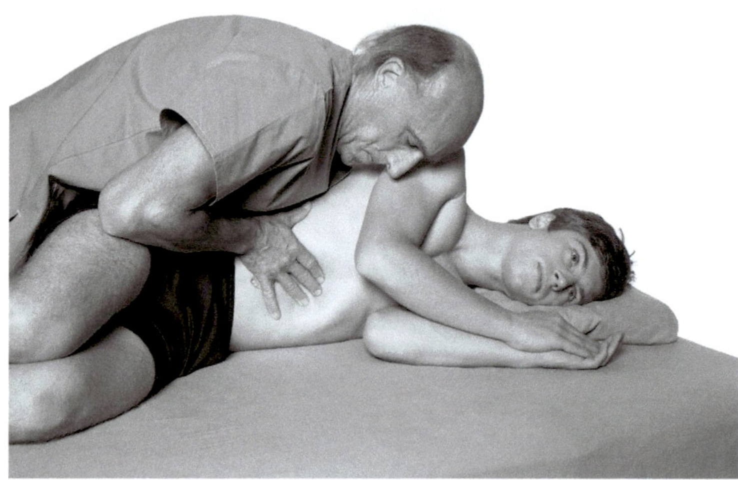

Abb. 8.109a Variante für Plexus coeliacus nach R. Fulford (auch unter Einbeziehung des Diaphragmas und seiner Crura) Sicht von ventral.

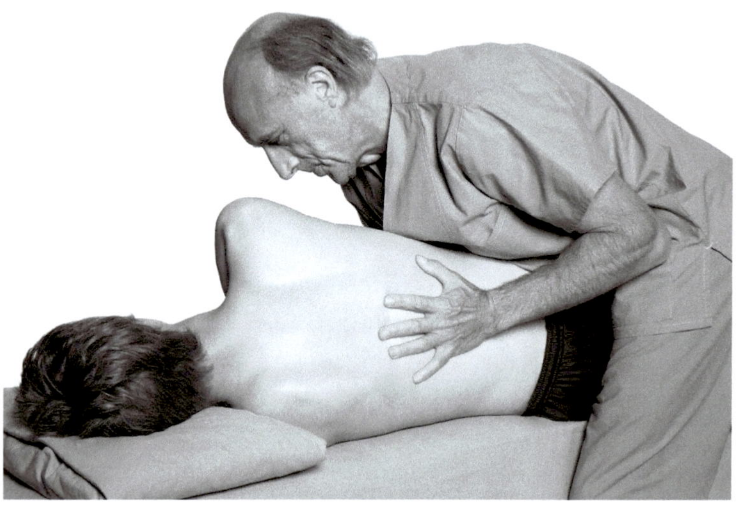

Abb. 8.109b Handposition dorsal gezeigt.

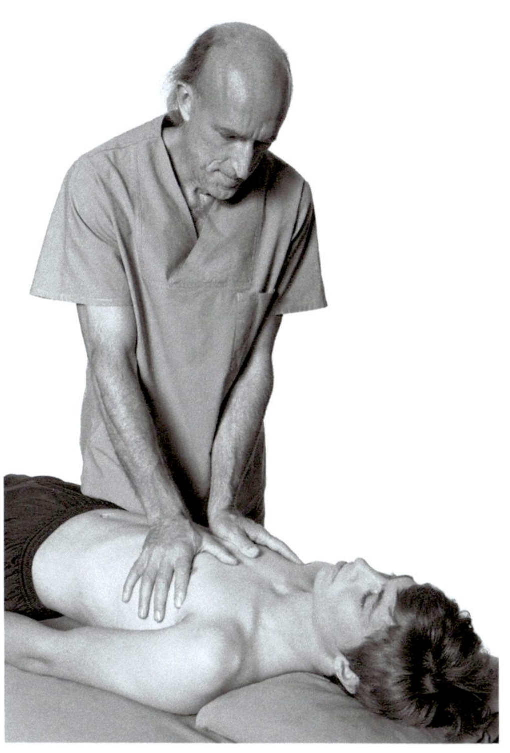

Abb. 8.110 Mediastinum Thorax, Plexus pulmopericardiacus.

Anhang

Glossar

Allostase

Ein zeitbedingter Übergang von Homöostase zur Anpassung an externe oder interne Veränderungen der Physiologie. Können sich die physiologischen Vorgänge anpassen, stellt sich wieder *Homöostase* ein. Können die Anpassungsvorgänge nicht etabliert werden, führt Allostase mit der Zeit zu Pathologie.

Antwort des Körpers

Sollte ein Beginn eines verbesserten physiologischen Austausches sein. Dies kann man z.B. an einer vertieften Atmung bemerken.

Aufrichtung (= osteopathische, mehrdimensionale Aufrichtung)

Zustand des Körpers, in dem er die Schwerkraft ohne Verzerrungen nach unten durchleiten kann und dabei euton, frei und homogen nach oben getragen wird. Die Aufrichtung ist nicht nur ein mechanisches Phänomen, sondern umfasst auch die anderen Systeme. Der Ausdruck der Aufrichtung in der Kunst ist die Schönheit.

CRM (cellular respiratory Mechanism)

Zellulärer respiratorischer Mechanismus. Bezeichnet die zelluläre Dynamik des Gewebes, welche als Bewegungsdynamik interpretiert werden kann. Diese Bewegungsdynamik basiert auf biochemischem und biophysikalischem Austausch.

Fulkrum

Hebel-, Dreh- Organisations- oder Ruhepunkt. Um das Fulkrum findet Bewegung statt bzw. eine Krafteinwirkung organisiert sich um das Fulkrum herum. Dabei ist ein Fulkrum nicht notwendigerweise auf mechanische Prozesse bezogen (auch ➤ Kap. 7.5 und ➤ Kap. 8.1).

Kohärenz (lat.: cohaerentia = Zusammenhang).

Kohärenz bezeichnet allgemein den inneren oder äußeren Zusammenhang oder Zusammenhalt von etwas. Im Speziellen wird der Begriff folgendermaßen verwendet:

- In der *Physik*
  - das Phänomen des unabhängigen Gleichschwingens (bezüglich Frequenz und Phase) zweier Wellen (bspw. Laserlichtwellen). Kohärenz bezeichnet das Vorliegen zeitlich unveränderlicher Beziehungen zwischen den Phasen sich überlagernder Wellen. Dies ist eine Voraussetzung für die Interferenz. Nur Strahlenbündel, die vom selben Flächenelement einer Lichtquelle (bzw. von zwei Lasern derselben Art) ausgehen, sind kohärent
  - der digitalen Signalanalyse zur Beurteilung der Qualität der Analyseergebnisse
  - in der Radartechnik zur Unterscheidung verschiedener Gerätekonzepte
- in der *Philosophie* für die wechselseitige Abhängigkeit zwischen wissenschaftlichen Aussagen
- in der *Linguistik* für den semantischen, d. h. sinnbildenden Zusammenhang der Worte in einem Text
- in der klinischen *Psychologie* für den logischen Zusammenhang und die Nachvollziehbarkeit von Gedankengängen von Patienten

Kohärenz (lat.: cohaerentia = Zusammenhang).
- in der *Mathematik* für eine Eigenschaft von Modulgarben
- in der *Umweltplanung* beschreibt es das Biotopnetz Natura 2000, Verbindungen zwischen Biotopen und Lebensräumen.

Kohärenzfeld Ein Feld von kohärent schwingenden Wellen. Phasengleiche Schwingung eines Systems.

Mental Image (Mentales Bild) Dreidimensionales Bild des Körpers, so wie er sich anatomisch bzw. während der Behandlung lebend präsentiert. Die Basis einer Vorstellung der räumlichen Anordnungen wird dazu von der Anatomie (bzw. bei Dissektion) vermittelt. Das mentale Bild geht aber über bloße anatomische Struktur hinaus und bildet gleichermaßen den physiologischen bzw. real lebendigen Prozess ab.

Phase Zustand einer Wellenfunktion. Die Phase einer Welle wird osteopathisch z.B. mit Flexion und Extension angegeben.

Phasenausgleich Jede Welle kann durch Phasen einer Schwingung beschrieben werden. Eine zeitliche Verschiebung zweier synchroner Wellen lässt diese zueinander asynchron schwingen. Dadurch überlagern sich die Wellen, so dass eine Interferenz mit Verstärkung und Auslöschung der Wellen zu beobachten ist. Durch eine weitere Zeitverschiebung kann man einen Phasenausgleich erreichen, so dass die Wellen wieder synchron mit ihren Phasen schwingen. Haben die Wellen eine unterschiedliche Wellenlänge bzw. eine andere Frequenz, so kann man einen Phasenausgleich nur auf einen Ort beziehen, an dem die beteiligten Wellen zur gleichen Zeit den Nullpunkt durchlaufen.

PA (Primäratmung), PRM (primär respiratorischer Mechanismus) Bezeichnet einen vitalen Ausdruck des Gewebes, der als Bewegungsdynamik interpretiert werden kann.

Recoil Druck ins Gewebe mit anschließender plötzlicher Druckentlastung. Ziel ist das Ansprechen von Elastizität, Compliance und fluidalem Einstrom auf den erzeugten Unterdruck.

slow tide Rhythmus der Primäratmung mit langsamer und kräftiger Welle. Wie eine lange, langsame Tide hat sie eine längere Zyklusdauer als die normale PA.

Strain Verziehung, Verschiebung, Verdichtung, Verzerrung.

synchron (lat.: zusammen in der Zeit, zeitgleich) Zusammentreffen von Ereignissen zu einer Zeit. Dies kann sich sowohl auf einen Ort wie auch auf unterschiedliche Orte beziehen.

Synchronizität Im physiologischen Zustand ein harmonisch abgestimmtes Zusammentreffen von Ereignissen zu einer Zeit an unterschiedlichen Orten. Ein synchron eintreffendes Trauma kann die Synchronizität des Organismus stören.

therapeutischer Prozess Eine Interaktion zwischen Patient und Osteopath, in dem die unwillkürlichen physiologischen Vorgänge des Organismus führend wirken und in wechselseitiger Kommunikation den Behandlungsablauf bestimmen.

Vierte Dimension Zeitliche Dimension. Veränderung, in der sich das mentale Bild präsentiert.

Über die Autoren und weitere Projekte

Die Autoren

Dr. med. Kilian Dräger D.O. (Hamburg, Deutschland)
Arzt und Osteopath, niedergelassen im Osteopathikum Hamburg (Leitung).
Physiotherapie Ausbildung; 7 Jahre Berufserfahrung. 3-jährige Shiatsu Ausbildung mit Anerkennung der GSD in Deutschland. Studium der Medizin mit Promotion; 4-monatige Tätigkeit in Gynäkologie als Geburtshelfer und 18 -monatige Weiterbildungstätigkeit als Unfallchirurg.
Osteopathie Voll-Ausbildung (5 Jahre, IWGS/SKOM Hamburg). Abschluss und osteopathische Praxisniederlassung seit 1995.
Seit 1996 diverse Unterrichts- und Lehrtätigkeiten, u. a. als Mitglied und Kursdirektor der Fakultät des Sutherland Cranial College (MSCC, seit 2002); Lehrbeauftragter der medizinischen Fakultät der Universität Hamburg.
Vielfache osteopathische Fachpublikationen. Gründungsmitglied und Vorstandsmitglied der osteopathischen Kindersprechstunde e. V. in Hamburg. Gründungsmitglied und Präsident der DÄGO, Deutsche ÄrzteGesellschaft für Osteopathie e. V.

Dr. med. Kilian Dräger D.O., Osteopathikum Hamburg, Beim Andreassbrunnen 7, 20249 Hamburg

Patrick van den Heede D.O. (Orrior, Belgien)
Osteopath, niedergelassen in eigener Praxis, Studium der Physiotherapie und Psychomotrizität an der Universität Leuven, Manualtherapie an der Universität Antwerpen (UIA) und Osteopathie (Paris) mit Abschluss 1984. Osteopathische Lehrtätigkeit in zahlreichen europäischen Ländern (Frankreich, Belgien, Holland, Österreich, Finnland, England, Italien, der Schweiz und Deutschland). Hält seit langem Kurse für ausgebildete Osteopathen und vermittelt auf seine besondere Art eine umfassende Sichtweise und Praxis der Osteopathie.

Patrick van den Heede D.O., Rue Deflière, 26, 7750 Orroir, Belgien

Henry Kleßen D.O. (Urbar, Deutschland)
Osteopath, Heilpraktiker und Physiotherapeut, niedergelassen in eigener Praxis. Studium der Osteopathie in den USA und an der IWGS Hamburg, Abschluss 1994. Seit 1994 osteopathische Lehrtätigkeit in Deutschland, Österreich und der Schweiz. Seit 2000 Durchführung und Organisation von postgraduate Kursen im Kloster Engelport.

Henry Kleßen D.O., Am Hellengraben 22, 56182 Urbar bei Koblenz am Rhein

Universitas Osteopathica

Text zur Gründung der Universitas Osteopathica:
Universelles Denken und Forschung vereint in einer Einrichtung:
Die Bewegung der Universitas basiert auf dem alten Prozess der Suche nach dem Verständnis der Prinzipien und Regeln des Lebens. In ihren Anfängen wurde Universitas durch eine spontane Bewegung der sogenannten „bacchants" organisiert. Diese unternahmen eine beinahe symbolische Reise von Nordeuropa bis hin in den Süden, um Gelehrte zu finden, mit denen sie ihre Ansichten und Forschungsergebnisse austauschen und teilen konnten. Sinn der ganzen Bewegung war zuerst ein Austausch von philosophischen und theologischen Konzepten, die das Verständnis von Natur- und Lebensgesetzen erweitern sollten.

Die Lehren, die zu dieser Zeit definiert wurden, kann man als die Vorläufer der wissenschaftlichen Disziplinen sehen, die heute an unseren Universitäten studiert werden.

Die moderne Definition von Universitas ist wohl die einer selbst-organisierenden Bewegung von motivierten und inspirierten Menschen, die ein besseres und tieferes Verständnis des Ursprungs und des Sinns des Lebens in seiner philosophischen sowie seiner physischen Komponente suchen.

Alle Informationen, welche unsere Denkweise erweitern, uns in Hinsicht auf die Forschung zum nachdenken und umdenken bringen können, sollten akzeptiert und studiert werden. Mehr noch, sie sollten von den Teilnehmern erforscht werden, um sie für einen sinnvollen Gebrauch zu nutzen. Herkömmliche Bereiche wie Physik, Biologie und Medizin sollten aufgenommen und studiert werden, um die anwendbaren Bestandteile zu finden, die dem evolutionären Denken dienen. Andere Bereiche wiederum, welche nicht der klassischen Forschung zugehören, sollten intensiver studiert werden, um deren Verwendungsfähigkeit anzunehmen oder abzulehnen.

Die Universitas sollte eine sich entwickelnde Bewegung sein und keine statische Vereinigung von einigen wenigen „Auserwählten". Sie sollte Andere anspornen, motivieren und bereichern, den Weg des unerwarteten und unvorhersehbaren Reichtums des Lebens zu studieren und zu verstehen. Sie sollte ein Treffpunkt für Menschen mit unterschiedlichen wissenschaftlichen Fachgebieten sein, sowie für Menschen mit unterschiedlichen Interessen am Verständnis der Gesetze der Natur und des Lebens. Ihr gemeinsames Ziel könnte als die Suche nach Originalität und Endgültigkeit in der Vielfältigkeit der Ausdrucksmöglichkeiten des Phänomens Leben definiert werden.

Im Unterschied zu einer herkömmlichen Veranstaltung oder einem Kongress wird der empirische, spekulative und hypothetische Inhalt der Forschung als der stärkste und wichtigste Antrieb für wissenschaftliche und philosophische Bereicherung angenommen.

Die Universitas könnte den rein experimentellen und spekulativen Bereich bereichern, und damit ein offeneres Feld für wissenschaftliche Forschung und Studium versorgen, welche auf referentiellen und wiederholbaren Methoden basiert, die ein statistisches Ergebnis und Referenz hervorbringen.

Diese Bewegung soll es zum Ziel haben, die Horizonte der Wissenschaft und der Gesundheitsanwender zu anderen erneuernden Methoden und Einsichten zu erweitern.

Dies sollte nicht alleine auf einer weiteren Segmentierung und Trennung der bereits bestehenden wissenschaftlichen Methoden und der Entdeckungen basieren, sondern auf der Austauschbarkeit von Einblicken in die verschiedenen Gebiete der Forschung.

Sie sollte das Genie dahingehend stimulieren, denselben Gegenstand aus verschiedenen Blickwinkeln zu betrachten und ihn mit verschiedenen Werkzeugen der Forschung zu studieren, um so die Ergebnisse zu stützen.

Um dies zu verdeutlichen könnte das Studiengebiet der „Wahrnehmung" als Fallbeispiel dienen: Wahrnehmung/Kognition kann als Teil der neurokognitiven Wissenschaft und auch als Teil der psychologischen Organisation studiert werden. Sie kann auch in einer rein neurologischen Dimension, wie auf eine rein neuroendokrine und biochemische Weise studiert werden. Aber man muss ebenfalls hinzufügen, dass der gleiche Gegenstand als Teil der Organisation elektrischer Felder des Gehirns und Körpers und auch als ein elektromagnetisches Bewusstseinsfeld studiert werden kann. Das bedeutet, dass Wahrnehmung als Gegenstand der Untersuchung mit rein kognitiven Methoden, bio-elektrischen Werkzeugen, sowie molekularen, chemischen Herangehensweisen untersucht werden sollte. Mit anderen Worten: Wahrnehmung besitzt eine kognitive, molekulare, chemische und elektrische Dimension. Das bedeutet auch, dass Wahrnehmung durch verschiedene physische und konzeptuelle Werte definiert werden kann, die alle den gleichen Ausdruck benutzen.

Aus dieser Perspektive sehen wir, dass ein Gegenstand eine *multidisziplinäre* Herangehensweise braucht, durch die man Wahrnehmung auf einer rein kognitiven Ebene, einer rein physischen Ebene, einer chemischen und einer medizinischen Ebene definieren kann. Das bedeutet, dass wenn wir unser Studium eines Gegenstandes von einer *interdisziplinären* Ebene zu einer *multidisziplinären* Ebene öffnen, erhöhen wir die Chance andere Ursachen und Definitionen zu finden, welche uns letztendlich befähigen könnten *Originalität* anstelle von *Kausalität* zu studieren.

Das zweite Ziel der „Universitas" kann man als Re-Orientierung unserer Denkweise definieren, von einem rein zielorientierten Vorgang, hin zu einem erforschendem Prozess, der verschieden Konzepte und Ergebnisse miteinander vereint.

Die moderne Wissenschaft basiert auf einem *linearen Denkmodell*, in dem Kausalität eine dominante Rolle spielt. Bei dieser Vorgehensweise reicht es aus, eine Ursache zu finden um das Problem zu beseitigen, wie z. B. bei einer Erkrankung. Bei dieser Art der Forschung ist das Verfahren abhängig von immer komplizierteren und ineinandergreifenden Abläufen, die zu einer Fragmentierung des Forschungsobjektes (oder des Patienten) führen. Forschungsobjekt und Methode werden zunehmend abhängig von hochkomplizierten Abläufen, wobei man das erwartete Ergebnis sucht. Um eine Krankheit loszuwerden, wird der Patient in Teile zerlegt und in einem der Teile behandelt, von dem man denkt dass darin die Erkrankung besteht. Es gibt nur vereinzelt die Absicht und Aufmerksamkeit, den Teil als einen Ausdruck des Ganzen zu betrachten.

Sieht man das Ganze an, sowie die Faktoren mit denen es in Wechselwirkung steht, entsteht daraus eine ganz andere Art des Denkens und der Vorgehensweise. Solch eine Vorgehensweise führt den Suchenden automatisch zur Ahnung der *Originalität*. Dies bedeutet eine spezielle Anordnung des Ausdrucks und ein meistern des Lebens durch Anpassung von Form wie auch Struktur. Wenn wir einen Patienten betrachten, so taucht als Hauptfrage auf: Wie kann man es einem Individuum oder einem System bieten, Originalität wiederherzustellen oder zu ermöglichen?

Der Vorteil der zweiten Denkweise ist, dass die Wechselwirkung mit dem Patienten oder System auf der Wiederherstellung der Balance basiert, welche im System selbst versteckt ist. Es ist das System, die Struktur oder der Patient, der die Arbeit ganz für sich macht, und einen Zustand der Reintegration von Ganzheit und Originalität erzeugt. Diese Vorgehensweise erspart dem Patienten/dem System und dem Forscher zeitraubende und interdisziplinäre Ansätze, welche den Begriff von Einheit/Ganzheit zerstreuen. Der Patient/das System wird eingebunden und für die Ergebnisse seines weiteren Werdegangs und wiedererlangen der Autonomie verantwortlich.

Der Unterschied zwischen Originalität und Kausalität ist, dass im ersten Konzept Gedanken und logische Schlussfolgerungen als *konkrete Werkzeuge* akzeptiert werden, um durch eine angepasste Intervention die Möglichkeit von ganzheitlicher Integrität herzustellen. Der Ansatz über die Kausalität verengt denselben Horizont, indem man die Methoden zum untersuchen und erforschen immer weiter spezialisiert, auf einen sehr eingeschränkten Teil der Möglichkeiten, die das System präsentiert. Das Konzept der Originalität erweitert den Horizont der Forschung, Kausalität engt die Sichtweise ein.

Originalität befreit Information, Kausalität fixiert Information.

Der Ansatz der Originalität kombiniert eine philosophische Potenz mit einem schlussfolgernden Forschungssystem und kombiniert die Faktoren, welche wesentlich für die Integrität des Ganzen sind. Der Ansatz der Kausalität kombiniert eine vorgefertigte Hypothese mit einem eingeschränkten Verfahren der Untersuchung, um einen oder wenige potentielle Einflussfaktoren zu finden, welche die meiste Zeit den eingeschränkten Untersuchungsbereich beeinflussen.

Diese Gedanken über Originalität und Kausalität sind nicht erschöpfend. Vieles muss besser definiert und überdacht werden, in philosophischen und mathematischen Kategorien. In einem Zeitalter, in dem Linearität und Quantenphysik nebeneinander existieren, ist es notwendig, unsere Ansätze fast aller konventionellen Forschungs- und Wissenschaftsbereiche neu zu definieren.

Nur wenn man die Ergebnisse dieser Erfahrungen neu definiert, können möglicherweise neue Werkzeuge entwickelt werden, um mit dem Patienten/der Struktur/dem System zu interagieren.

Patrick van den Heede D.O. Koblenz November 2008. (Übersetzung: Kilian Dräger)

Campus:

Der Campus ist das weite und offene Feld auf dem die Universität sich befindet und Begegnung stattfindet.

Professoraler Wettstreit besteht nicht nur darin, die beste Antwort geben zu können, sondern vor allem auch die beste Frage stellen zu können.

Weitere Informationen unter http://www.uniost.de

Literatur

Barral J.-P., Mercier P. Lehrbuch der Viszeralen Osteopathie Bd 1. 1. A. München: Elsevier, 2002.

Barral J.-P., Lehrbuch der viszeralen Osteopathie Bd 2. 1. A. München: Elsevier, 2002.

Barral J.-P., Osteopathie für die Prostata. 1. A. München: Elsevier, 2004.

Barral J.-P., Croibier A. Manipulation peripherer Nerven. 1. A. München: Elsevier, 2005.

Bauer J. Warum ich fühle, was Du fühlst. 7. A. Hamburg: Hoffmann und Campe, 2005.

Beloussov L.V. The dynamic architecture of a developing organism. Dordrecht, Boston, London: Kluwer Academic Publishers, Netherlands, 1998.

Berg F van den (Hrsg.) Angewandte Physiologie – 2 Organsysteme verstehen. 2. A. Stuttgart: Thieme, 2005.

Blechschmidt E. Sein und Werden. 1. A. Stuttgart: Urachhaus, 1982

Blechschmidt E. Wie beginnt das menschliche Leben? 7. A. Stein am Rhein: Christiana, 2002.

Blechschmidt E: Anatomie und Ontogenese des Menschen. 1. A. Heidelberg: Quelle & Meyer, 2003

Bronner F., Farach-Carson MC. Bone Formation – Vol. 1. 1. A. Heidelberg: Springer, 2004.

Carlson B. Human embryology and developmental biology. St. Louis: Mosby ed., 1994.

Ciranna-Raab C., Fossum C., Mitha N. in Liem T, Dobler T. K. (Hrsg.). Sutherland Techniken in Leitfaden Osteopathie. 3. A. München: Elsevier 2010:563–599.

Croibier A. Diagnostik in der Osteopathie. 1. A. München: Elsevier, 2006.

Davidoff MS, Middendorff R, Enikolopov G, Riethmacher D, Holstein A, Müller D. Progenitor cells of the testosterone-producing Leydig cells revealed. Rockefeller University Press 2004; Vol 167 Nr. 5: 935–944.

Debroux J-J. Faszienbehandlung in der Osteopathie. 1. A. Stuttgart: Thieme/Hippokrates, 2004.

De Loof A. The electrical dimension of cell: The cell as a miniature electrophoresis chamber. International review of cytology 1986; Vol. 104: 251–352.

Dräger K. Osteopathie in der kraniellen Sphäre. Deutsche Zeitschrift für Osteopathie 2004; 04(4):13–17.

Dräger K. Das Temporale – und seine Bezüge. Deutsche Zeitschrift für Osteopathie 2006; 06(3):17–23.

Dräger K. Slow – Thrust Technik. Elsevier/Urban & Fischer, Osteopathische Medizin 2008; 08(1):21–23.

Drews U. Taschenatlas der Embryologie. 1. A. Stuttgart: Thieme, 1993.

Fieuw L, Ott M. Osteopathische Techniken im Viszeralen Bereich. 1. A. Stuttgart: Thieme/Hippokrates, 2005.

Gautier J. L'enfant ce glandulaire inconnu. Albi 1961.

Golenhofen K. Physiologie heute. 2. A. München: Urban & Fischer, 2000.

Greenman PE. Lehrbuch der Osteopathischen Medizin. 3. A. Stuttgart: Haug, 2005.

Hahn von Dorsche H., Dittel, R. Anatomie des Bewegungssystems. Neuromedizin, 1. A. Bad Hersfeld 2005.

Hawking S. W. Eine kurze Geschichte der Zeit. Die Suche nach der Urkraft des Universums. Reinbek bei Hamburg: Rowohlt, 1993.

Hebgen E. Viszeralosteopathie – Grundlagen und Techniken. 1. A. Stuttgart: Hippokrates, 2004.

Heine H. Lehrbuch der biologischen Medizin. 2. A. Stuttgart: Hippokrates, 1997.

Hüther G. Bedienungsanleitung für ein menschliches Gehirn. 3. A. Göttingen: Vandenhoeck & Ruprecht, 2002.

Ingber DE. et al. Cellular tensegrity: exploring how mechanical changes in the cytoskeletton regulate cell growth, migration and tissue pattern during morphogenesis. Int. Rev. Cytol. 1994; 150:173–224.

Ingber DE. Mechanical control of tissue morphogenesis during embryological development. Int J Dev Biol 2006; 50: 255–266.

Jaffe LF, Nuccitelli R. Annu. Rev. Biophys. Bioeng. 1977; 6:445–476.

Jaffe LF. The role of ionic currents in establishing developmental pattern. Phil. Trans. R. Soc. London B 1981; 295:553–566.

Jones LH. Strain-Counterstrain. 2. A. Stuttgart: Elsevier, 2005.

Junqueira LC, Carneiro J, Kelley RO. Histologie. 5. A. Heidelberg: Springer, 2002.

Kleinman A, Guess HA, Wilentz JS. The science of the placebo: An overview. Conference of the National Institute of Health (NIH)/National Center for Complementary and Alternative Medicine/National Institute of Diabetes and Digestive and Kidney Diseases, USA, aus dem Internet, 2000.

Klemme B, Siegmann G. Clinical Reasoning. Therapeutische Denkprozesse lernen. 1. A. Stuttgart: Thieme, 2006.

Krens I, Krens H (Hrsg.). Grundlagen einer vorgeburtlichen Psychologie. 1. A. Göttingen: Vandenhoeck & Ruprecht, 2005.

Langevin H. Dynamic fibroblast cytoskeletal response to subcutaneous tissue stretch ex vivo and in vivo. Am J Physiol Cell Physiol 2005; 288:C747-C756; first published October 20, 2004.

Lakatta EG. Functional implications of spontaneous sarcoplasmic reticulum Ca^{2+} release in the heart. Cardiovascular Research 1992; 26:193–214.

Langmann J. Medizinische Embryologie Bd 4. 8. A. Stuttgart: Thieme, 1989.

Larsen C. Füße in guten Händen, Spiraldynamik. 2. A. Stuttgart: Thieme, 2006.

Leri A, Kjastura J, Anversa P. Cardiac Stem Cells and Mechanisms of Myocardial Regeneration. Physiological Reviews 2005; 85:1.373–1.416.

Liem T (Hrsg.). Morphodynamik in der Osteopathie. 1. A. Stuttgart: Hippokrates, 2006.

Magoun HI. Osteopathie in der Schädelsphäre. 3. A. Montreal: Éditions Spirales, 1976.

Magoun HI. Osteopathy in the cranial field. Denver: SCTF, 1951.

Meert GF. Das Becken aus osteopathischer Sicht. 2. A. München: Elsevier, 2006.

Mitchell FL., Mitchell G, Kai P. Handbuch der MuskelEnergieTechniken – Bd 1. 1. A. Stuttgart: Hippokrates, 2004.

Mitchell FL., Mitchell G, Kai P. Handbuch der MuskelEnergieTechniken – Bd 2. 1. A. Stuttgart: Thieme/Hippokrates, 2005.

Mitchell FL, Mitchell G, Kai P. Handbuch der MuskelEnergieTechniken – Bd 3. 1. A. Stuttgart: Hippokrates, 2005.

Möckel E, Mitha N. Handbuch der pädiatrischen Osteopathie. 2. A. München: Elsevier, 2009.

Moore KL. Embryologie – Lehrbuch und Atlas. 3. A. Stuttgart: Schattauer, 1990.

Moss in Geoffrey H, Sperber G. Embryologie des Kopfes. 4. A. Berlin: Quintessenz 1989.

Myers T. W. Anatomy Trains. 2. A. München: Elsevier, 2010.

Oschman JL, Oschman NH. Massagen Therapy Journal, 1995; 34(3).

Oschman JL. Energiemedizin. 2. A. München: Elsevier, 2009.

Paoletti S. Faszien – Anatomie, Strukturen, Techniken. 1. A. München: Urban & Fischer, 2001 (2. aktualisierte A. geplant für 2011).

Piekartz von HJM. Kiefer, Gesichts- und Zervikalregion. 1. A. Stuttgart: Thieme, 2005.

Pischinger A. Das System der Grundregulation. Grundlagen einer ganzheitsbiologischen Medizin. 9. A. Heidelberg: Haug, 1998.

Riede U.-N., Schaefer H.-E., Wehner H. Allgemeine und spezielle Pathologie. Stuttgart: Thieme, 1989.

Richter P, Hebgen E. Triggerpunkte und Muskelfunktionsketten. 1. A. Stuttgart: Hippokrates, 2006.

Rosenberg, M. B. Gewaltfreie Kommunikation: Eine Sprache des Lebens. 8. A. Paderborn: Junfermann, 2009.

Schünke M., Schulte E., Schumacher U. Allgemeine Anatomie und Bewegungssystem. 1. A. Stuttgart: Thieme, 2005.

Schünke M., Schulte E., Schumacher U. Hals und innere Organe. 1. A. Stuttgart: Thieme, 2005.

Schünke M., Schulte E., Schumacher U. Kopf und Neuroanatomie. 1. A. Stuttgart: Thieme, 2006.

Silbernagl S, Despopoulos A. Taschenatlas der Physiologie. 4. A. Stuttgart: Thieme, 1991.

Sills F. The embryological ordering principle. The professional journal of the craniosacral therapy association of the UK, 1997; http://www.craniosacral.co.uk/art1.htm

Still A. Das große Still Kompendium. 1. A. Pähl: Jolandos, 2002.

Sutherland WG. Das große Sutherland Kompendium. 1. A. Pähl: Jolandos, 2004.

Tackmann W. Repetitorium der Entwicklungsgeschichte. Berlin: Robert Tackmann, 1991

Upledger JE. Die Entwicklung des menschlichen Gehirns und ZNS. 1. A. Stuttgart: Haug, 2003.

Upledger JE. Im Dialog mit der Zelle – Cell Talk. 1. A. Stuttgart: Haug, 2006.

Register

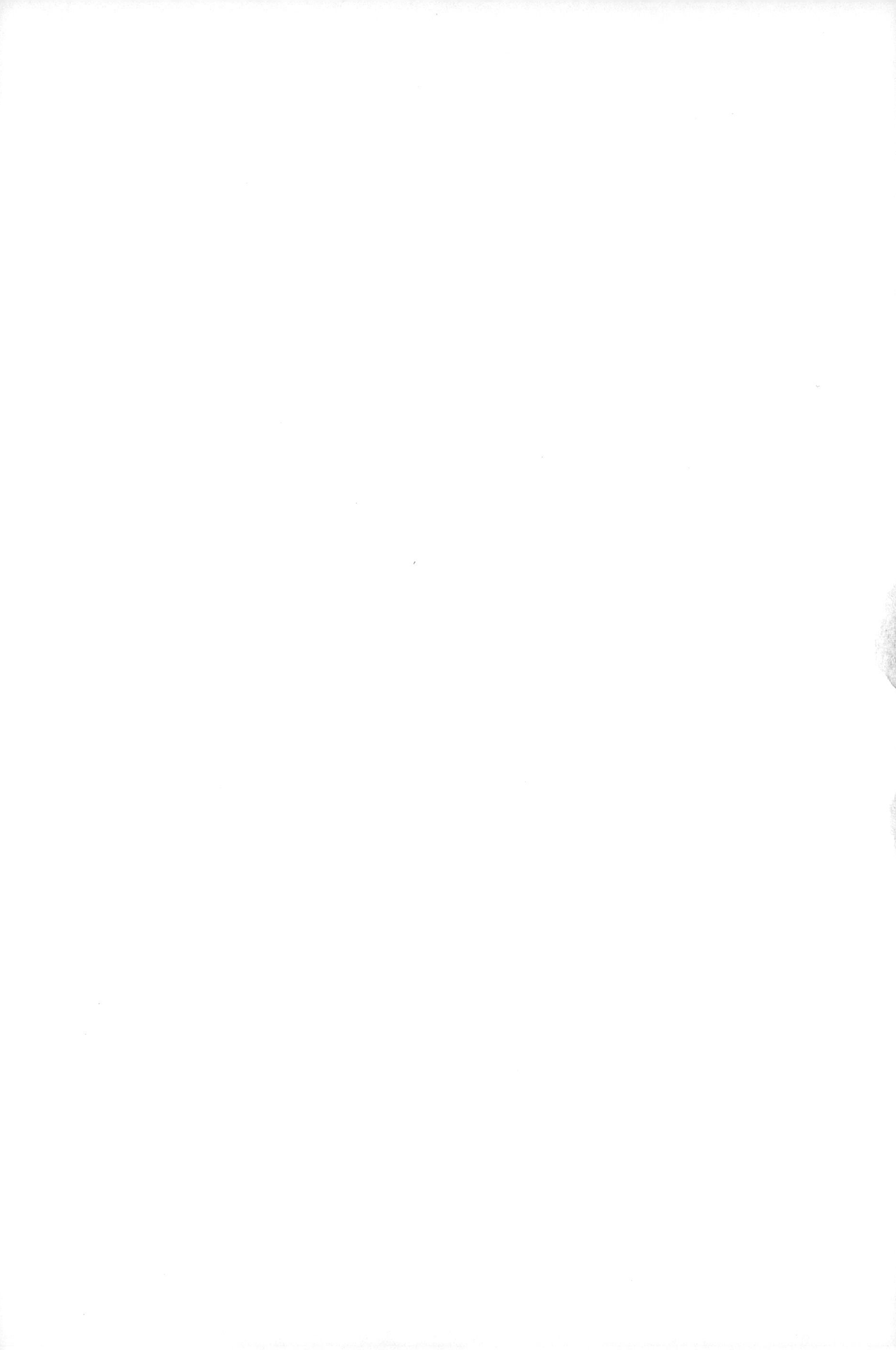

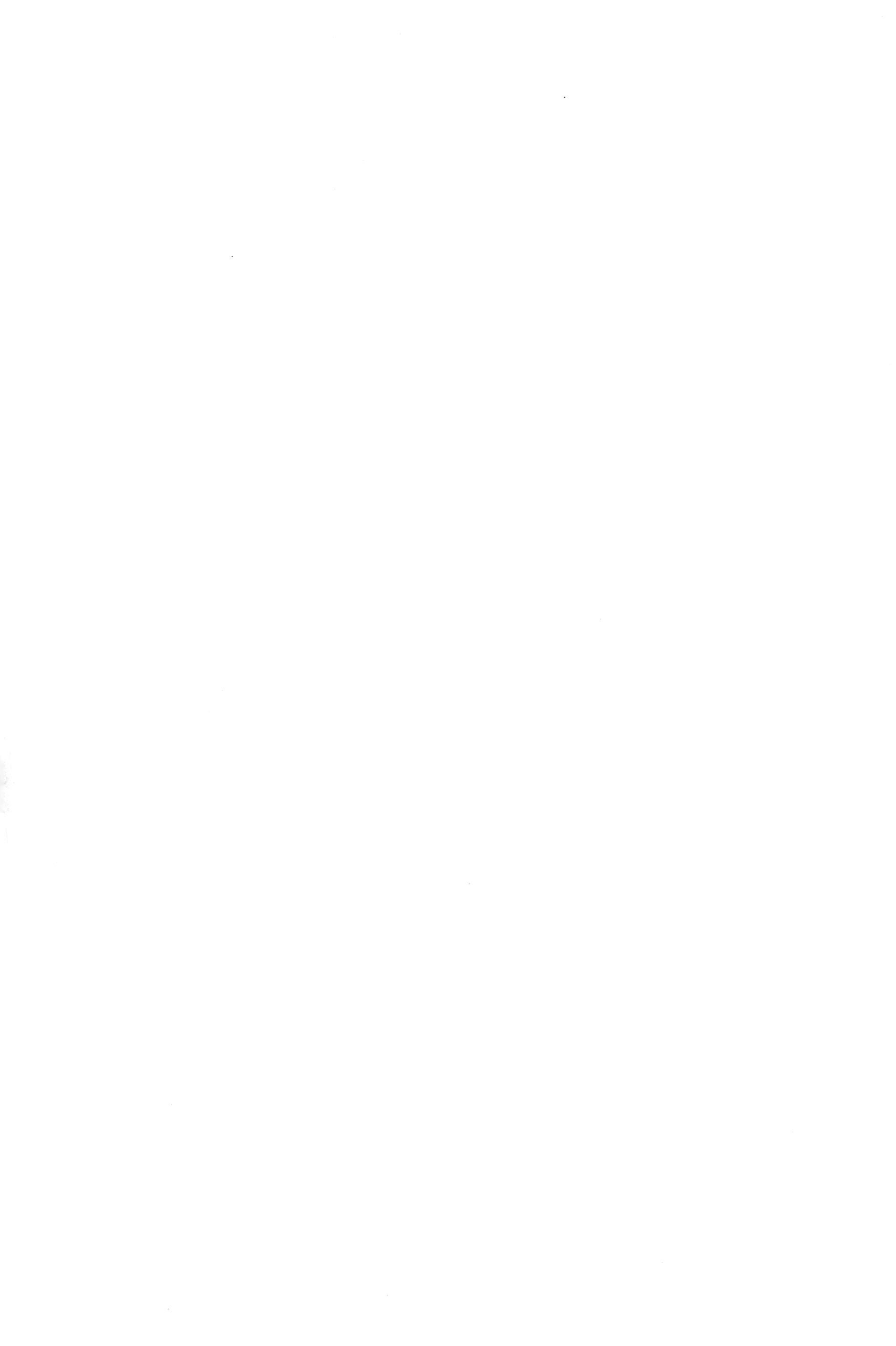